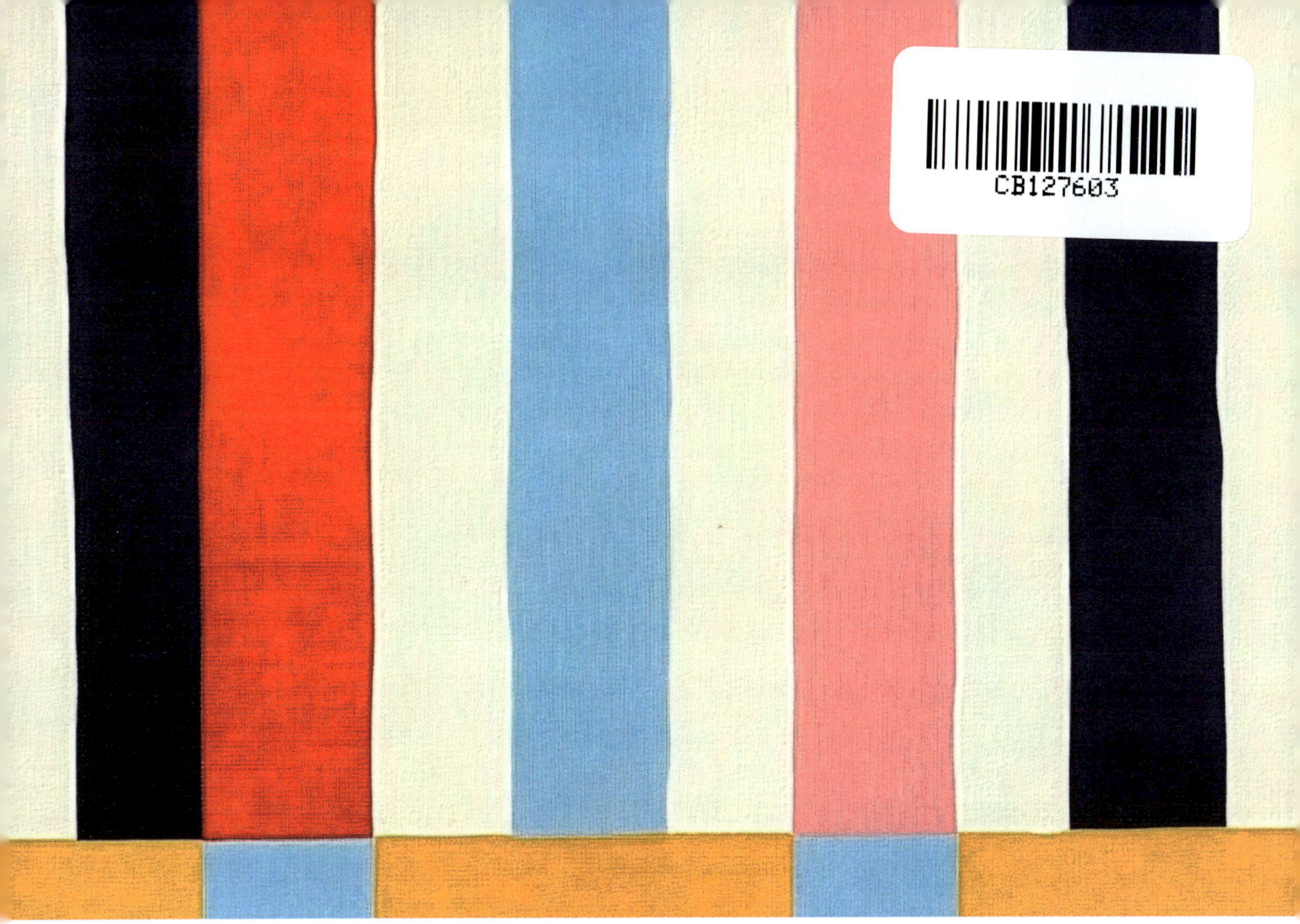

Biossegurança em empresas de beleza e na moda

Dados Internacionais de Catalogação na Publicação (CIP)
(Claudia Santos Costa - CRB 8ª/9050)

Salles, Raquel Anna Salgado
Biossegurança em empresas de beleza e na moda / Raquel Anna Salgado Salles, Anderson Cortezani. – São Paulo : Editora Senac São Paulo, 2025.

Bibliografia.
ISBN 978-85-396-5661-5 (impresso/2025)
e-ISBN 978-85-396-5662-2 (ePub/2025)
e-ISBN 978-85-396-5663-9 (PDF/2025)

1. Biossegurança. 2. Saúde e segurança ocupacional 3. Riscos ocupacionais. 4. Empresas de beleza. 5. Indústria da moda. I. Cortezani, Anderson. II. Título.

25-2516c

CDD – 613.6
BISAC HEA038000
HEA003000
BUS070090

Índice para catálogo sistemático:
1. Biossegurança : Empresas de beleza : Indústria da moda 613.6

Raquel Anna Salgado Salles
Anderson Cortezani

Biossegurança em empresas de beleza e na moda

Editora Senac São Paulo – São Paulo – 2025

ADMINISTRAÇÃO REGIONAL DO SENAC NO ESTADO DE SÃO PAULO

Presidente do Conselho Regional
Abram Szajman

Diretor do Departamento Regional
Luiz Francisco de A. Salgado

Superintendente Universitário e de Desenvolvimento
Luiz Carlos Dourado

EDITORA SENAC SÃO PAULO

Conselho Editorial
Luiz Francisco de A. Salgado
Luiz Carlos Dourado
Darcio Sayad Maia
Lucila Mara Sbrana Sciotti
Luís Américo Tousi Botelho

Gerente/Publisher: Luís Américo Tousi Botelho
Coordenação Editorial: Verônica Marques Pirani
Prospecção: Andreza Fernandes dos Passos de Paula, Dolores Crisci Manzano, Paloma Marques Santos
Administrativo: Marina P. Alves
Comercial: Aldair Novais Pereira
Comunicação e Eventos: Tania Mayumi Doyama Natal

Edição e Preparação de Texto: Maitê Zickuhr
Coordenação de Revisão de Texto: Marcelo Nardeli
Revisão de Texto: Meggie C. Monauar
Coordenação de Arte e Projeto Gráfico: Antonio Carlos De Angelis
Capa: Veridiana Freitas
Editoração Eletrônica: Antonio Carlos De Angelis, Tiago Filu
Imagens: Adobe Stock
Ilustrações: Rafaela Mascaro (capa, p. 1, 7, 11-14, 26-28, 36-38, 48-50, 60-62, 86-88, 107)
Impressão e Acabamento: Gráfica AR Fernandez

Editora Senac São Paulo
Av. Engenheiro Eusébio Stevaux, 823 – Prédio Editora – Jurubatuba
CEP 04696-000 – São Paulo – SP
Tel. (11) 2187-4450
editora@sp.senac.br
https://www.editorasenacsp.com.br

Sumário

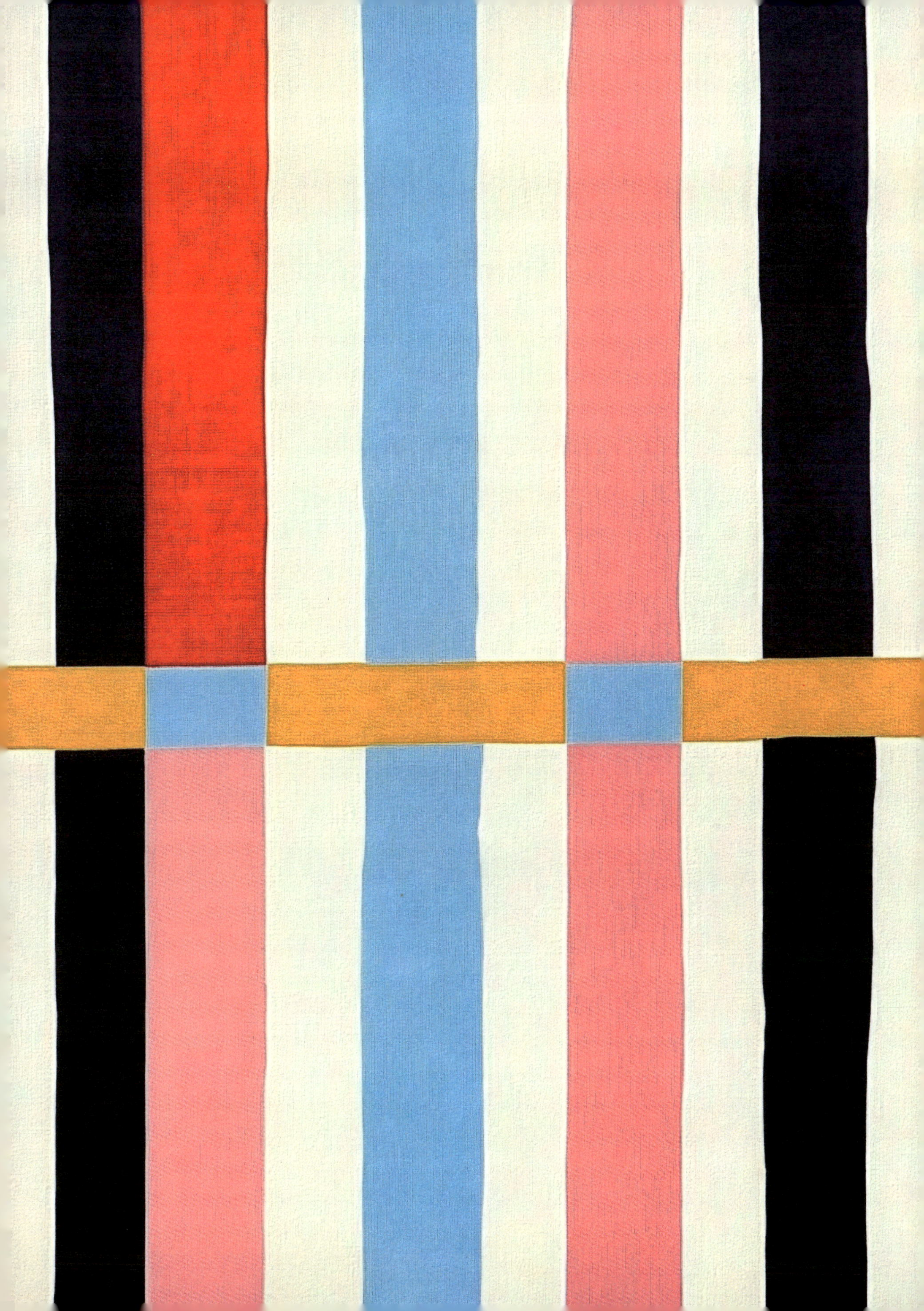

Apresentação

Este livro foi elaborado para servir de referência a profissionais e estudantes das áreas de moda e beleza, abordando a biossegurança de forma abrangente e prática. Com o objetivo de ampliar a conscientização sobre saúde e segurança nos ambientes de trabalho, buscamos destacar práticas indispensáveis para garantir um ambiente seguro e higienizado em editoriais de moda, desfiles e eventos, assim como em empresas de beleza.

O conteúdo do livro é dividido em seis capítulos que se complementam: no primeiro, oferecemos um panorama sobre o conceito de biossegurança e a legislação vigente, detalhando algumas normas e procedimentos indicados, além de diretrizes da Vigilância Sanitária. Na sequência, você vai conhecer alguns riscos de atividades do setor, o que ajudará a esclarecer o motivo por que o cumprimento das normas exigidas é tão importante para a saúde de clientes e profissionais. No capítulo seguinte, conhecerá algumas medidas de limpeza e desinfecção, bem como maneiras adequadas de gerenciamento de resíduos e atitudes sustentáveis.

Em seguida, você terá contato com as boas práticas do setor: as relacionadas ao ambiente e algumas medidas de estocagem e instruções de procedimento para armazenagem de informações. O próximo capítulo complementa essas diretivas ao orientar, de forma estruturada, quais os equipamentos, paramentações, produtos e práticas indicados aos profissionais do ramo. O último capítulo retoma diversos conceitos trabalhados no decorrer da obra, com orientações voltadas a editoriais de moda.

No decorrer dos capítulos, você aprenderá técnicas e procedimentos para a correta assepsia de materiais e insumos utilizados pelos profissionais e conhecerá as normas exigidas para serviços de beleza, moda e afins. Ao integrar conhecimentos técnicos e orientações práticas, buscamos atender às necessidades de um mercado exigente. Desde indicações específicas para equipes de fotografia e passarela até o cumprimento de padrões em salões de beleza, cada tema é tratado com a profundidade necessária para propor medidas aplicáveis.

Este é um convite para refletirmos sobre a importância da biossegurança e adotarmos práticas que garantam mais saúde, bem-estar e confiança em cada etapa dos serviços prestados. Esperamos que você encontre nesta obra um guia prático esclarecedor.

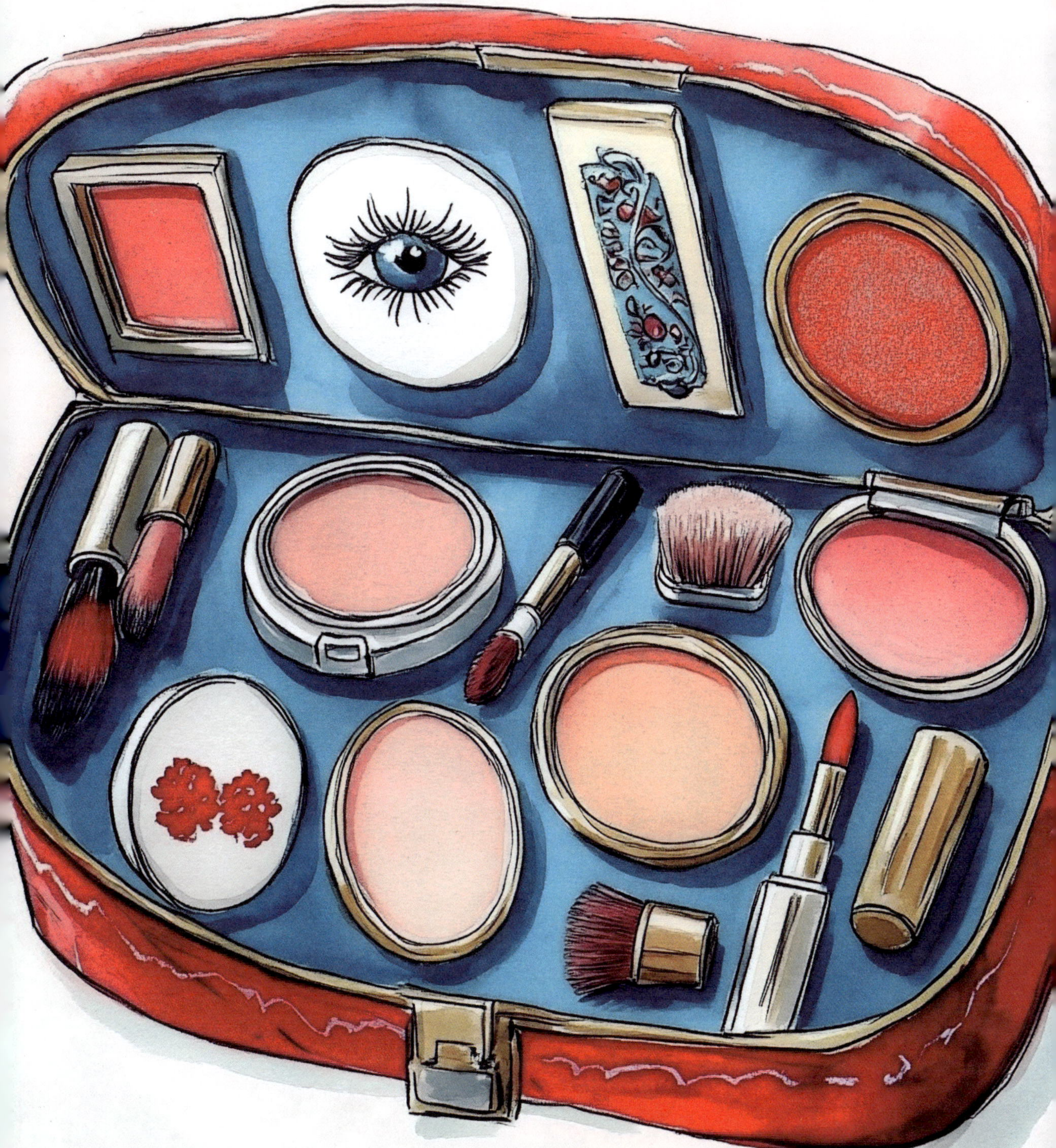

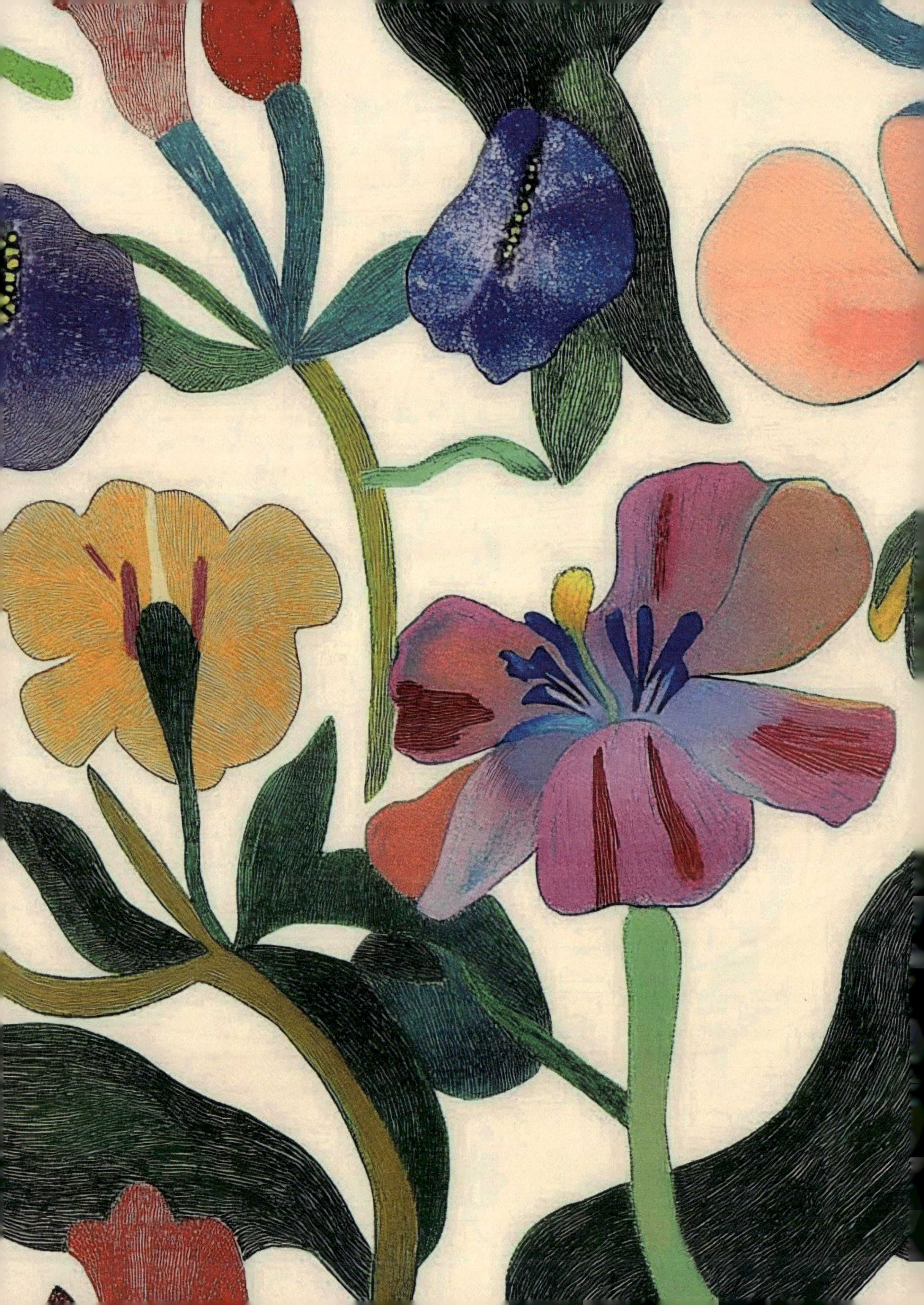

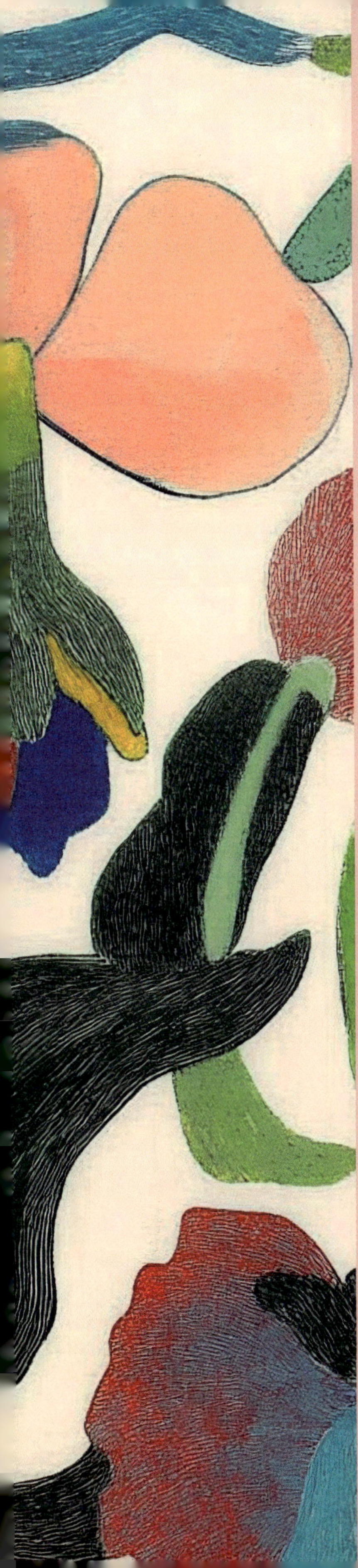

1

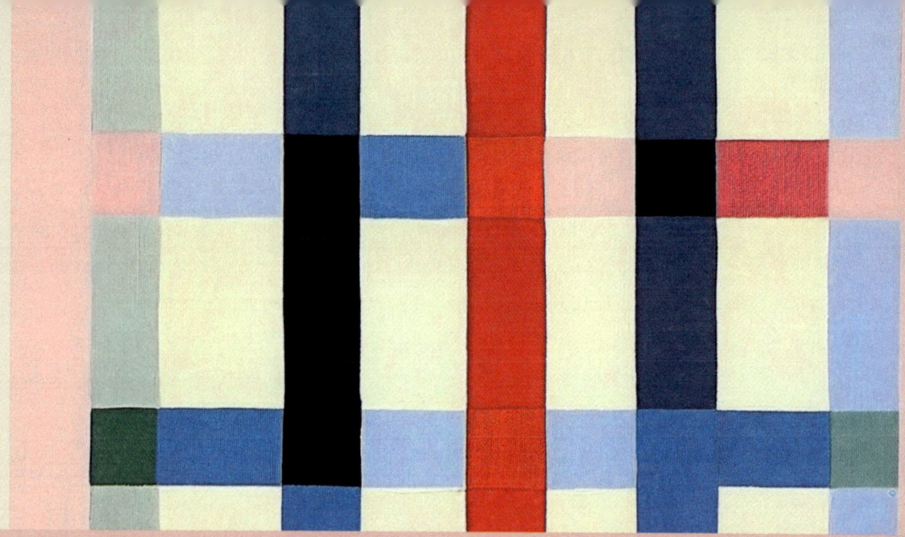

Conceito e legislação

Você já pensou no que significa biossegurança?

Biossegurança é um conjunto de medidas para prevenir, controlar, reduzir ou eliminar riscos relacionados às atividades de pesquisa, produção, ensino, desenvolvimento tecnológico e prestação de serviços que podem comprometer a saúde humana, dos animais e do meio ambiente (Unesp, 2025).

Encontramos na Constituição Federal, art. 197, orientações técnicas de que cabe ao poder público fiscalizar o funcionamento de serviços de embelezamento de estética e bem-estar conforme exigências determinadas pela Vigilância Sanitária (Brasil, 1988).

A Lei Federal nº 12.592, de 18 de janeiro de 2012, dispõe sobre o exercício das atividades profissionais de cabeleireiro, barbeiro, esteticista, manicure, pedicure, depilador e maquiador. No art. 4º, determina que os profissionais devem "obedecer às normas sanitárias, efetuando a esterilização de materiais e utensílios utilizados no atendimento a seus clientes" (Brasil, 2024).

Por sua vez, o Ministério do Trabalho e Emprego disponibiliza para consulta a Classificação Brasileira de Ocupações (CBO), que relaciona as ocupações regulamentadas em território nacional. Segundo o documento, os trabalhadores dos serviços de embelezamento são responsáveis por tratar da estética e saúde. Suas atividades abrangem: aplicar produtos químicos para ondular, alisar ou colorir os cabelos; realizar procedimentos em unhas; aplicar técnicas de remoção de pelos; fazer maquiagens sociais e de caracterizações (maquiagem artística); confeccionar perucas; e, o que nos interessa aqui, *preparar e cuidar da estação de trabalho e selecionar, operar e higienizar equipamentos e materiais de trabalho*. Além disso, eles também podem realizar atividades administrativas ou mesmo administrar negócios. Atualmente no documento são descritas as seguintes ocupações:

- Barbeiro
- Cabeleireiro
- Manicure/pedicure
- Designer de unhas
- Maquiador – social e de caracterização
- Confeccionador de perucas
- Designer de sobrancelhas
- Designer de cílios

Documentação e referências (Anvisa, NRs, ABNT, Inmetro)

Talvez você esteja se perguntando: por que há tantas regras do que pode e não pode?

Bem, elas servem para garantir a saúde e segurança dos clientes e profissionais. Todas as orientações são apresentadas de acordo com a legislação vigente e podem ser verificadas em diferentes órgãos nacionais, que detêm documentações que regulamentam os profissionais e as atividades em estabelecimentos de beleza.

No âmbito nacional, há setores que criam normas reguladoras com o objetivo de atribuir responsabilidades a empresas e profissionais, garantindo com boas práticas que os padrões de qualidade dos produtos e serviços destinados à saúde da população sejam mantidos. Vamos ver algumas dessas instituições a seguir.

Agência Nacional de Vigilância Sanitária (Anvisa)

A Anvisa é a agência nacional reguladora vinculada ao Ministério da Saúde, responsável por exercer o controle sanitário de produtos e serviços tais como alimentos, medicamentos saneantes, cosméticos, produtos médicos hemoderivados e serviços de saúde e de interesse de saúde. As temáticas que podem ser consultadas na Anvisa são:

- Rotulagem de produtos cosméticos, composição química em língua portuguesa, indicação de prazo de validade, controle microbiológico para os produtos.
- Cosmetovigilância.
- Gerenciamento dos resíduos de serviços de saúde.

O Centro de Vigilância Sanitária opera no âmbito estadual. Já no âmbito municipal, outros órgãos, por exemplo a Coordenadoria de Vigilância em Saúde (Covisa), na cidade de São Paulo, além de fiscalizar, promovem e coordenam projetos e ações de orientação para assegurar a qualidade da saúde da população.

DICA

Consulte o Roteiro de Inspeção Sanitária para Estabelecimentos de Beleza do seu município para conhecer os requisitos avaliados pelo órgão de fiscalização de acordo com a legislação vigente.

Normas regulamentadoras (NRs)

Com a Consolidação das Leis do Trabalho (CLT), o Ministério do Trabalho e Emprego passou a regulamentar, a partir da Lei nº 6.514, de 22 de dezembro de 1977, normas referentes a diversas atividades profissionais para prevenir a ocorrência de doenças e acidentes de trabalho e garantir um trabalho sadio e seguro (Brasil, 2020). As NRs foram dispostas na legislação trabalhista de acordo com a Segurança e Medicina do Trabalho. A seguir, conheceremos as normas associadas ao profissional da área da beleza.

NR-01 – Disposições gerais e gerenciamento de riscos ocupacionais

Essa norma visa gerenciar os riscos ocupacionais e propor medidas de prevenção de Segurança e Saúde no Trabalho. Também propõe a elaboração de um Programa de Gerenciamento de Riscos (PGR) para avaliar e classificar tipos e níveis de riscos, identificar os possíveis perigos e agravos à saúde e adotar e implementar medidas de prevenção, bem como acompanhar e controlar os riscos ocupacionais nas atividades de trabalho.

NR-06 – Equipamentos de Proteção Individual – EPI

A norma tem por objetivo determinar a aprovação, a comercialização, o fornecimento e a utilização de equipamentos de proteção individual (EPIs). Todo EPI deve conter a indicação do Certificado de Aprovação (CA) expedido pelo órgão competente em território nacional. Devem ser fornecidas descrição do equipamento, tipo de proteção ao risco relacionado e formas adequadas de uso, armazenamento, higienização e descarte.

O anexo 1 da norma lista equipamentos para proteção corporal que podem ser adaptados ao profissional de beleza. Alguns deles são: EPI para proteção dos olhos e face (figuras 1.1 e 1.2), EPI para proteção respiratória (figuras 1.3 a 1.5), vestimenta para proteção do tronco (figuras 1.6 a 1.8), luvas para proteção das mãos (figuras 1.9 a 1.11) e calçados para proteção dos pés.

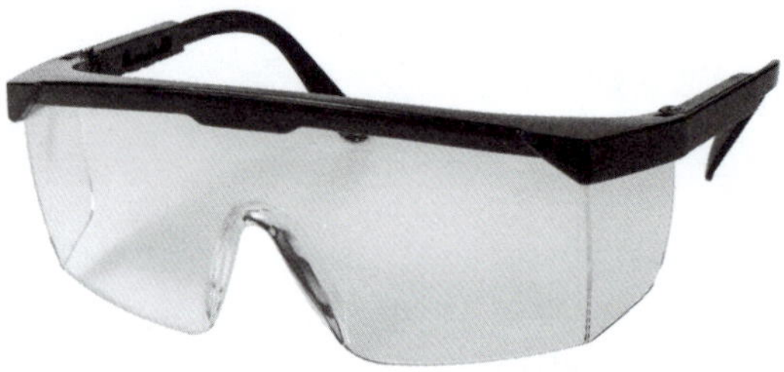

Figura 1.1
Óculos para proteção dos olhos.

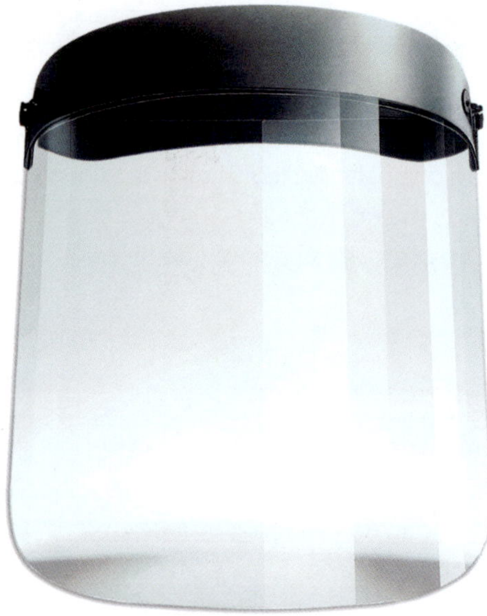

Figura 1.2
Protetor facial para proteção da face contra impactos.

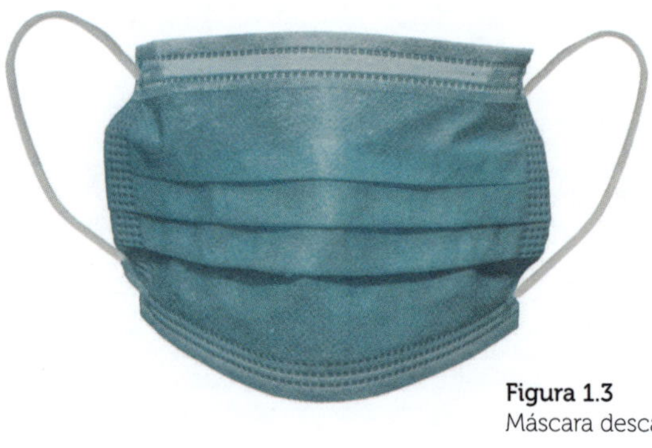

Figura 1.3
Máscara descartável.

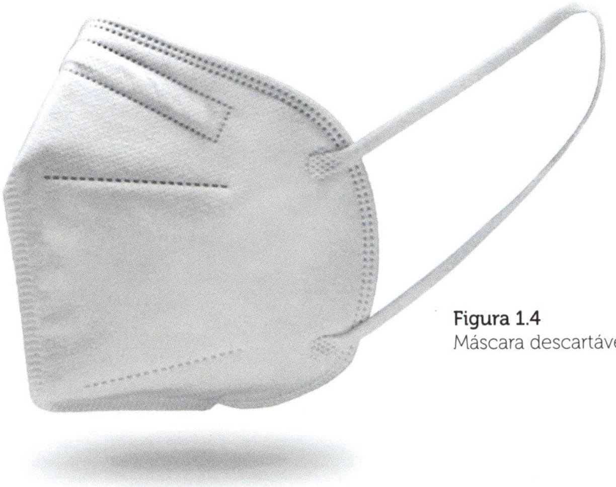

Figura 1.4
Máscara descartável PFF2.

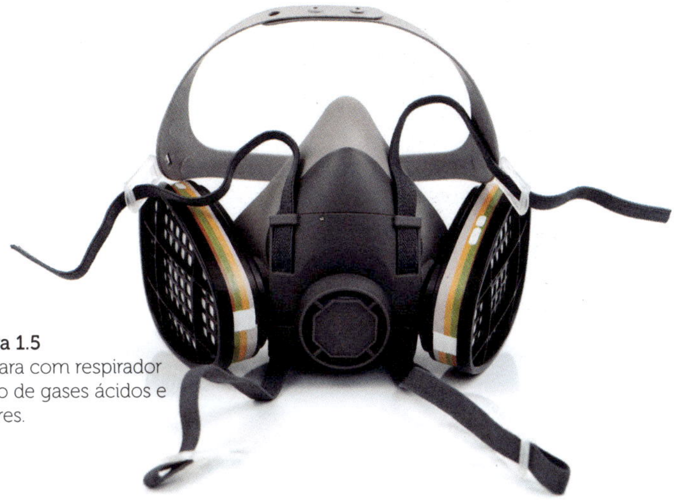

Figura 1.5
Máscara com respirador e filtro de gases ácidos e vapores.

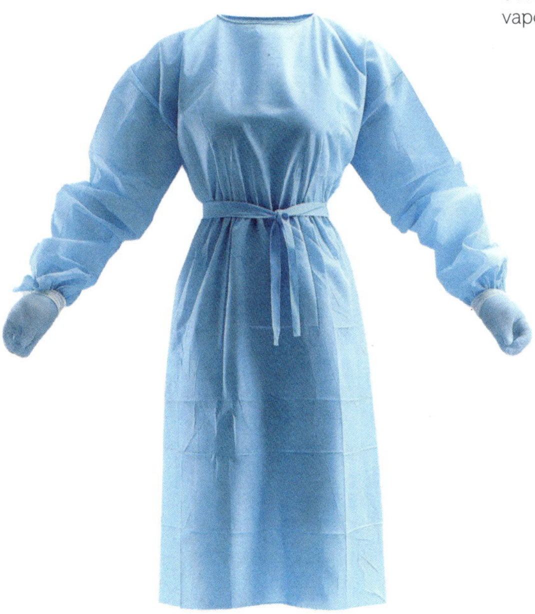

Figura 1.6
Avental (jaleco) descartável em TNT com tiras e elástico nos punhos.

Figura 1.7
Jaleco de tecido com punho.

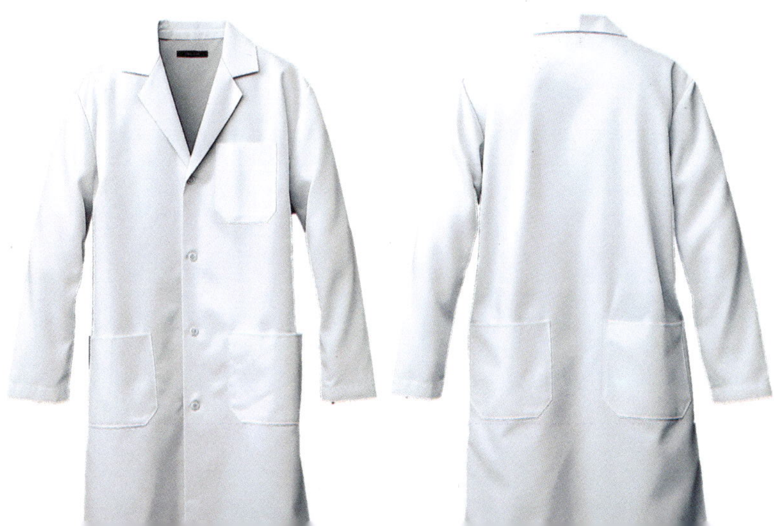

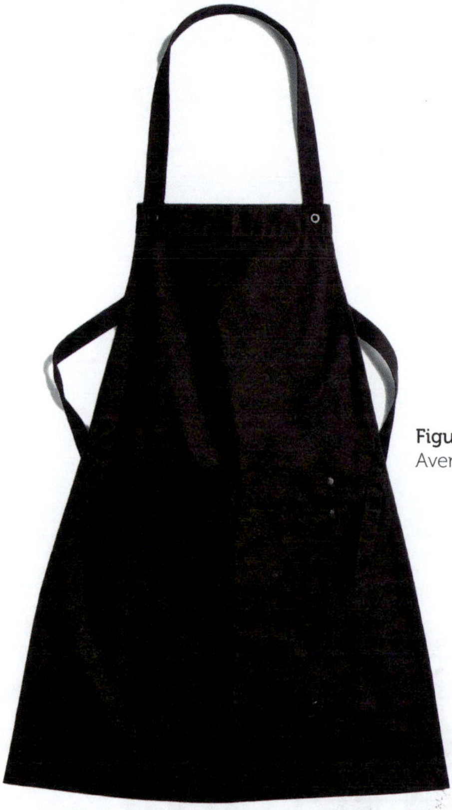

Figura 1.8
Avental profissional.

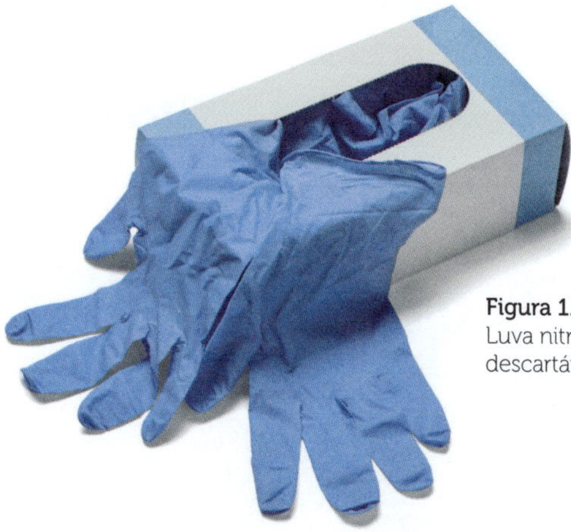

Figura 1.9
Luva nitrílica descartável.

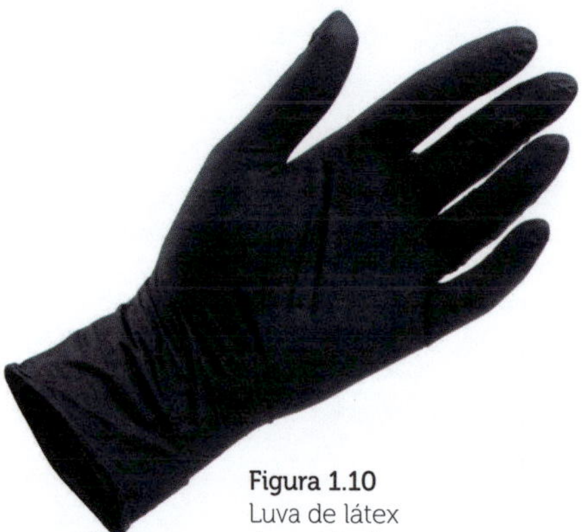

Figura 1.10
Luva de látex descartável.

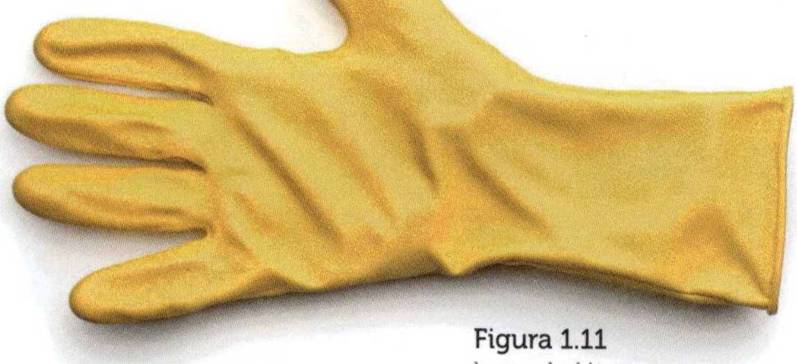

Figura 1.11
Luva de látex.

Não existe um modelo padrão para o calçado, mas é necessário que ele seja fechado para proteger todo o pé. Além disso, recomenda-se evitar saltos altos pelo risco de desiquilíbrio e entorse, e, no caso de uso prolongado, alterações anatômicas e encurtamento de tendões.

NR-09 – Avaliação e controle das exposições ocupacionais a agentes físicos, químicos e biológicos

Essa norma prevê os requisitos de avaliação das exposições ocupacionais a agentes físicos, químicos e biológicos identificados no Programa de Gerenciamento de Riscos (PGR), estipulados pela NR-01.

NR-17 – Ergonomia

A NR-17 tem o intuito de estipular parâmetros que permitam a adaptação das condições de trabalho às características psicofisiológicas dos trabalhadores, de maneira que proporcione segurança, conforto, saúde e desempenho eficiente no trabalho. Propõe que sejam implementadas medidas de prevenção nas atividades contínuas e repetitivas, evitando-se posturas desgastantes, nocivas a cabeça e pescoço, tronco, membros superiores e inferiores, bem como exigências cognitivas excessivas.

Entre suas medidas preventivas, a norma recomenda pausas periódicas entre as atividades e alternância de tarefas para propiciar descanso e recuperação psicofisiológica. Além disso, discorre sobre a observância da disposição dos mobiliários, uso de materiais e equipamentos e as condições de conforto ambiental (como iluminação, ruídos e temperatura, avaliados nas NRs 01 e 09).

NR-32 – Segurança e saúde no trabalho em serviços de saúde

A norma estipula medidas de proteção à segurança e à saúde dos trabalhadores dos serviços de saúde, bem como daqueles que exercem atividades de promoção e assistência à saúde em geral.

A partir dela, o profissional pode reconhecer e avaliar os riscos biológicos e químicos que envolvem as atividades profissionais, a importância da higienização das mãos, do uso de EPIs, da vacinação e do descarte correto de perfurocortantes.

Associação Brasileira de Normas Técnicas (ABNT)

A ABNT é o foro nacional de normalização responsável por definir normas e técnicas para produtos industriais e prestação de serviços no Brasil. Atualmente, temos na ABNT três normas referentes a salões de beleza, que abrangem:

- As competências exigidas em cada atividade desempenhada nos salões de beleza para que se ofereça um serviço de qualidade.
- A terminologia (definição de termos específicos relativos aos profissionais e às atividades típicas dos salões de beleza).
- Os requisitos de boas práticas na prestação de serviços (comprovar e documentar com processos e procedimentos estruturados os serviços e a comercialização de produtos, o atendimento ao cliente e as condições higiênico-sanitárias).

Instituto Nacional de Metrologia, Qualidade e Tecnologia (Inmetro)

O Inmetro é responsável pelo estabelecimento de programas de avaliação de conformidade de produtos sobre instruções, detalhes elétricos, mecânicos e construtivos. São avaliados diferentes fabricantes e origens. Os produtos são submetidos a testes e ao final, estando em conformidade, recebem um selo de segurança que deve ser aplicado no item, conforme o modelo que consta na Portaria nº 388 do Inmetro (2013).

Em um salão, esse selo pode ser encontrado principalmente em equipamentos de uso do profissional de beleza. Dessa maneira, temos a garantia de que o equipamento passou por testes e, em caso de problemas durante o uso, o fabricante e o Inmetro podem ser acionados para averiguação.

Regularização de estabelecimentos de beleza

Como um estabelecimento de beleza deve ser regulado?

Em resposta a essa pergunta, a Vigilância Sanitária recomenda que os estabelecimentos de beleza disponham de documentos que comprovem que o local está autorizado a funcionar e realiza boas práticas no exercício das atividades profissionais. Esses documentos variam de região para região, pois a Vigilância Sanitária é realizada em âmbito federal, estadual ou municipal. No caso da cidade de São Paulo, alguns dos documentos exigidos pela Vigilância são:

- Cadastro Municipal de Vigilância em Saúde (CMVS).
- Auto de Vistoria do Corpo de Bombeiros (AVCB).
- Comprovante/certificado de formação dos profissionais.
- Comprovante de vacinação de hepatite B e dupla adulto (para manicures/barbeiros e cabeleireiros).
- Comprovante de limpeza de caixa-d'água (realizada a cada seis meses).
- Comprovante de controle de pragas urbanas (fornecido por empresa cadastrada na Vigilância Sanitária local).
- Comprovante de manutenção do equipamento (estufa/autoclave) realizada conforme orientação do fabricante.
- Teste semanal com integrador químico (no caso de autoclave).
- Se houver ar-condicionado, comprovante de manutenção preventiva/periódica e limpeza dos filtros conforme recomendação do fabricante.
- Plano de gerenciamento de resíduos (e se houver, contrato com empresa para recolhimento de resíduos perfurocortantes e/ou infectantes, no caso de podologia).

Denúncias e irregularidades

Anualmente a Anvisa publica um relatório de denúncias e os serviços de estética e beleza estão entre os mais notificados. As irregularidades relatadas estão relacionadas a:

- Regularização do estabelecimento junto à Vigilância Sanitária municipal.
- Higiene (limpeza, desinfecção e esterilização de itens).
- Produtos (procedência, validade).
- Profissionais (qualificação, boas práticas).

As reclamações sobre regularização e higiene devem ser direcionadas ao órgão fiscalizador do município (Covisa, no caso de São Paulo). Já o Programa de Proteção e Defesa do Consumidor, o Procon, visa proteger as relações de consumo entre quem consome e quem oferece produtos ou serviços, protegendo o primeiro de práticas abusivas, fraudulentas ou desleais relacionadas, por exemplo, à segurança ou saúde do consumidor, seu direito de escolha, se o produto ou serviço oferece informação clara e, no caso de descumprimento, as indenizações cabíveis.

E se o problema for um produto? Embalagem, consistência, eficácia, reação alérgica – reclamações desse tipo podem ser dirigidas ao SAC da empresa responsável pela fabricação do item. Para tanto, é necessário informar o nome do produto, lote e data de validade para averiguação.

O descumprimento de normas técnicas constitui infração. As penalidades estão previstas nos códigos penal e civil e são fiscalizadas pela Vigilância Sanitária. O intuito é que essas penalidades sejam aplicadas conforme o tipo de falta, variando entre advertência, multa, apreensão ou inutilização do produto; suspensão das vendas e fabricação ou interdição parcial ou total do estabelecimento; cancelamento da autorização para funcionamento da empresa ou cancelamento do alvará de licenciamento do estabelecimento. Após o prazo designado para adequação, permanecendo a irregularidade, será considerado reincidência, o que significa que a multa poderá ser aplicada em dobro.

Cosmetovigilância

O monitoramento após a comercialização e o uso de produtos cosméticos é feito pela cosmetovigilância, cujas atividades estão relacionadas a detecção, avaliação, monitoramento e prevenção de efeitos indesejáveis decorrentes do uso, em condições normais ou razoavelmente previsíveis. A ineficácia dos produtos cosméticos, seu uso indevido e queixas técnicas que podem resultar em danos à saúde do consumidor também são eventos que interessam à cosmetovigilância (Anvisa, 2025).

ARREMATANDO AS IDEIAS

Neste capítulo, aprendemos o que significa biossegurança, quais são as principais leis que regulamentam o setor e os órgãos responsáveis por fiscalizar sua aplicação. Descobrimos a importância dessas regras – sobretudo, garantir a saúde e segurança de clientes e profissionais – e conhecemos alguns equipamentos de proteção individual que podem ser utilizados no setor.

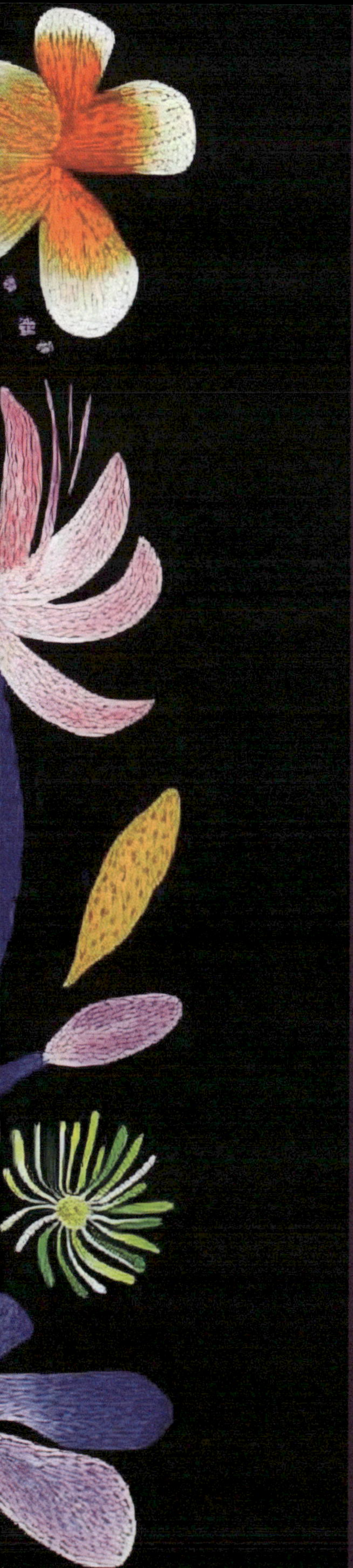

2

Riscos nas atividades

Caso um profissional descumpra as determinações dos órgãos reguladores, quais os riscos à sua saúde e à do cliente?

Risco, segundo o dicionário *Michaelis*, relaciona-se a perigo ou possibilidade de um perigo, uma ameaça (Risco, 2008); no caso das atividades profissionais, pode ser relacionado à probabilidade de causar um dano à saúde durante a realização da atividade.

Dada a iminência dos riscos, é importante eliminá-los, ou minimizá-los, com ações estruturadas. Os riscos relacionados a atividades profissionais são: ergonômicos, químicos, biológicos, físicos e de acidentes. A seguir, vamos ver as principais características de cada um deles.

Ergonômicos

Riscos relacionados a ergonomia abrangem:

- corpo e mente (psicofisiológicas);
- distúrbios osteomusculares relacionados ao trabalho (DORT) – grupo de doenças ou lesões que afetam os ossos, músculos, tendões e articulações, causadas por condições ou atividades no ambiente de trabalho;
- depressão, ansiedade, fobias.

Ergonomia é a ciência que estuda o corpo e sua relação com o trabalho. Considera o corpo não só como estrutura física, mas também como estrutura psicológica, que precisa de condições para realizar suas atividades. Desse modo, o esforço repetitivo pode provocar lesões, sem contar o cansaço e a fadiga, que podem ocasionar crises de ansiedade, fobias e depressão.

Para evitar problemas decorrentes de esforços repetitivos ou atividades que causem desgaste físico, é importante reservar um momento no início e no final da atividade para fazer alongamentos ou ginástica laboral, que promove benefícios físico e mental. Dependendo da tarefa realizada, além de aquecer antes e desaquecer após cada atividade profissional, também pode haver um momento no meio do expediente reservado para essas práticas.

Físicos – acidentes

Alguns dos riscos físico e de acidente são:

- Físico: decorrente de exposição a ruído, vibração, radiação, temperaturas extremas e umidade (consequências: fadiga, gripes, resfriados).
- Acidentes: resultam em ferimentos por cortes, perfurações, quedas, batidas, queimaduras, choque elétrico.

No desempenho das nossas atividades, estamos expostos a ruídos gerados por equipamentos como secadores e a altas temperaturas durante o manuseio de modeladores térmicos. Além disso, há riscos de acidentes com cortes e perfurações causados por alicates, tesouras e pinças, quedas e traumas devido a pisos molhados e a possibilidade de choque elétrico por uso incorreto de equipamentos.

Acidentes são mais comuns do que pensamos, por isso, é importante construir um ambiente seguro. Portanto, deve-se verificar a distância entre as estações de trabalho, as condições do piso e das tomadas e os materiais manuseados durante as atividades, incluindo a sua limpeza. Construir condições seguras de trabalho também é responsabilidade do profissional.

Químicos

Riscos químicos se caracterizam pela exposição:

- crônica, aguda ou acidental a substâncias potencialmente tóxicas;
- ocasionada por contato (tópica), inalação ou ingestão.

Ao falar de risco químico, estamos nos referindo mais especificamente a substâncias potencialmente tóxicas. No caso dos profissionais de beleza, isso se refere aos produtos manuseados durante o desempenho de suas atividades. Esse manuseio pode oferecer riscos pelo contato com a pele, pela inalação, que pode causar intoxicação das vias aéreas ou afetar os pulmões, e pela ingestão dessas substâncias. Independentemente de a exposição ser crônica, aguda ou acidental, quando ocorre o contato com substâncias potencialmente tóxicas, é indicado sempre seguir a orientação do fabricante. Entre essas recomendações geralmente estão lavar, em caso de contato com a pele, a região afetada; e não provocar vômito ou ingerir qualquer outro alimento antes de procurar orientação médica.

Além disso, tanto o profissional como o cliente devem seguir a indicação do fabricante, principalmente em relação a testes de contato e de mecha. Em caso de sensibilização, algumas das indicações são: suspender o uso do produto, buscar orientação médica, notificar a empresa, notificar a Anvisa (cosmetovigilância) e relatar ao fabricante as reações adversas pós-uso.

Biológicos

São considerados riscos biológicos:

- contaminações por vírus, bactérias, fungos, parasitas e microrganismos patogênicos causadores de doenças.

A contaminação por riscos biológicos pode acontecer de maneira direta, por contato com material biológico infectado presente em secreções como saliva, sangue e células mortas; ou de maneira indireta, ao tocar em materiais infectados, principalmente os que entraram em contato com secreções contaminadas, por exemplo, alicates, pinças e navalhetes.

Nas figuras 2.1 a 2.7, vamos dar uma olhada em algumas das principais doenças causadas por diferentes tipos de microrganismo. Mais detalhes sobre cada grupo de microrganismo você encontrará mais adiante, no capítulo "Biossegurança e moda".

Vírus

Os vírus são pequenos parasitas intracelulares obrigatórios que se instalam como hospedeiros dentro das células do corpo humano. As principais doenças causadas por eles são conjuntivite, hepatites, sarampo, caxumba, catapora, meningite, rubéola, gripes, herpes e aids.

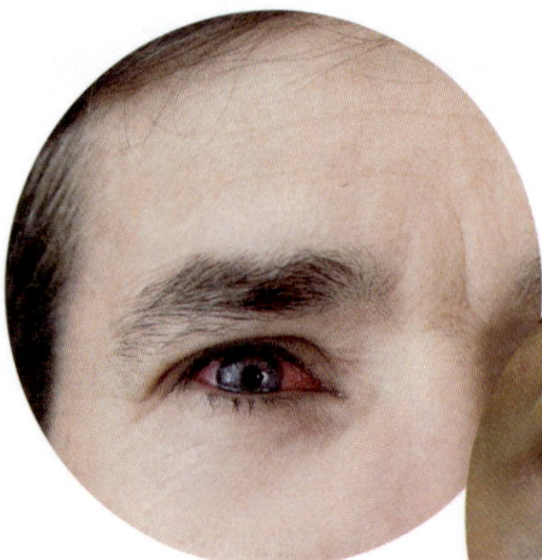

Figura 2.1
Conjuntivite é a inflamação da conjuntiva, a membrana que reveste a parte branca do olho e a superfície interna das pálpebras.

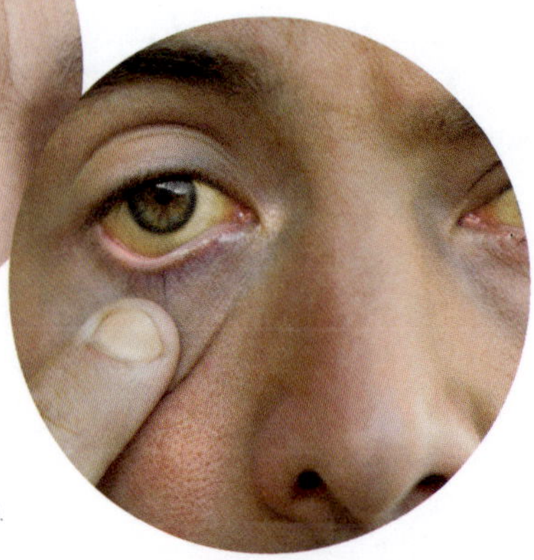

Figura 2.2
Hepatite é uma inflamação do fígado que pode ser causada por vírus, agentes não infecciosos ou pelo uso de alguns remédios, álcool e outras drogas. A pessoa com hepatite pode apresentar febre, fraqueza, dor abdominal, enjoo, náusea, perda de apetite, urina escura e icterícia (caracterizada por olhos e pele amarelados).

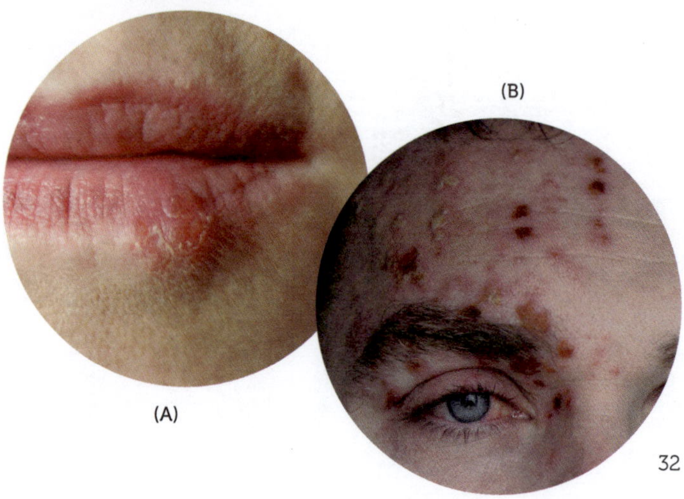

Figura 2.3 (A e B)
Herpes é uma infecção viral que, em sua fase ativa, pode provocar lesões na pele, nas mucosas e em outras partes do corpo. Em alguns tipos de herpes, os vírus podem permanecer inativos, sem manifestação visível no organismo.

Bactérias

Algumas infecções por bactérias podem causar doenças como tétano, tuberculose, difteria, abscessos, faringite e sífilis.

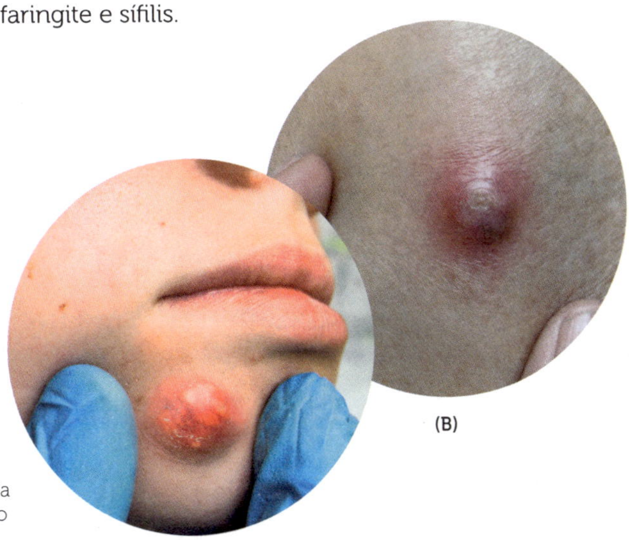

(B)

(A)

Figura 2.4 (A e B)
Abscesso é uma infecção caracterizada por inflamação da pele com vermelhidão, inchaço e pus.

Fungos

Os fungos podem causar diversas infecções, entre elas, as micoses.

(A)

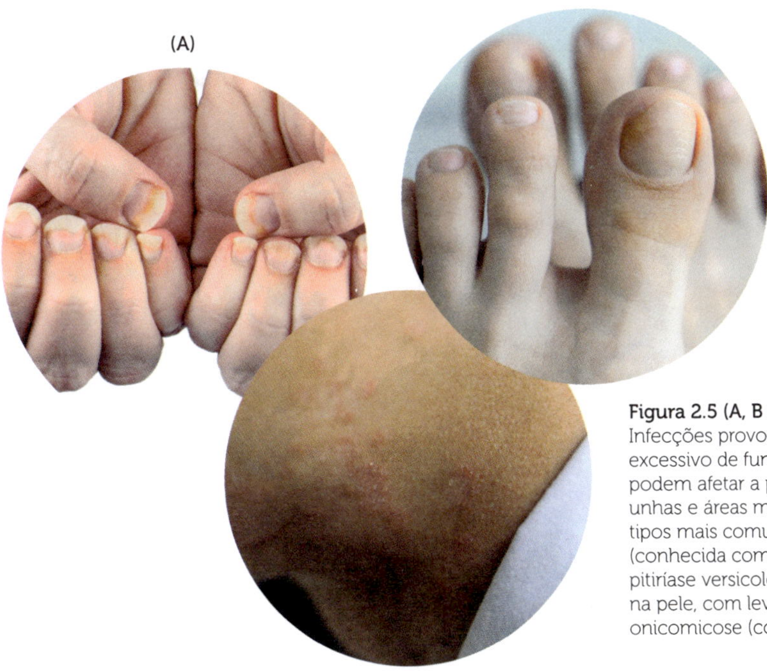

(C)

(B)

Figura 2.5 (A, B e C)
Infecções provocadas pelo crescimento excessivo de fungos causam micoses e podem afetar a pele, o couro cabeludo, as unhas e áreas mais úmidas do corpo. Os tipos mais comuns são: candidíase, tinea (conhecida como pé de atleta ou frieira), pitiríase versicolor (manchas esbranquiçadas na pele, com leve descamação) e onicomicose (comum nas unhas).

Parasitas

A malária e casos de disenteria são exemplos de doenças causadas por protozoários.

Também não devemos nos esquecer das possíveis infecções causadas por outros parasitas, em especial a pediculose, vulgarmente chamado de piolho, e a escabiose, conhecida como sarna humana.

É essencial que qualquer profissional do setor conheça os riscos biológicos e aja de maneira consciente para evitá-los. Mas também é fundamental saber como proceder caso algum acidente aconteça.

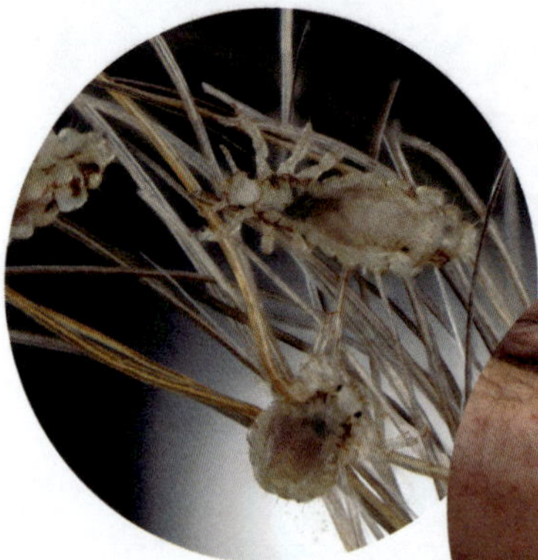

Figura 2.6
Os piolhos são pequenos insetos que se alimentam de sangue humano.

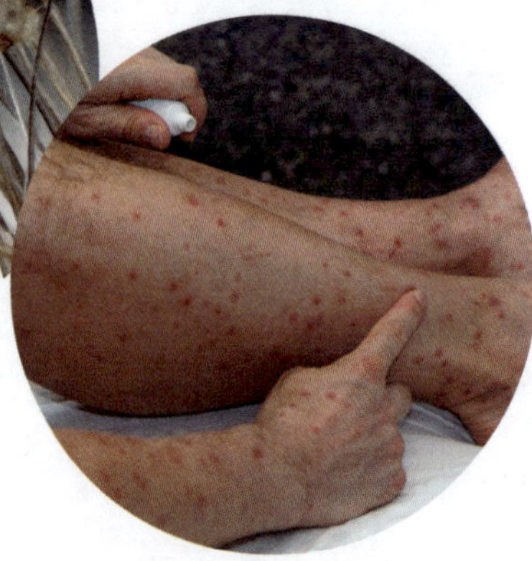

Figura 2.7
Escabiose é uma doença altamente contagiosa que provoca coceira intensa e erupções na pele.

Procedimentos em situações de acidentes

Sabemos que acidentes acontecem, por isso todo cuidado é pouco. No entanto, mesmo com toda a atenção, eventualmente algo pode sair do controle. Por isso é importante conhecer as recomendações sobre o que fazer nesses casos.

Ao ter contato com material biológico (secreções) em pele íntegra, primeiro lave o local afetado com água e sabão. Na sequência, tire as roupas contaminadas e, em caso de alterações na pele ou sintomas adversos, procure um médico.

Se o contato com material biológico (secreções) ocorrer em pele não íntegra, por exemplo, em uma área lesionada, além de realizar a lavagem do local afetado com água e sabão e tirar as roupas contaminadas, também é necessário procurar a unidade de saúde mais próxima, informando o tipo de material que causou a lesão. A partir desse momento, os profissionais realizarão os cuidados médicos adequados, considerando a probabilidade de infecções.

Quando o acidente acontece durante o manuseio de materiais perfurocortantes, podemos proceder de duas maneiras. A primeira é se a perfuração ocorrer com material limpo e desinfetado. Nesse caso, lave o local com água corrente e sabão, verifique a gravidade da lesão e faça um curativo. A segunda é se ocorrer com material que está contaminado. Lave o local com água corrente e sabão, verifique a gravidade da lesão e procure imediatamente a unidade de saúde mais próxima. Em até 2 horas, os profissionais farão exames para verificar a probabilidade de infecções. Eles fornecerão todo o acompanhamento necessário ao caso e, dependendo do resultado dos exames, poderão indicar a administração de antirretrovirais ou outros remédios.

ARREMATANDO AS IDEIAS

Neste capítulo, você conheceu alguns tipos de risco relacionados com as atividades de um salão de beleza: ergonômicos (como doenças causadas por esforço repetitivo ou doenças psicológicas), físicos (gerados por acidentes ou decorrentes de exposição a estímulos externos, como ruídos e temperaturas extremas), químicos (por exemplo, exposição crônica a uma substância) ou biológicos (provocados por organismos como vírus, bactérias e parasitas). Além disso, também viu orientações de como proceder em caso de alguns acidentes.

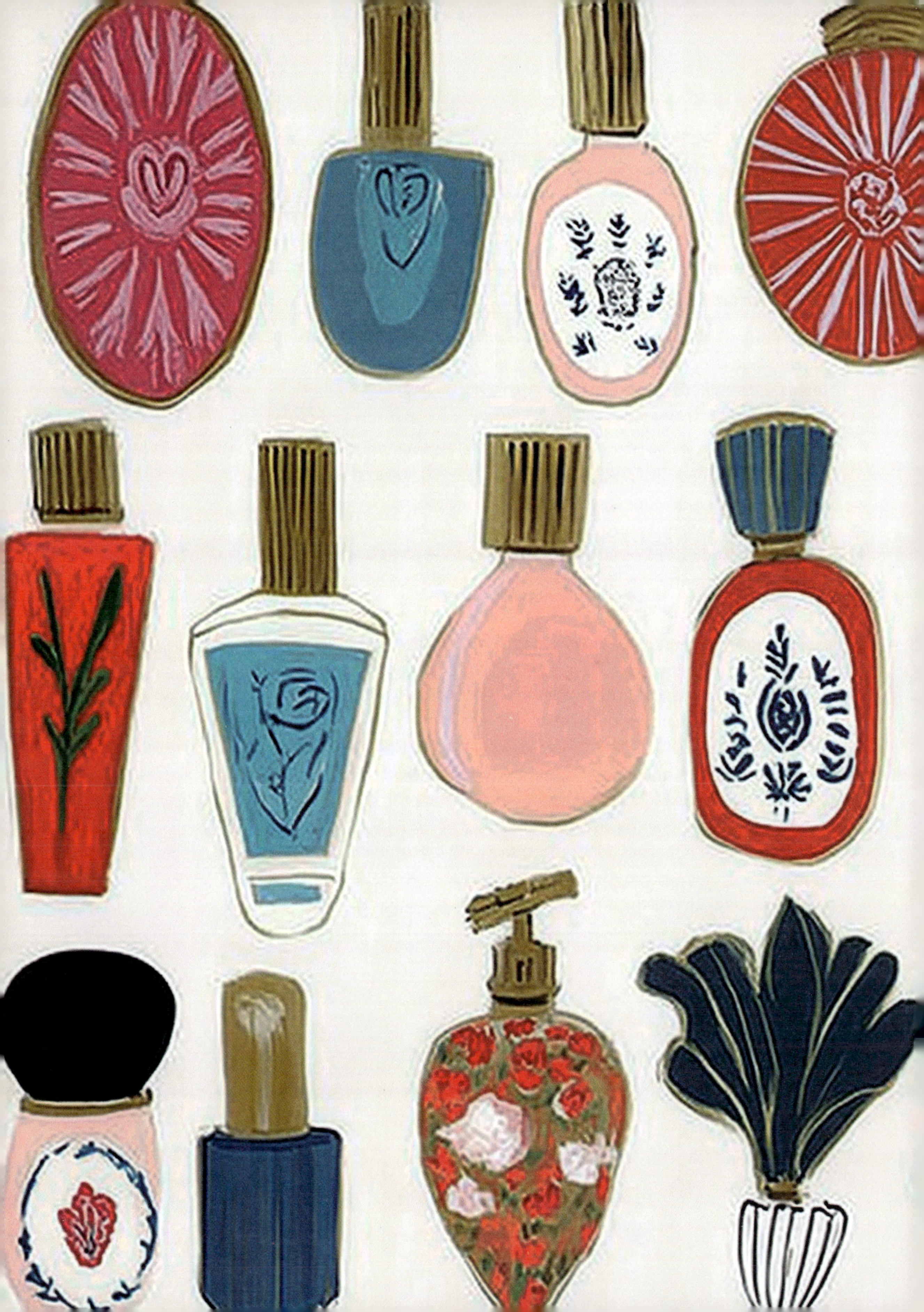

3

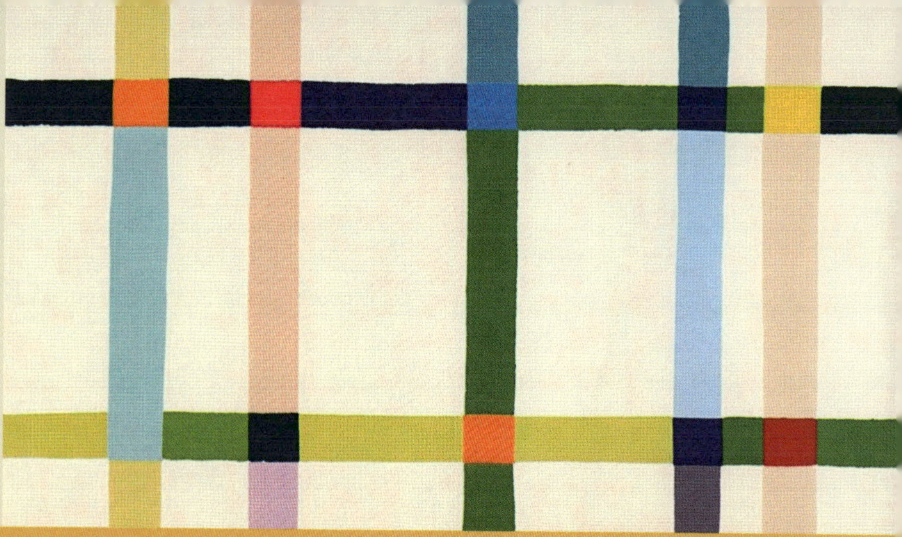

Avaliação e processamento de materiais

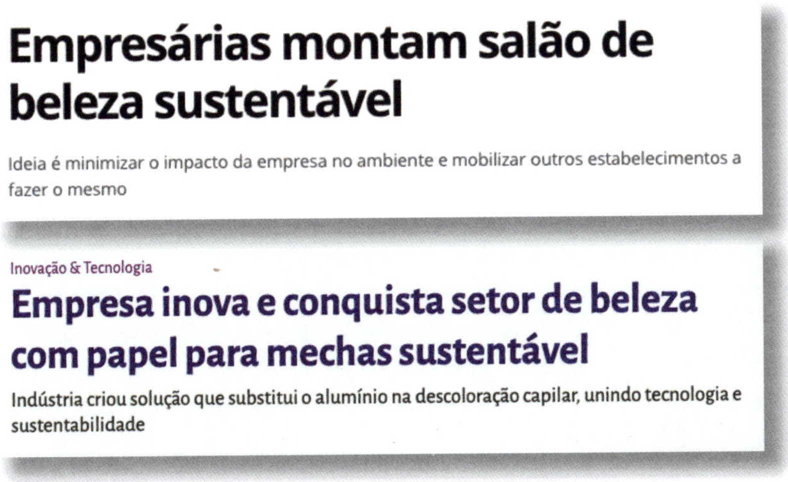

Empresárias montam salão de beleza sustentável

Ideia é minimizar o impacto da empresa no ambiente e mobilizar outros estabelecimentos a fazer o mesmo

Inovação & Tecnologia

Empresa inova e conquista setor de beleza com papel para mechas sustentável

Indústria criou solução que substitui o alumínio na descoloração capilar, unindo tecnologia e sustentabilidade

As manchetes tiradas de sites de notícias mostram dois locais onde já estão sendo adotadas medidas para que estabelecimentos de beleza se tornem um negócio ecologicamente sustentável. A maneira adequada de dispensar cada tipo de lixo, assim como orientações sobre a limpeza e desinfecção adequada de materiais, é o que você vai ver neste capítulo.

Estruturas, materiais, instrumentos e equipamentos

Utilizamos diferentes materiais e instrumentos durante um atendimento. Ao final, precisamos separar os itens utilizados de acordo com seu nível de contaminação, o que chamamos de nível crítico. O processamento correto de cada item visa minimizar ou eliminar a probabilidade de contaminação direta ou indireta por material biológico. Classificamos os itens em não críticos, semicríticos e críticos.

Consideramos *não críticos* itens que não tiveram contato com material biológico. Por exemplo, plaqueta e espátula de uso do maquiador, cubeta e presilhas. Esses itens devem passar por limpeza.

IMPORTANTE

Antes de iniciar a limpeza, o profissional deve higienizar as mãos e se paramentar com os EPIs adequados para essa ação: avental, máscara descartável, luvas descartáveis protegidas por luvas de borracha e óculos de proteção.

Os *semicríticos* são itens que estiveram em contato com mucosas ou a pele íntegra dos clientes, como pincéis de maquiagem, pentes e escovas de cabelo. Além da limpeza, esses itens devem passar por desinfecção.

São considerados *críticos* os itens que tiveram contato com pele ou mucosas não íntegras e todo e qualquer tipo de material perfurocortante como alicates, pinças para sobrancelha, palitos e espátulas de manicure. Esses itens, após limpos e desinfetados, devem obrigatoriamente ser esterilizados.

Limpeza, desinfecção, esterilização e armazenamento: ações de controle

O processamento de todos os materiais deve ocorrer em local apropriado, como em um Centro de Material e Esterilização (CME) ou uma área delimitada com bancada e pia exclusiva. Esse ambiente deve ser mantido limpo e ser organizado respeitando um fluxo unidirecional de segurança, ou seja, os produtos devem ser movidos da área suja para a limpa e estéril.

A limpeza consiste na remoção de sujeiras das superfícies dos materiais, instrumentos, equipamentos e mobiliários, utilizando meios físicos, químicos ou mecânicos por um determinado tempo para que haja eficácia dessa ação.

Para a limpeza, podemos proceder da seguinte maneira:

- **Instrumentos e materiais:** limpar com água e detergente enzimático friccionando com escova macia, ou usar lavadora ultrassônica.
- **Equipamentos e mobiliários:** passar pano multiúso descartável úmido com detergente neutro.
- **Pisos, paredes e janelas:** passar pano multiúso descartável úmido com desinfetante.

A desinfecção é um processo que envolve o uso de agentes químicos para reduzir a carga de microrganismos, sendo os agentes desinfetantes mais recomendados os quaternários de amônia. *Essa etapa deve ser realizada após a limpeza orientada anteriormente.*

Os desinfetantes mais conhecidos e utilizados são álcoois, quaternários de amônia, cloro e compostos de cloro, peróxido de hidrogênio e ácido peracético. É importante verificar a recomendação do fabricante para saber se o produto precisa ser diluído, o tempo recomendado em caso de imersão e se os materiais e as superfícies podem ser degradados pelo uso dos compostos.

IMPORTANTE

Esse tipo de processamento é indicado para itens considerados críticos e semicríticos.

- Instrumentos e materiais: imergir em solução desinfetante pelo tempo determinado pelo fabricante ou usar álcool 70% com fricção.
- Equipamentos e mobiliários: passar pano multiúso descartável úmido com desinfetante ou álcool 70%.
- Pisos e sanitários: passar desinfetante de uso geral.

A esterilização visa destruir microrganismos existentes em instrumentos e itens considerados semicríticos e críticos, utilizados nas atividades dos profissionais de beleza.

As etapas da esterilização são: 1) lavar os itens manual ou mecanicamente, com uso de detergente enzimático; 2) enxaguar e secar; 3) embalar e selar em papel ou envelope de grau cirúrgico, separando os itens individualmente ou em kits; 4) verificar a capacidade de carga do aparelho que utiliza vapor para esterilizar os instrumentos e realizar o ciclo de funcionamento do equipamento conforme orientação do fabricante. A água destilada deve ser colocada de acordo com a capacidade do utensílio e o processo de esterilização é feito por meio de vapor pressurizado ou calor. Autoclave é o equipamento mais conhecido para esse fim.

O armazenamento dos envelopes deve ser feito em local adequado, em um recipiente limpo, seco e identificado. No caso de itens esterilizados, o prazo máximo de armazenamento é de 7 dias. Depois disso, o item precisa passar por um novo processo de esterilização.

Após a esterilização é *obrigatória* a sua validação, que consiste em realizar testes chamados "indicadores" para verificar sua eficácia. Os testes devem ser registrados e armazenados por um período de cinco anos para fins de fiscalização sanitária.

Dessa forma, todos os processos de esterilização devem ser *rotineiramente* monitorados e validados (semanalmente), levando em consideração as especificidades do equipamento (autoclave) e as recomendações de cada indicador. Entre os indicadores mais utilizados, destacam-se:

DICA

A estufa não está proibida em alguns estados do Brasil. Portanto, vale a consulta no órgão de Vigilância Sanitária da localidade de atuação.

- Físico ou mecânico: *manutenção de instalação, preventiva ou corretiva*. Essa manutenção verifica a eficácia do equipamento de esterilização, sendo feita um profissional competente ou empresa especializada. Deve ser realizada na instalação do equipamento, sempre que ele apresentar problemas ou falhas e a cada seis ou doze meses (conforme indicação do fabricante).
- Químico: *indicadores contendo agentes químicos (fitas reagentes), divididos em classes*. Indicam parâmetros diversos de temperatura, tempo de exposição, etc. É obrigatória a presença de indicadores químicos classe 1 na parte externa de todas as embalagens, para sinalizar se passaram por esterilização.
    - Indicador químico (classe 1): deve estar em toda embalagem. Reage da seguinte forma: diante da exposição ao calor da autoclave, muda a coloração original (por exemplo: amarelo) para preto. As embalagens não processadas, isto é, que não passaram pela autoclave, permanecerão na cor original.
    - Indicador químico (classe 5): o indicador químico integrador de uso interno é considerado um verificador de carga. Recomenda-se que seja utilizado *pelo menos* no primeiro ciclo de esterilização de cada dia de trabalho. Tem grande confiabilidade e indica que o ciclo apresentou todas as condições (temperatura e presença de vapor por tempo suficiente) para que a esterilização tenha ocorrido.
- Biológico: *indicadores contendo microrganismos (ampolas)*. Apontam a presença ou ausência (morte) dos microrganismos. É obrigatória a realização periódica (diária ou semanal) do teste conforme o protocolo da instituição para sinalizar se ocorreu ou não a esterilização.

O indicador biológico (IB) deve ser realizado periodicamente, de preferência semanalmente, no primeiro ciclo da autoclave. Funciona da seguinte forma: exposto ao calor da autoclave, o indicador *não* deve mudar a coloração original roxa.

Passo a passo da realização do IB:

- Identificar o IB teste (data, hora, número da autoclave e do lote).
- Colocar o IB teste dentro de uma embalagem.
- Inserir o respectivo pacote dentro da autoclave, junto com sua respectiva carga.
- Ao término do ciclo da autoclave, retirar o IB teste da embalagem, quebrar sua ampola interna (para liberar o meio de cultura para os microrganismos) e, depois, levá-lo para a incubadora.

Junto com o IB teste, deve ser colocado um novo IB, não submetido à esterilização/autoclave – e, portanto, chamado de IB controle. O IB teste e o IB controle devem permanecer na incubadora durante o tempo recomendado pelo fabricante para a leitura final (que varia de 3 a 48 horas). Na leitura final, os IBs incubados, teste e controle, devem ser avaliados e registrados em documento pertinente. O resultado que confere a validação da esterilização se dá pela seguinte combinação:

- IB teste = roxo: o IB teste passou pelo processo de esterilização e destruiu todos os microrganismos (a esterilização aconteceu).
- IB controle = amarelo: o IB controle não passou pelo processo de esterilização e houve crescimento microbiano (o teste está funcionando).

IMPORTANTE

Resíduos infectantes e perfurocortantes devem ser acondicionados em embalagem apropriada. Além disso, devem ser recolhidos por uma empresa contratada que seja especializada e autorizada pela entidade de fiscalização do município para o manejo desse tipo de resíduo.

Gerenciamento de resíduos

Consideramos como resíduos as sobras dos processos das atividades, sejam elas matérias orgânicas, recicláveis, domésticas ou industriais.

Para reduzir o impacto ambiental, social e econômico, a destinação correta dos resíduos é imprescindível.

Classificação dos resíduos

Os resíduos são classificados por grupo:

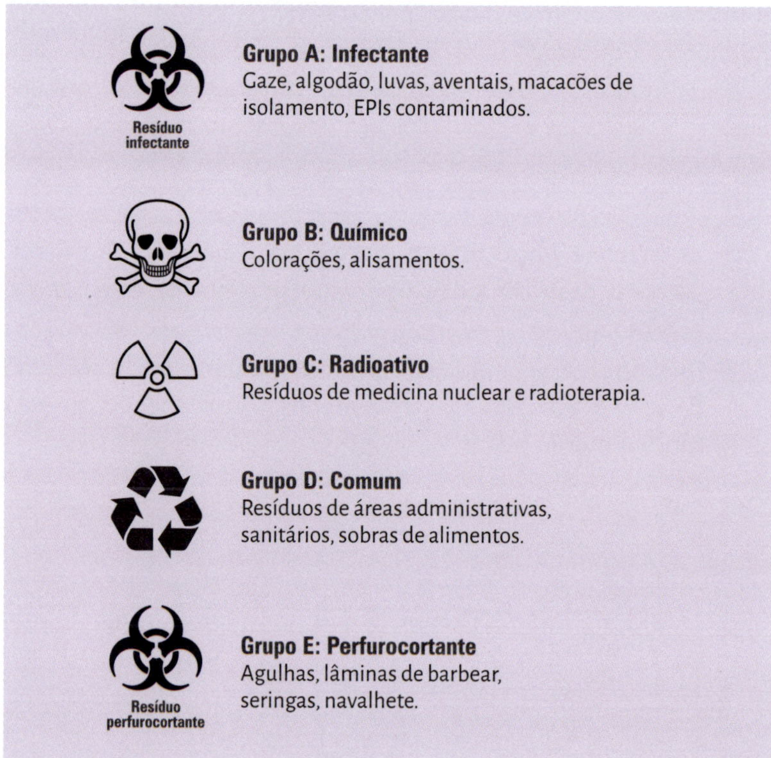

Figura 3.1
Tipos de resíduo: grupos e características.

Após a classificação e identificação dos resíduos gerados é necessário que os itens sejam separados em lixeiras com tampa e acionamento por pedal, ou em coletor de papelão rígido.

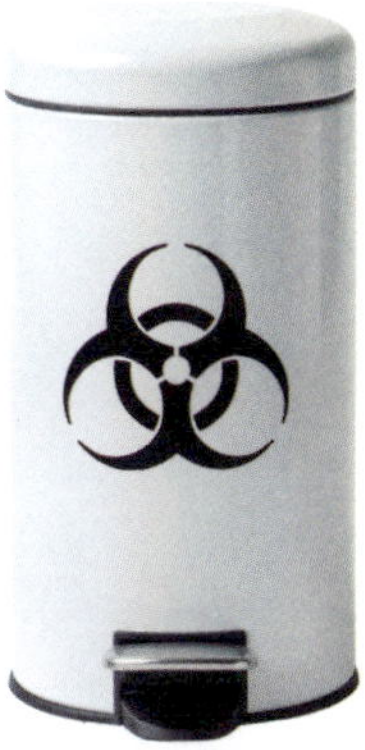

Figura 3.2
Lixeira plástica ou de metal para descarte de resíduo infectante. Utilize saco branco leitoso. O recolhimento deve ser especial, realizado por profissional contratado.

Figura 3.3
Lixeira plástica ou de metal para descarte de lixo comum. Utilize saco preto. Recolhimento comum.

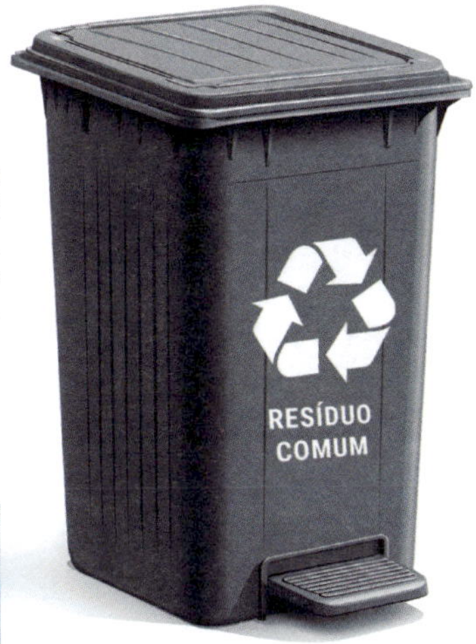

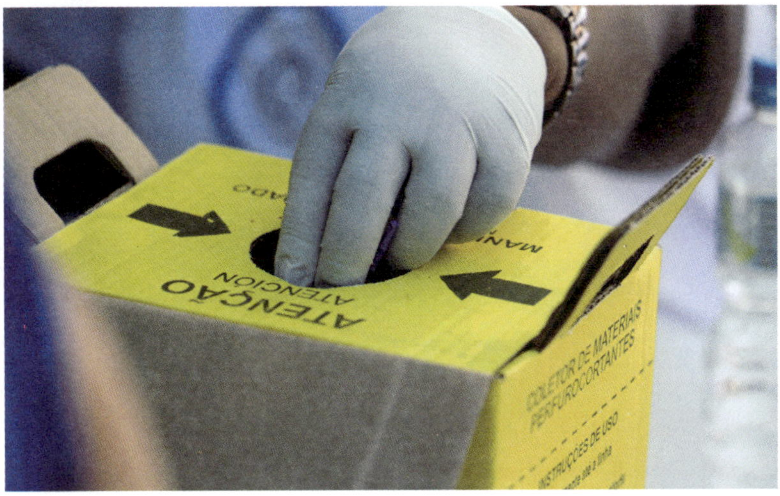

Figura 3.4
Coletor de material perfurocortante: embalagem rígida de cor amarela. O recolhimento deve ser especial, realizado por profissional contratado.

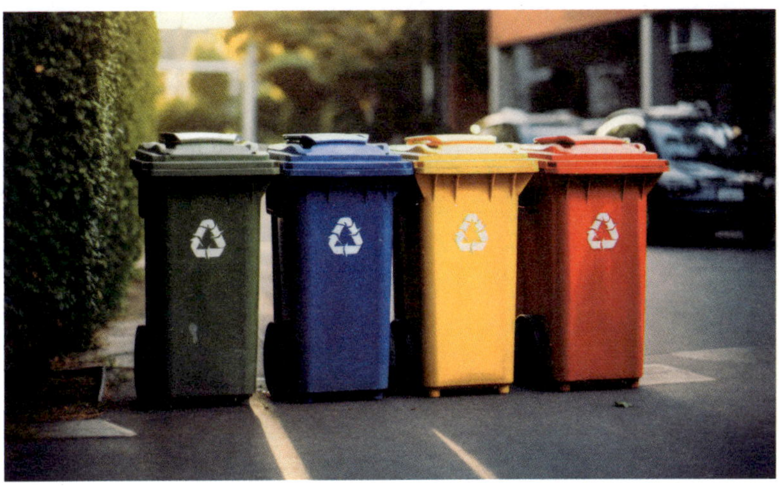

Figura 3.5
Lixeiras plásticas ou de metal, cujas cores de identificação são: verde (vidro), azul (papel e papelão), amarelo (metal) e vermelho (plástico). São utilizadas para descarte de lixo comum, porém reciclável. Use saco azul. Recolhimento comum.

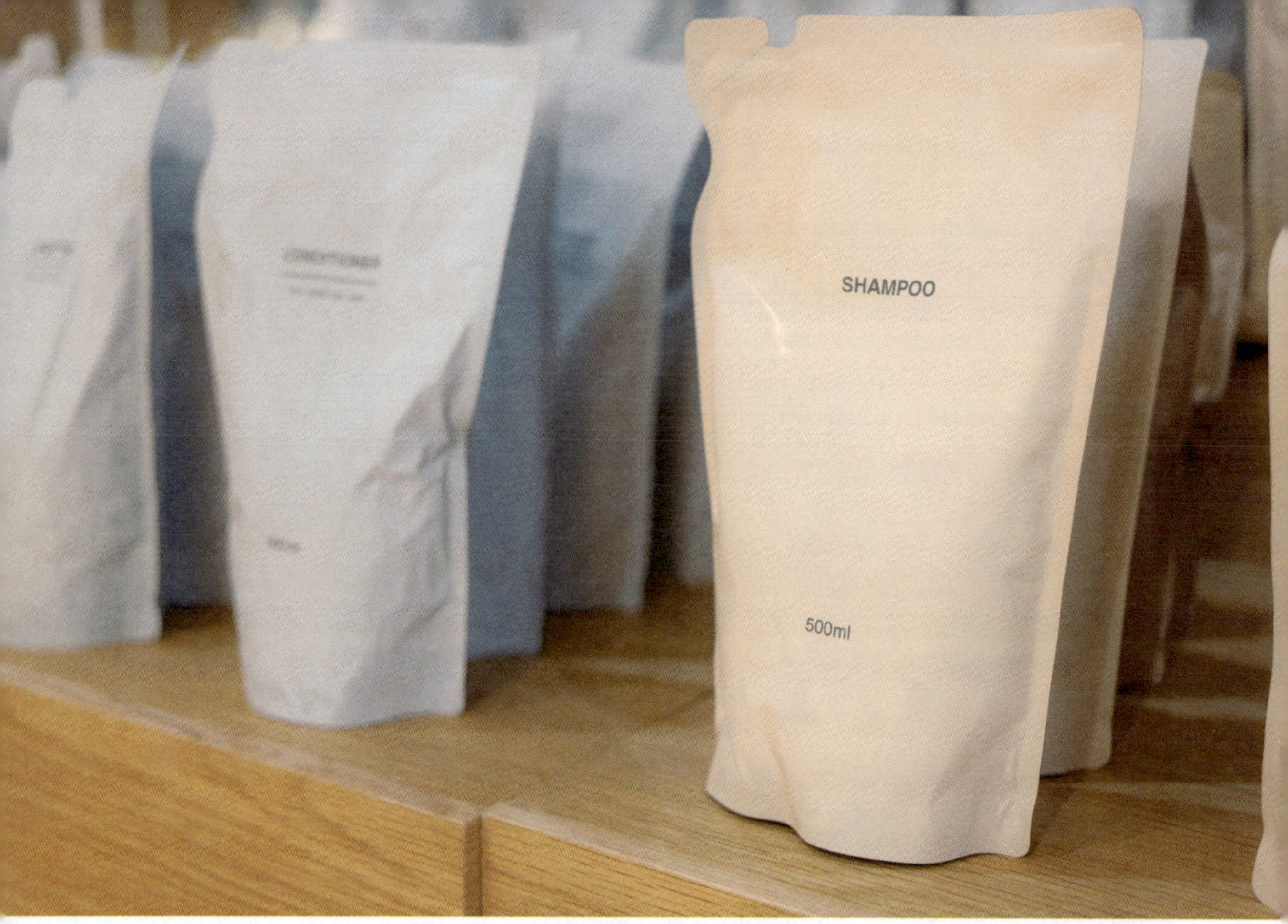

Figura 3.6
Refis cosméticos disponibilizados com menor custo e embalagem simples.

Sustentabilidade e beleza

Sustentabilidade se refere ao uso consciente dos recursos disponíveis no meio ambiente, de maneira que haja proteção ambiental, desenvolvimento econômico e responsabilidade social.

A ecoeficiência reforça o compromisso das empresas com a cadeia produtiva, abrangendo desde a retirada do insumo da natureza até a chegada do produto ao consumidor final. Esse processo inclui o plantio, a colheita, a minimização ou exclusão de defensivos agrícolas, o processamento industrial, o sistema de distribuição, o acondicionamento e o ponto de venda. Todo esse percurso, do insumo até o produto pronto para ser vendido, propõe uma nova forma de pensar as mercadorias e de consumir, valorizando itens produzidos de forma consciente, que promovam iniciativas de reflorestamento e incentivem a reciclagem. Cada vez mais, o consumidor se preocupa com essas questões e cobra das empresas uma postura condizente com elas.

Por sua vez, os programas de logística reversa propõem o recolhimento de embalagens por parte da empresa geradora, muitas vezes com benefícios de incentivo ao consumidor. Podemos pesquisar no próprio site da marca dos produtos que utilizamos se a empresa possui programas associados a políticas de sustentabilidade. Atualmente encontramos, por exemplo, algumas instituições de gerenciamento de resíduos que oferecem planos de recolhimento para salões de beleza.

Outro ponto importante é a utilização de refis: as marcas de cosméticos que usam embalagens mais simples para reposição de produto agregam menor utilização de recurso com a facilidade de reciclar. Essas embalagens chegam a custar de metade a 1/3 do valor da embalagem original, sendo benéficas tanto para o bolso do consumidor quanto para o meio ambiente.

Todas essas medidas nos mostram a nova mentalidade do setor, que revela o compromisso do mercado de produtos cosméticos com o futuro.

ARREMATANDO AS IDEIAS

Neste capítulo, você aprendeu a importância de manter medidas adequadas de limpeza, armazenamento, desinfecção e esterilização. A esse respeito, conheceu os diferentes tipos de resíduo e como dispensá-los adequadamente, dando atenção ao que significa cada símbolo. Além disso, ficou sabendo de algumas medidas do ramo da beleza voltadas para a sustentabilidade.

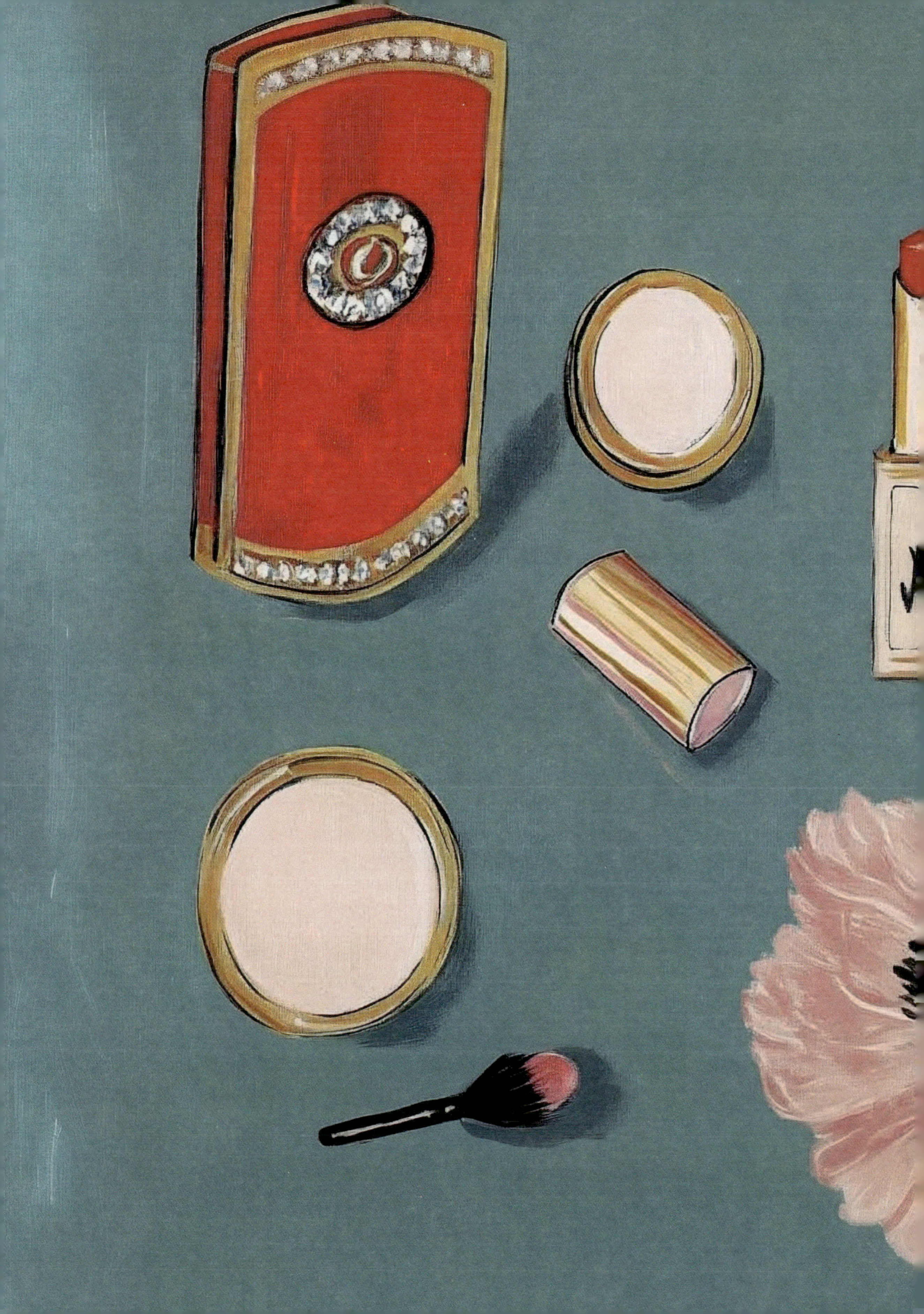

4

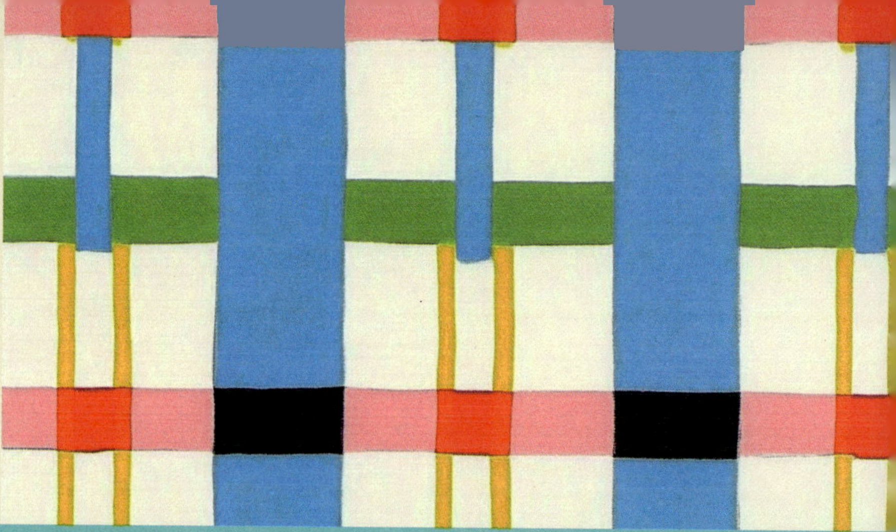

Boas práticas

Você consegue citar três boas práticas recomendadas para um salão de beleza?

Seguir normas e regras pode ser de grande auxílio para organizar e padronizar ações em estabelecimentos de beleza. É por esse motivo que um manual de boas práticas com descrição das atividades é uma das exigências da Vigilância Sanitária. O manual deve ser elaborado pela equipe de trabalho e conter os processos de organização e limpeza do estabelecimento e dos procedimentos e serviços realizados. Veja alguns exemplos de etapas dos processos de trabalho que devem ser registrados no documento:

- Limpeza das mãos.
- Limpeza e organização dos ambientes.
- Gerenciamento de resíduos.
- Procedimento operacional padrão (POP) de cada serviço oferecido.

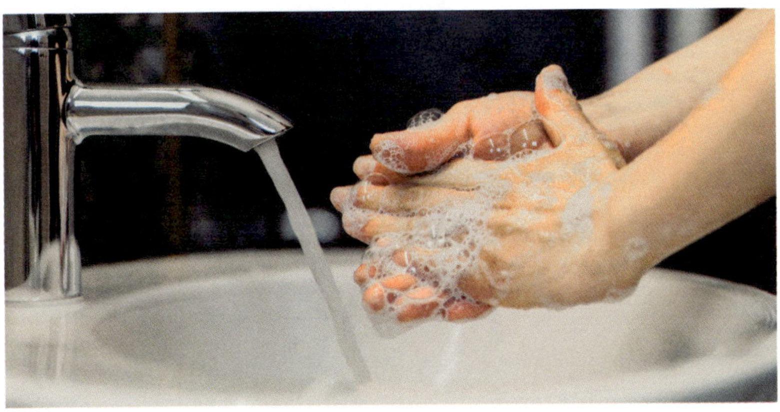

É importante, ainda, criar um registro dos clientes para ser preenchido antes do início de cada serviço. A ficha deve conter: nome, data do atendimento, serviço realizado, observações e assinatura do cliente.

Procedimento operacional padrão (POP)

O POP é um mecanismo que controla os processos executados durante as atividades dos profissionais para que a equipe produza resultados satisfatórios e padronizados. Também é útil diante de algum imprevisto, como a ausência de um funcionário (quando será preciso fazer uma substituição) ou para a contratação de um novo colaborador. Esse documento detalha o processo e a sequência dos procedimentos, os materiais utilizados, os cuidados a serem observados, o responsável por cada etapa e outras informações relevantes para o desempenho da tarefa.

O POP deve conter:

- o nome do procedimento;
- a pessoa responsável pela realização da tarefa (cargos designados);
- os materiais utilizados;
- a documentação de referência (se houver);
- o passo a passo detalhado do procedimento;
- os responsáveis pela elaboração do POP;
- a data da elaboração do documento;
- a data da próxima revisão.

Quadro 4.1
Exemplo de ficha POP.

PROCEDIMENTO OPERACIONAL PADRÃO (POP)	
Procedimento:	
Responsáveis pela tarefa:	
Responsável pela elaboração do documento:	
Colaboradores participantes:	
Materiais utilizados:	
Documentação de referência:	
Passo a passo:	
Data da próxima revisão:	
Data e assinatura do responsável:	
Visto dos participantes:	

Ambiente

Você já se viu em um ambiente sujo, bagunçado e apertado e, imediatamente, teve a sensação de estar olhando para o caos? Por isso é importante ter um ambiente de trabalho com um *layout* que favoreça a circulação das pessoas, o desempenho da atividade profissional, a acomodação do cliente e a limpeza. Um ambiente limpo e organizado não só melhora a experiência do cliente, mas também aumenta a eficiência do trabalho.

Do mesmo modo, é necessário que o local seja seguro. A esse respeito, a elaboração de um mapa de risco possibilita a visualização e sinalização dos perigos nas atividades realizadas no ambiente.

Para elaborar um mapa de risco, é necessário desenhar a planta baixa do local, denominando os ambientes e as atividades desenvolvidas. Os sinalizadores devem ser marcados conforme o grau de risco naquele ambiente e a atividade realizada, apresentado as cores que correspondem a cada tipo de risco.

Um ambiente limpo e organizado favorece o desempenho das atividades. Para isso, uma das medidas é a sanitização, que tem por objetivo reduzir o número de microrganismos patogênicos em um local a partir da ação de agentes químicos desinfetantes ou por processos físicos, durante a limpeza.

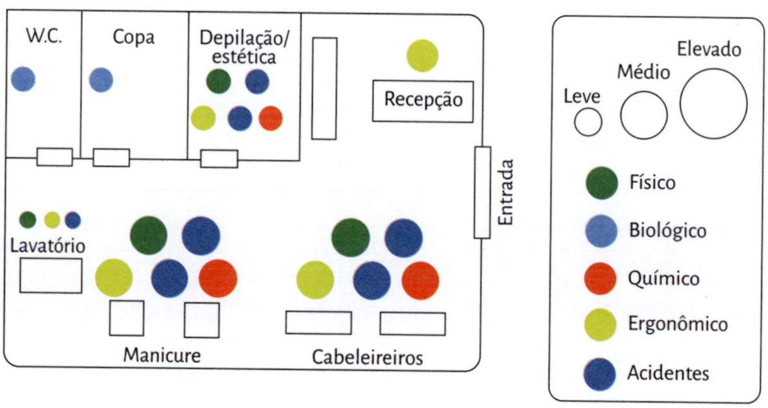

Figura 4.1
Exemplo de mapa de risco com ambientes e marcação do nível de risco.

Um procedimento eficaz de limpeza de ambientes deve ser iniciado da área mais limpa para a mais suja, da área menos contaminada para a área mais contaminada e, pela ação da gravidade, de cima para baixo. Além disso, é importante que as sujidades sejam removidas sempre no mesmo sentido e direção.

A organização de produtos pode ser realizada com o uso de carrinhos auxiliares, armários ou prateleiras. Todos os itens devem ser identificados, e é preciso dar a devida atenção a como e onde serão armazenados – lembrando que alguns deles precisam ser guardados ao abrigo de luz, calor e umidade. E vale mencionar que armários embaixo de pias não devem ser utilizados para o armazenamento desses produtos, pela probabilidade de umidade no local.

Estar em um ambiente sem circulação de ar gera uma sensação sufocante. Por isso a ventilação é importante, seja ela natural ou mecânica. No caso da ventilação mecânica, por exemplo ar-condicionado, não podemos nos esquecer de realizar a manutenção periódica e limpeza dos filtros.

Estoque de produtos

Talvez você já tenha ouvido a frase "estoque é sinônimo de dinheiro parado". Para piorar, além da possibilidade de prejuízo financeiro pelo excesso de itens comprados e estocados, também há o risco de ter produtos próximos ao vencimento, ou inclusive vencidos, que ainda não foram usados. Para que isso não aconteça, verifique periodicamente os produtos armazenados. Sempre setorize por categorias e confira o prazo de validade, seguindo o fluxo de *entrou primeiro, sai (usa) primeiro*. Para dimensionar o estoque, contabilize a quantidade de serviços e atendimentos que você realiza, assim terá um estoque bem equilibrado, sem excessos nem escassez.

Uma mentira que circula por aí é que só o prazo de validade importa, independentemente da data em que o produto foi aberto. Diferentemente do adotado no exterior, no Brasil a Anvisa determina que o prazo de validade seja apresentado no rótulo. Mas em alguns casos há o aviso "após aberto consumir em até", acompanhado da figura de um pote com tampa aberta. Isso indica que alguns produtos

IMPORTANTE

Os produtos de beleza não devem ser armazenados embaixo de pias com sifões: o local tende a concentrar umidade e há alta probabilidade de gotejamento.

precisam ser descartados após um tempo abertos, mesmo que estejam dentro do prazo de validade. Depois do período indicado, as marcas não se responsabilizam pela ineficácia dos conservantes naquela formulação cosmética.

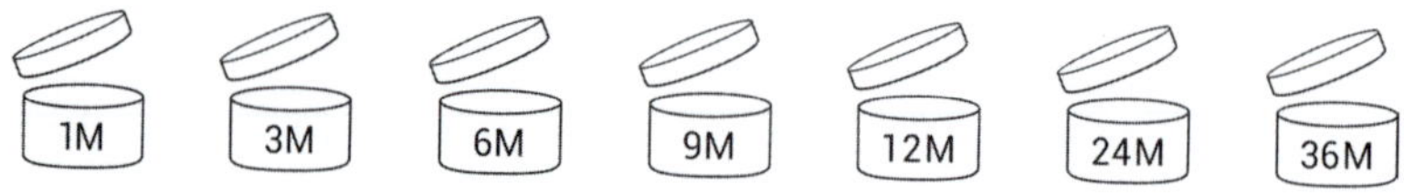

Figura 4.2
Símbolo presente em potes para indicar o período ideal de consumo.

Higiene

A apresentação pessoal é imprescindível no dia a dia de um profissional do ramo da beleza. Muitas vezes, aliás, o profissional é o próprio cartão de visitas. Por isso é indicado que estabelecimentos de beleza tenham um *dress code*, ou código de vestimenta. Essas orientações podem ser discutidas em reunião de equipe, levando em conta o bom senso, pois qualquer política de aparência deve ser aplicada de forma justa e sem discriminação. O ponto principal são os cuidados com roupas, uniformes, aventais e calçados usados, os quais devem estar limpos e alinhados. Também deve-se ter cuidado com a higiene pessoal. E vale lembrar que o uso de alguns acessórios e adornos durante o atendimento não é recomendado por causa do risco de acidentes e por facilitar a propagação de microrganismos, com consequente risco biológico.

Antes de iniciar um atendimento, sempre que retirar as luvas e ao final de cada atendimento, o profissional deve lavar as mãos com sabonete líquido, friccionando os punhos, as palmas, entre os dedos, o dorso, as pontas dos dedos e polegares. Em seguida, deve enxaguar abundantemente e secar as mãos com toalhas de papel descartáveis.

Ficha de avaliação do cliente

Uma feridinha aqui, uma vermelhidão ali, uma pintinha acolá... já sabemos que isso não é normal!

Agora que conhecemos a probabilidade de riscos biológicos, sabemos da importância de preencher a ficha de avaliação do cliente antes de iniciar o atendimento. Isso tem por intuito verificar a integridade da pele, tanto do rosto como do corpo, o couro cabeludo, mãos, pés, e, a partir disso, determinar se é possível realizar o atendimento.

Quadro 4.2
Modelo de ficha de avaliação do cliente.

FICHA DE ATENDIMENTO
Nome do cliente:
Data de nascimento:
Telefone:
E-mail:
Endereço:
Histórico de saúde:
1. Você possui alguma alergia?
[ ] Sim. Quais?
[ ] Não
2. Está usando algum medicamento?
[ ] Sim. Quais?
[ ] Não
3. Possui alguma condição de saúde? (p. ex.: diabetes, hipertensão, problemas cardíacos, etc.)
[ ] Sim. Quais?
[ ] Não
4. Já realizou algum procedimento anteriormente?
[ ] Sim. Quais?
[ ] Não
5. Tem alguma restrição ou há algum cuidado especial que devemos ter?
[ ] Sim. Quais?
[ ] Não
Objetivo do procedimento:
Assinatura do cliente:

Inclusive, em caso de adversidades, o indicado é não realizar o atendimento, para não agravar o quadro, e encaminhar a pessoa para uma avaliação médica. Em hipótese alguma o profissional deve indicar remédios, receitinhas ou tratamentos.

As fichas podem ser preenchidas manual ou digitalmente e devem conter os dados do cliente, histórico de saúde e as informações relativas ao atendimento. Esses registros devem ser armazenados por um período de 5 anos. Assim, o estabelecimento terá o histórico desse cliente. Vale reforçar que é de responsabilidade do cliente a veracidade das informações disponibilizadas ao profissional.

Alguns procedimentos só devem ser realizados após um teste cutâneo de contato, realizado numa pequena área, para avaliar possíveis sensibilizações e alergias na pele. Já o teste de mecha, realizado para os serviços de cabelo, verifica a elasticidade do fio, sua resistência, o fundo de clareamento e possíveis incompatibilidades cosméticas e resultados esperados.

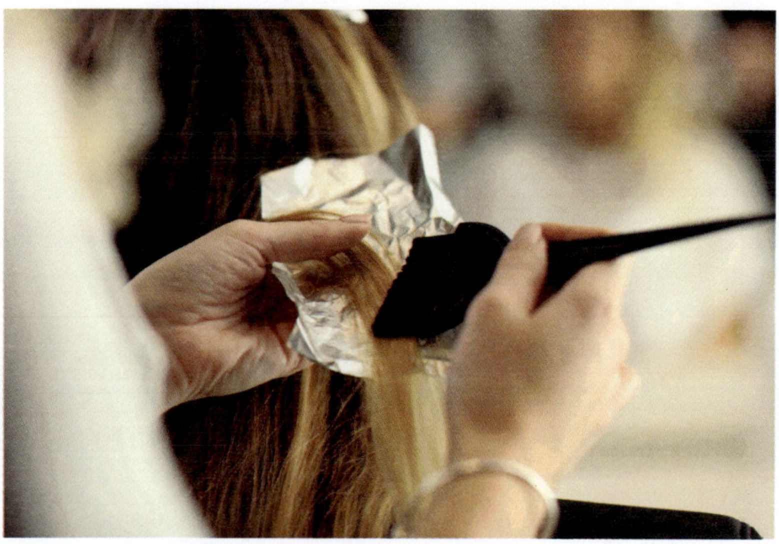

Figura 4.3
O teste de mecha capilar é feito com uma mecha da parte de trás da cabeça ou em uma área menos visível. O teste cutâneo normalmente é feito atrás da orelha ou no punho.

Vacinação

A importância e recomendação da vacinação para profissionais do setor também está prevista na NR-32, sendo uma medida preventiva que protege a saúde de todos no salão. Para cumprir com essa indicação, o profissional pode averiguar, na unidade de saúde mais próxima, o cronograma de vacinas para as doses de imunização recomendadas, entre elas, tétano, hepatite B e dupla adulto.

Para fins de registro, os estabelecimentos devem arquivar uma cópia atualizada do cartão de vacinação de cada funcionário.

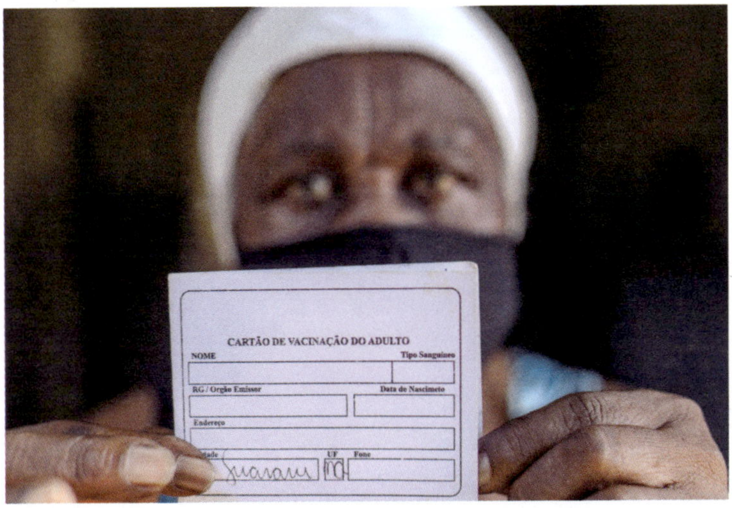

Figura 4.4
Exemplo de carteira de vacinação, atualmente em formato impresso ou digital.

ARREMATANDO AS IDEIAS

Neste capítulo, você aprendeu sobre as boas práticas para atuar no ramo da beleza. Conheceu o POP, documento que descreve as etapas a serem seguidas para garantir qualidade e consistência dos serviços; e viu como manter um controle rigoroso do estoque de produtos de beleza é fundamental para evitar faltas e excessos (o que inclui a organização dos produtos por categoria, datas de validade e a realização de inventários regulares para que todos os itens estejam disponíveis e em boas condições).

Retomando assuntos já trabalhados, aprendeu um pouco mais sobre importantes medidas para evitar riscos biológicos, por exemplo, a limpeza e desinfecção regular de todas as áreas do salão, além de práticas de higiene pessoal, como a lavagem das mãos sempre que necessário. E ficou sabendo como a ficha de avaliação do cliente é uma ferramenta importante para manter o histórico da saúde do cliente e os serviços realizados, permitindo que os profissionais ofereçam um atendimento mais adequado e seguro.

Por fim, viu que garantir que todos os funcionários estejam vacinados é uma medida preventiva importante para proteger a saúde de todos no salão, o que inclui vacinação contra doenças comuns e aquelas específicas para o setor de beleza, como a hepatite B.

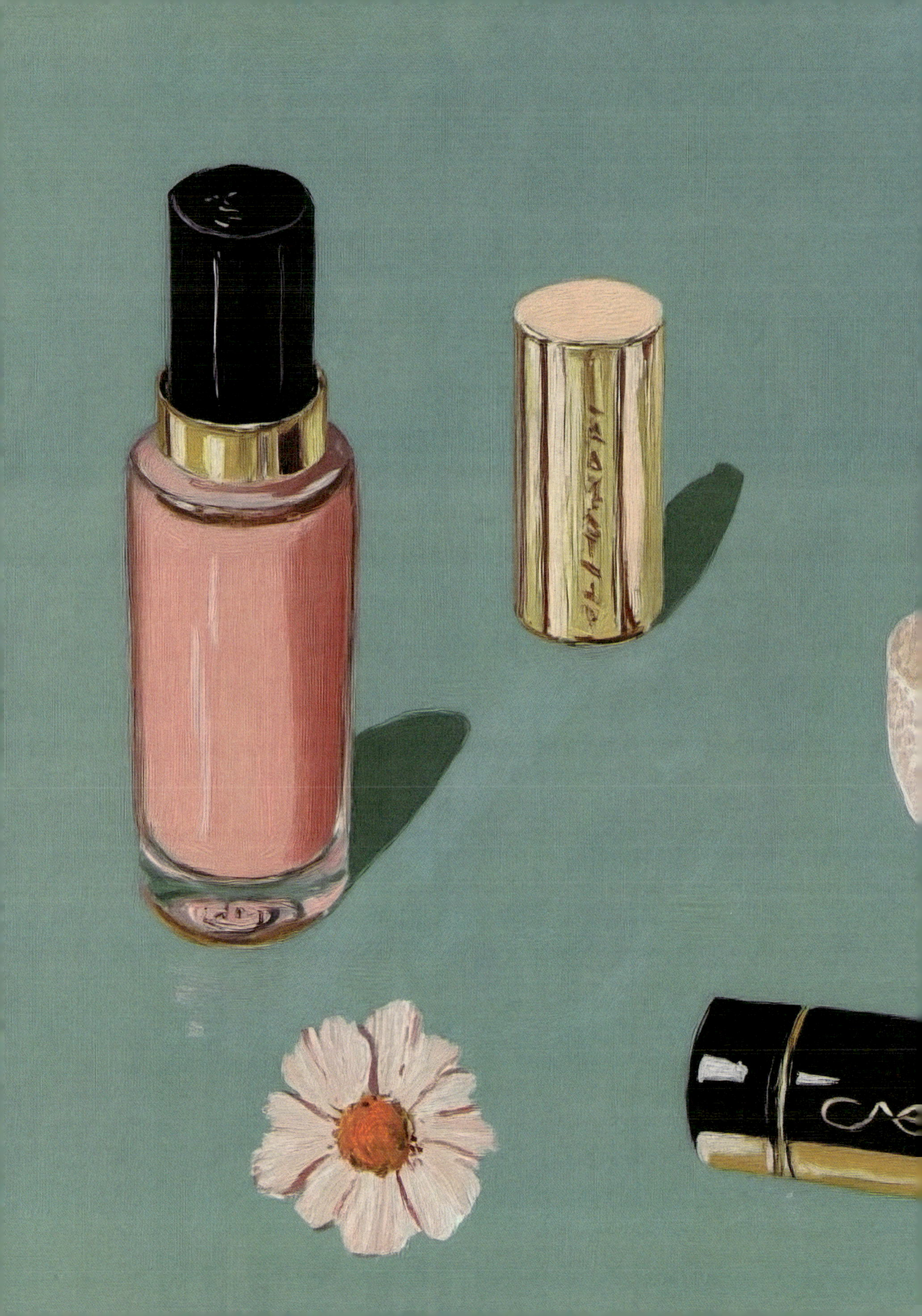

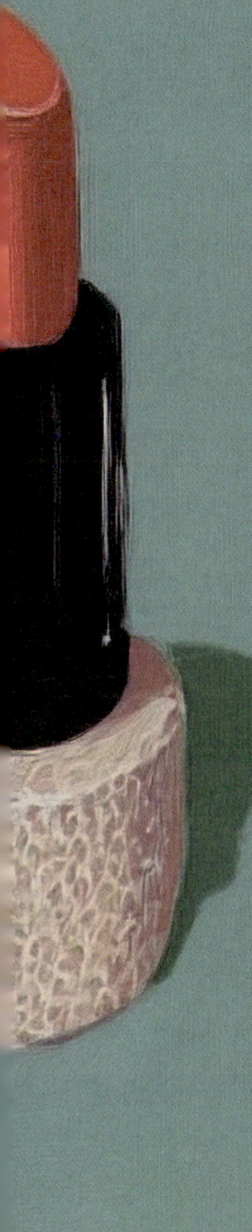

5

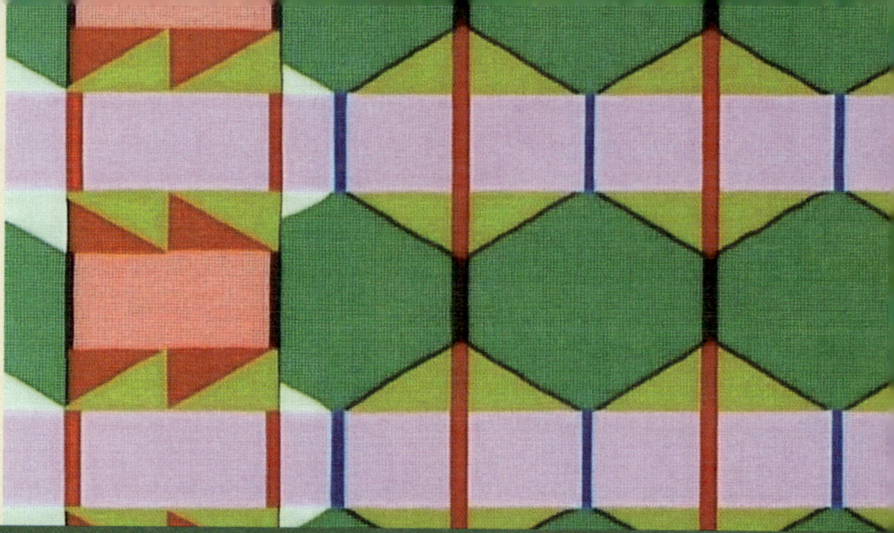

Procedimentos profissionais

Você sabe quais são os procedimentos e utensílios recomendados para cada profissional do setor?

Cabeleireiro e barbeiro

Paramentação

- Necessário: máscara descartável (quando realizar procedimento químico).
- Recomendado: luvas, avental para proteção da roupa e óculos para procedimentos químicos.

Estruturas

- Bancada, espelho, cadeira, lavatório, carrinho auxiliar, acelerador de química e tratamentos, higienizador de escovas, aquecedor de toalhas e luminárias de led.
- No início e ao final dos atendimentos, e a cada cliente, usar pano multiúso descartável úmido com água e sabão, borrifar álcool 70% ou loção desinfetante (verificar, nas instruções do produto, a recomendação de uso do fabricante para evitar danos ao material que será limpo/desinfetado).

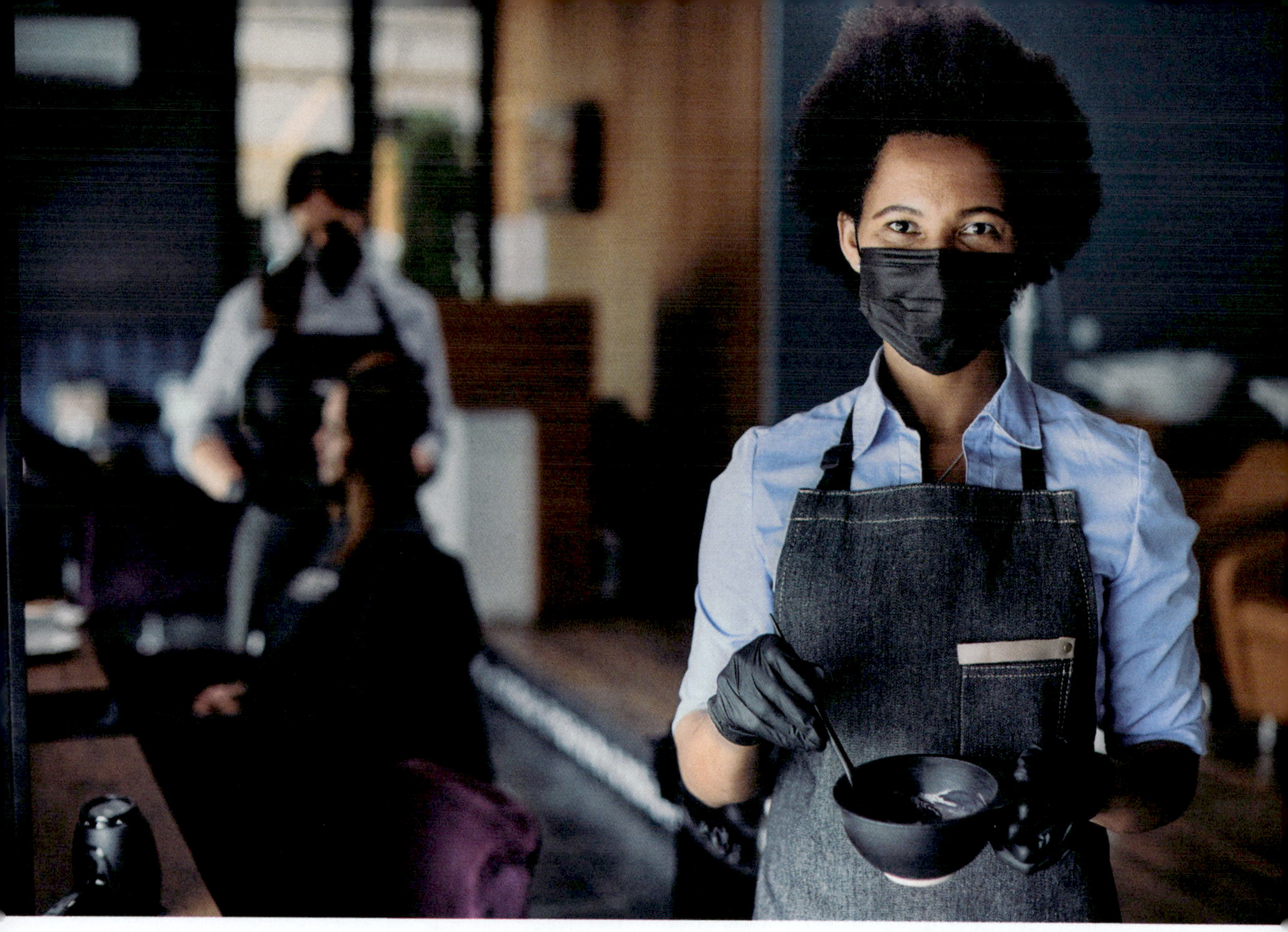

Equipamentos, materiais e instrumentos

- Procedimento para agulha de crochê, aplicadores para uso de química, aventais de proteção, borrifadores, clipes de cabelos, cumbucas e espátulas de plástico, dosadores e medidores, capas plásticas ou de tecido para proteção do cliente, pincéis para aplicação de produtos cosméticos, plaquete para luzes e reflexos, toalhas, bobes, bigodim para permanentes, touca plástica com isopor para hidratação e touca para luzes/reflexos:
  - A cada cliente, retire restos de cabelo, esvazie e lave os itens, friccionando com escova macia quando necessário. Seque com pano multiúso descartável ou papel-toalha e armazene em local apropriado.
- Secador, prancha, modelador de cabelo, máquinas de corte, de aparo e acabamento:
  - A cada cliente, retire restos de cabelo, se houver; use pano multiúso descartável úmido com água e sabão, borrife

álcool 70% ou loção desinfetante (verifique, nas instruções do produto, a recomendação de uso do fabricante para não causar danos ao material que será limpo/desinfetado). Dobre os cabos e armazene em local apropriado. As máquinas podem ser envolvidas em filme plástico ou acomodadas em caixa hermética após a limpeza e desinfecção.

   - É necessário realizar manutenção periódica nos equipamentos, como limpeza de filtros do secador e desmontagem das lâminas para lubrificação e limpeza do mecanismo interno das máquinas de corte, aparo e acabamentos.

- Escovas e pentes, espanador de cabelos, navalhete (suporte) e tesouras:
   - A cada cliente, retire restos de cabelo e lave os itens com escova macia. Desinfete os itens com álcool 70% friccionando cautelosamente com algodão, pano multiúso descartável ou papel-toalha. Pode-se realizar desinfecção por imersão, mas nesse caso, lembre-se de verificar as instruções do produto e a recomendação de uso do fabricante para não causar danos ao material que será desinfetado; em seguida, enxágue e seque com pano multiúso descartável ou papel-toalha.
   - As escovas e pentes podem ser envolvidas em filme plástico ou acomodadas em caixa hermética após a limpeza e desinfecção. Tesouras e navalhetes devem ser colocados em case/estojo limpo e apropriado para esses itens.

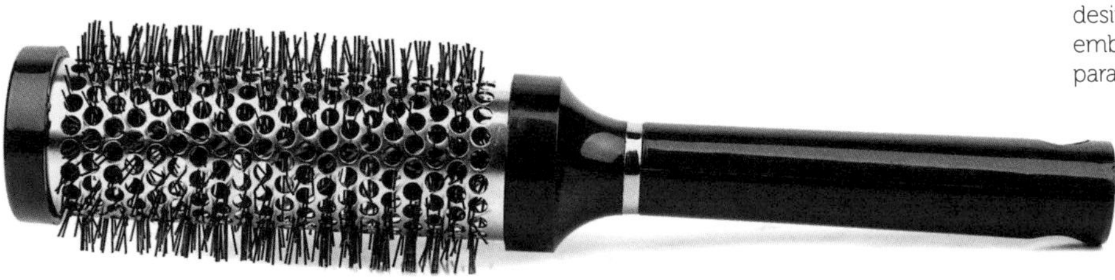

Figura 5.1
Escovas após limpeza e desinfecção devem ser secas e embaladas com filme plástico para o armazenamento.

- Navalha de barbear:
  - A cada cliente, com bastante cautela, retire os cabelos e lave com escova macia. Remova a lâmina antes de iniciar o processo de limpeza. Desinfete com álcool 70% friccionando com algodão, pano multiúso descartável ou papel-toalha. Pode-se realizar desinfecção por imersão mas, para isso, verifique as instruções do produto e a recomendação de uso do fabricante para não causar danos ao material que será desinfetado. Em seguida, enxágue e seque com pano multiúso descartável ou papel-toalha. Embale em papel grau cirúrgico e bote para esterilizar. Aguarde o ciclo da autoclave, anote as informações da data de esterilização e armazene a navalha para uso em até 7 dias. Pode ser acomodada em caixa hermética.
- Lâminas para navalha e navalhetes:
  - Devem ser descartadas em embalagem de papelão para itens perfurocortantes.
- Luvas, máscara descartável, algodão e hastes flexíveis, toalhas descartáveis, capas descartáveis para proteção do cliente, papéis de mecha e permanente, touca plástica para tratamentos e química:
  - Devem ser descartados a cada uso. Não podem ser reaproveitados.
- Avental para uso do profissional:
  - Deve ser lavado diariamente. Use apenas no ambiente de trabalho.

Produtos

- Xampu, condicionador, finalizadores (cremes, leave-in, sprays, mousse, pomadas de fixação, géis/geleias, reparador de pontas), colorações e descolorantes, água oxigenada e emulsões reveladoras, alisantes, tratamentos, loções, protetor de pele e couro cabeludo. Tudo que tiver bico dosador e puder ser depositado nas mãos, borrifado nos cabelos ou porcionado em cumbuca:

- Para produtos em potes com tampa, recomenda-se o porcionamento para uso. Nesse caso, retire a quantidade a ser utilizada usando espátula ou medidor e coloque em uma cumbuca. Caso sobre produto, descarte. Em hipótese alguma devolva à embalagem.
- Também se orienta verificar o registro do fabricante junto à Anvisa e manter o produto bem lacrado e com o prazo de validade visível. Não se esqueça de perguntar para cada cliente se tem alergia aos produtos que serão utilizados e registre a resposta na ficha de avaliação. Também realize teste cutâneo sempre que recomendado, conforme orientação do fabricante.
- Caso haja a necessidade de fracionamento ou transferência de produtos para embalagem diferente da original, reforçamos a importância dos cuidados de manipulação pelo profissional: em ambiente limpo, com as mãos higienizadas e sem reutilizar embalagens. A embalagem, limpa e seca, deverá ser devidamente identificada, de forma legível, por etiqueta em que conste nome do produto, composição química, concentração (se houver), data do envase e lote, data

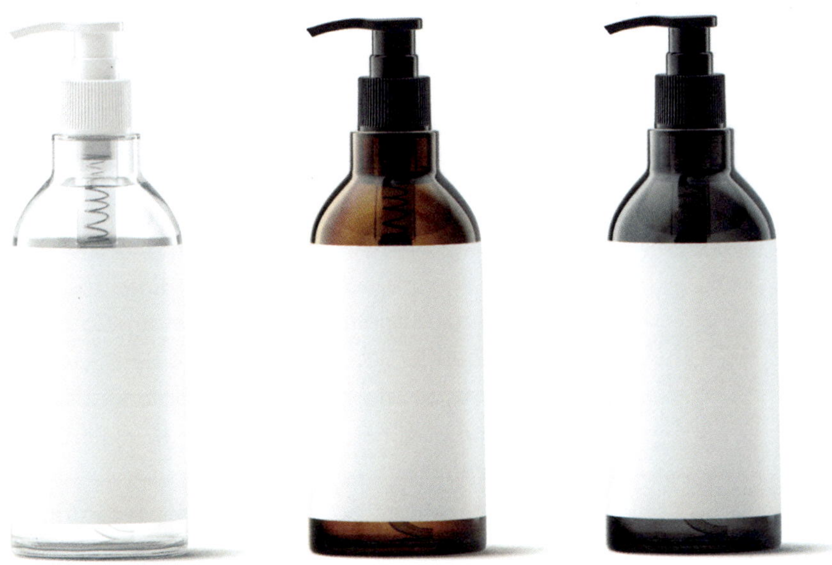

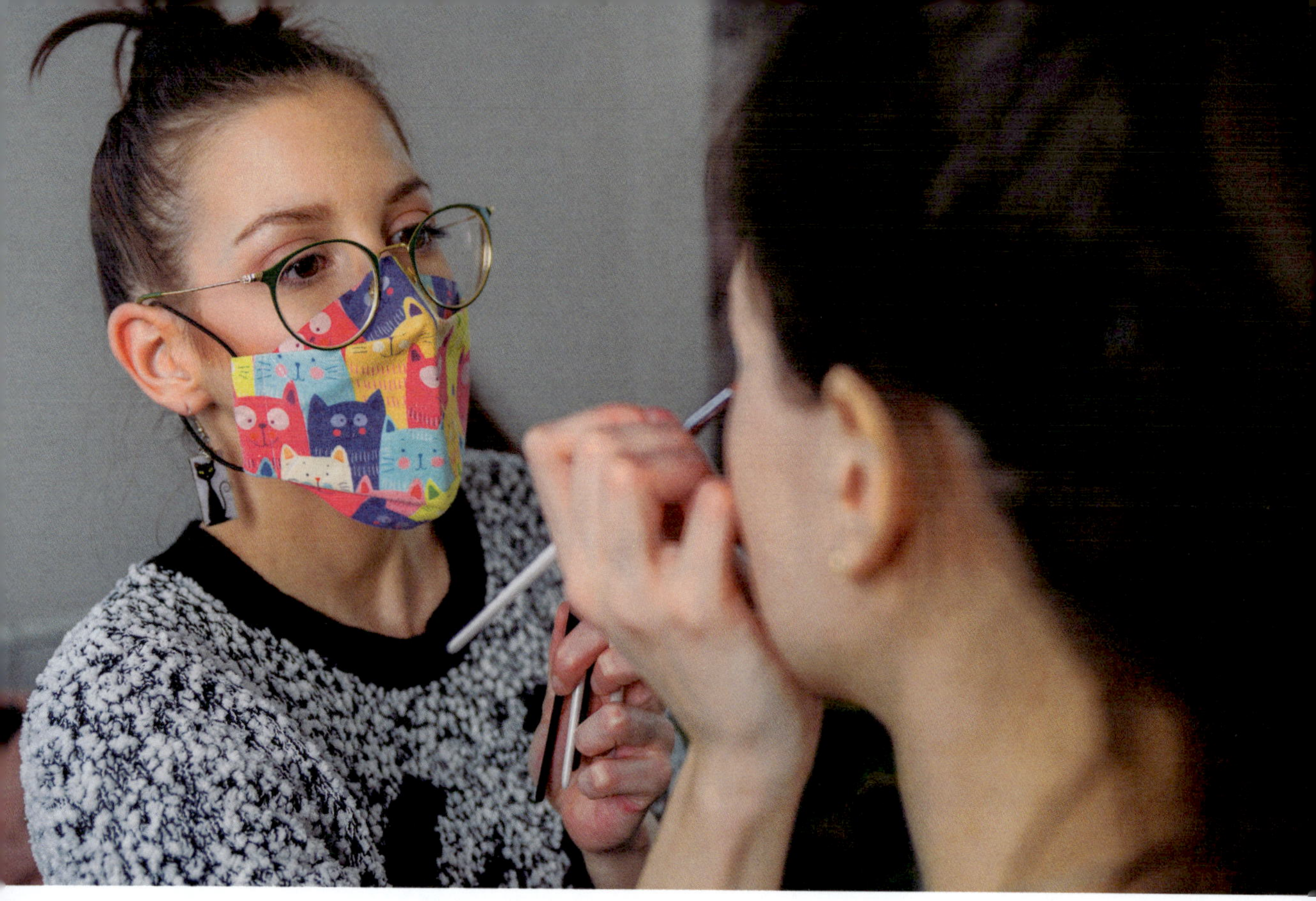

Maquiador

Paramentação

- Necessário: máscara descartável.
- Recomendado: touca (com cabelos presos), luvas e jaleco.

Estruturas

- Bancada, espelho, cadeiras, carrinho auxiliar:
  - No início e ao final dos atendimentos, e a cada cliente, use pano multiúso descartável úmido com água e sabão ou borrife álcool 70% ou loção desinfetante (verifique, nas instruções do produto, a recomendação de uso do fabricante para não causar danos ao material que será limpo/desinfetado).
  - Semanalmente, limpe e organize o carrinho expositor.

Equipamentos, materiais e instrumentos

- Luminárias de led:
  - A cada cliente, limpe usando pano multiúso descartável úmido com água e sabão ou borrife álcool 70% ou loção desinfetante (para não causar danos ao material que será limpo/desinfetado, verifique nas instruções do produto a recomendação de uso do fabricante).
- Apontador de lápis cosmético, escova de sobrancelhas, pincéis de maquiagem, curvex:
  - A cada cliente, realize a lavagem dos itens, utilizando escova macia se necessário. Desinfete os itens com álcool 70% friccionando cautelosamente com algodão, pano multiúso descartável ou papel-toalha. Pode-se realizar desinfecção por imersão (lembre-se de verificar nas instruções do produto a recomendação de uso do fabricante para não causar danos ao material que será desinfetado). Nesse caso, enxágue e seque com pano multiúso descartável ou papel-toalha. Em seguida, acomode os itens em caixa hermética e armazene em local limpo e apropriado.
  - Quando o uso for no mesmo cliente, pode-se aplicar líquido higienizador de pincéis para remover excesso de produto nas cerdas, mas não para desinfecção. Para uso em outro cliente, os pincéis precisam necessariamente passar por limpeza e desinfecção.
  - É importante que o maquiador tenha uma quantidade de kits de pincéis condizente com o número de atendimentos de sua agenda.

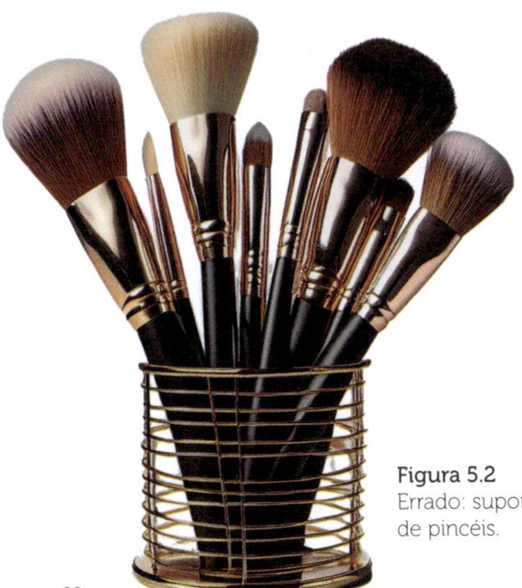

Figura 5.2
Errado: suporte aberto de pincéis.

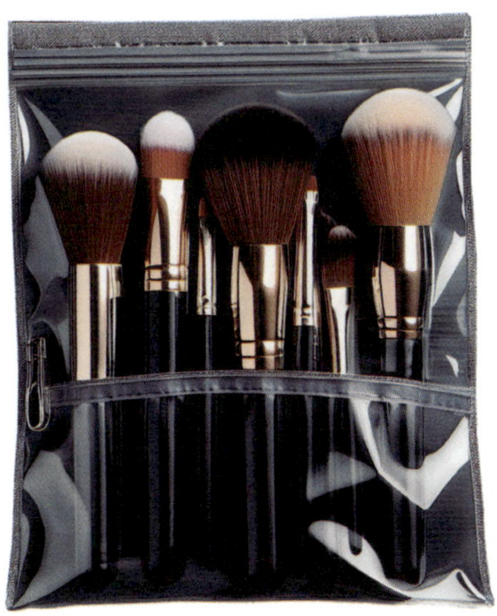

Figura 5.3
Certo: estojo individualizado e fechado.

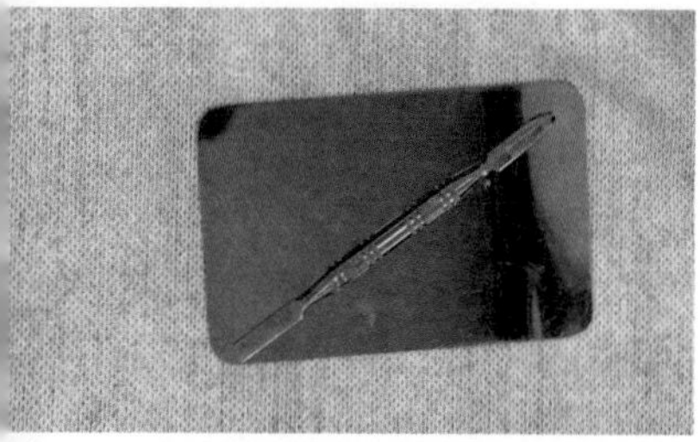

Figura 5.4
Modelo de plaqueta e espátula para o fracionamento de produtos em creme e em gel.

- Plaqueta e espátula de inox, cubeta:
  - A cada cliente, aplique líquido higienizador de pincel e papel-toalha para remover o produto incrustado. Depois, lave os itens, friccionando com escova macia se necessário. Como alternativa, realize a desinfecção por fricção com álcool 70%. Seque com pano multiúso descartável ou papel-toalha e armazene em local apropriado.
- Tesourinhas e pinças de inox:
  - A cada cliente, acomode com cuidado em cuba plástica para imersão em detergente enzimático e realize lavagem mecânica ou manual friccionando com escova macia para desincrustar. Enxágue e seque os itens com pano multiúso descartável ou papel-toalha. Embale em papel grau cirúrgico e esterilize. Aguarde o ciclo da autoclave, anote as informações da data de esterilização e armazene para uso por um período de até 7 dias. Guarde os envelopes em caixa hermética.
  - Ao usar a tesourinha somente para aparo de cílios postiços, pode-se realizar apenas limpeza e desinfecção do item.
- Máscara descartável, toucas, algodões, hastes flexíveis, escovinha descartável para máscara de cílios, aplicador descartável de batom/gloss, toalha descartável, esponjas de veludo, látex ou espuma, fita micropore, lenço de papel:
  - Não podem ser reaproveitados, devendo ser descartados a cada uso.
- Pinça descartável:
  - Deve ser descartada em embalagem de papelão para itens perfurocortantes.
- Jaleco de tecido:
  - Deve ser lavado diariamente. Use apenas no ambiente de trabalho.

Produtos

- Loções de limpeza, tonificação e hidratação facial, base ou corretivos (líquido ou em bastão), batom e gloss, blush e pós-faciais, iluminador em pó ou líquido, delineador em gel, lápis para olhos, lábios ou sobrancelhas, sombras em pó ou líquidas, cola de cílios, glitter e pigmentos, spray fixador de maquiagem, fixador de glitter, líquido higienizador de pincéis:
  - Abrange tudo que tiver bico dosador e puder ser depositado nas mãos, borrifado na pele do cliente ou porcionado em plaqueta de inox, acrílico ou em cubeta. Alguns produtos podem ser aplicados em algodão antes do uso.
  - Para produtos em potes com tampa, recomenda-se o porcionamento para o uso. Para tanto, retire com uma espátula a quantidade a ser utilizada e coloque em plaqueta de inox ou acrílico, ou em uma cubeta. Em caso de sobra de produto, descarte. Em hipótese alguma devolva à embalagem.
  - Ao usar lápis, a cada uso aponte, borrife álcool 70% e armazene. O apontador deve ser limpo e desinfetado a cada uso.
  - Para aplicar máscara de cílios, utilize escovinha descartável para máscara de cílios. O aplicador descartável não deve retornar ao frasco após tocar o cliente. Caso precise de mais produto, utilize um novo aplicador.
  - Produtos em creme e em gel devem ser porcionados na plaqueta. Os líquidos, aplicados em algodão ou cumbuca. Produtos em pó solto devem ser porcionados em cubeta. Se forem em pó compactado, use lenço de papel para porcionar, friccionando delicadamente, ou raspe na plaqueta.
  - Também orienta-se a verificação do registro do fabricante junto à Anvisa. Mantenha o produto bem lacrado, o prazo de validade visível e não se esqueça de perguntar para cada cliente se tem alergia aos produtos que serão utilizados e registrar a resposta na ficha de avaliação. Sempre que recomendado, realize teste cutâneo conforme orientação do fabricante.

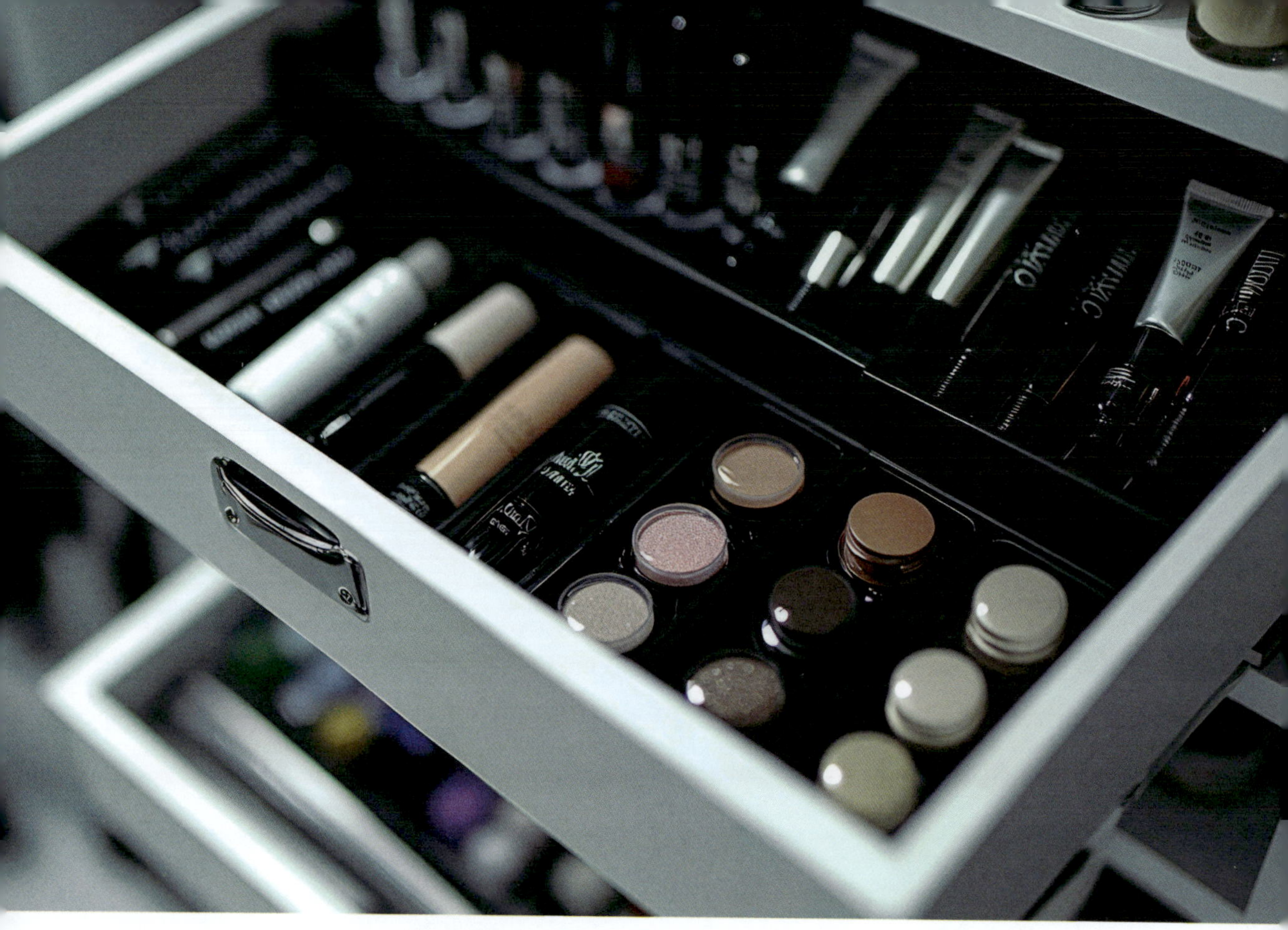

Figura 5.5
Dica de organização em gaveta: com o uso de separadores, acomode os itens por tipo/função.

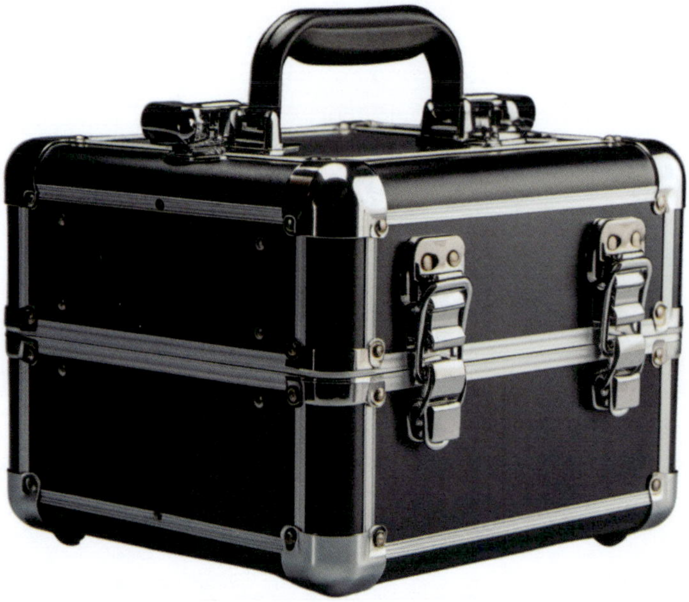

Figura 5.6
Dica de maleta de maquiagem para organização dos produtos e materiais. Para uma boa apresentação ao cliente, é importante limpar maleta e frascos com regularidade.

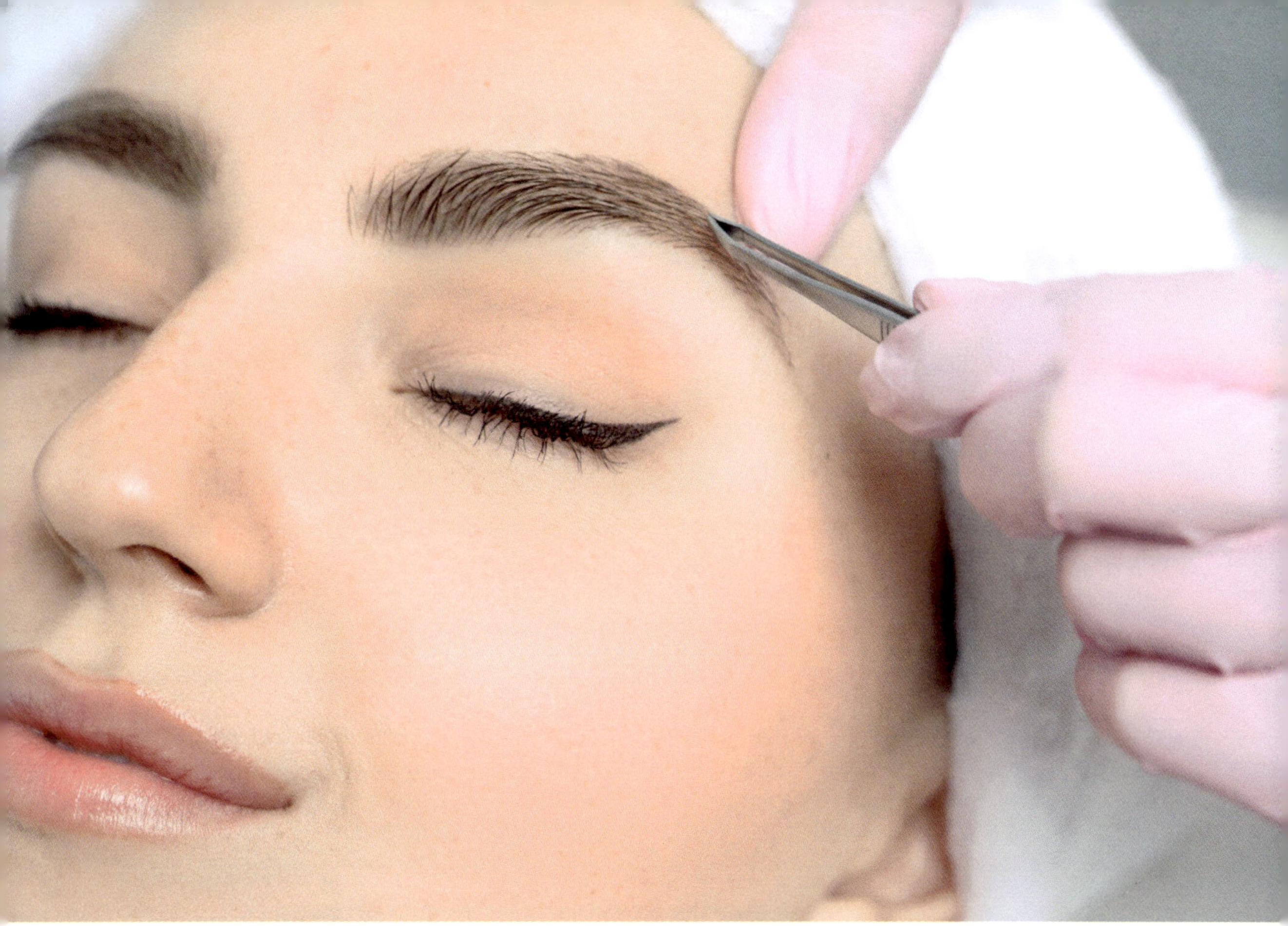

Designer de sobrancelhas e designer de cílios

Paramentação

- Necessário: máscara descartável e luvas.
- Recomendado: touca (com os cabelos presos) e jaleco. Óculos de proteção durante a realização de alongamento de cílios.

Estruturas

- Bancada ou carrinho auxiliar, cadeira ou maca:
  - No início e ao final dos atendimentos, e a cada cliente, utilize pano multiúso descartável úmido com água e sabão ou borrife álcool 70% ou loção desinfetante (verifique nas instruções do produto qual é a recomendação de uso

do fabricante para não causar danos ao material que será limpo/desinfetado).

» Semanalmente, limpe e organize o carrinho auxiliar.

Equipamentos, materiais e instrumentos

◉ Luminária ou lupa para estética ou lupa de cabeça:

» A cada cliente, limpe usando pano multiúso descartável úmido com água e sabão ou borrife álcool 70% ou loção desinfetante (verifique, nas instruções do produto, a recomendação de uso do fabricante para não causar danos ao material que será limpo/desinfetado).

◉ Soprador ou ventilador portátil, hidrômetro:

» A cada cliente, limpe usando pano multiúso descartável úmido com água e sabão. Realize manutenção periódica nos equipamentos.

◉ Paquímetro, pipeta/conta-gotas, cumbuca:

» A cada cliente, lave os itens, friccionando com escova macia quando necessário. Seque com pano multiúso descartável ou papel-toalha. Acomode os itens em caixa hermética e armazene em local limpo e apropriado.

◉ Apontador de lápis cosmético, escova de sobrancelhas, pincéis, cumbucas, dappen de vidro, pedra para cola de cílios:

» A cada cliente, lave os itens, friccionando com escova macia se necessário. Desinfete com álcool 70% friccionando cautelosamente com algodão, pano multiúso descartável ou papel-toalha. Pode-se realizar desinfecção por imersão, mas lembre-se de primeiro verificar as instruções do produto e a recomendação de uso do fabricante para não causar danos ao material que será desinfetado. Nesse caso, depois enxágue e seque com pano multiúso descartável ou papel-toalha. Acomode os itens em caixa hermética e armazene em local limpo e apropriado.

- Tesourinhas e pinças de inox:
  - A cada cliente, cautelosamente, acomode em cuba plástica para imersão em detergente enzimático. Realize lavagem mecânica ou manual friccionando com escova macia para desincruste. Enxágue e seque os itens com pano multiúso descartável ou papel-toalha. Embale em papel grau cirúrgico e esterilize. Em seguida, aguarde o ciclo da autoclave, anote as informações da data de esterilização e armazene para uso em até 7 dias. Guarde os envelopes em caixa hermética.
- Luvas, máscara descartável, toucas, microbrush, algodões, gaze, palitos de madeira, hastes flexíveis, aventais de TNT, pincéis descartáveis, escovinhas descartáveis para sobrancelhas, linha para depilação, toalha descartável, fita micropore:
  - Devem ser descartados a cada uso. Não podem ser reaproveitados.
- Pinça descartável:
  - Deve ser descartada em embalagem de papelão para itens perfurocortantes.
- Jaleco de tecido:
  - Deve ser lavado diariamente. Use apenas no ambiente de trabalho.

IMPORTANTE

No serviço de alongamento de cílios, jamais utilize algodão ou hastes flexíveis com ponta de algodão. Em contato com a cola, o algodão provoca uma reação química que pode ocasionar queimaduras.

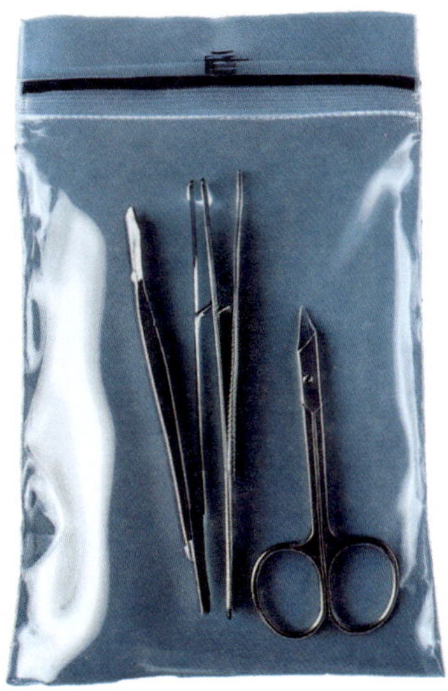

Figura 5.7
Dica: kit de tesourinha e pinças para atendimento de sobrancelhas ou cílios.

Produtos

- Loções de limpeza facial, hena, lápis dermatográfico, lápis para sobrancelhas, máscara de cílios incolor, pomada para fixação das sobrancelhas, removedor de hena, cola para alongamento de cílios, selante, removedor de cola, kit de coloração e permanente de cílios:
  - Abrange tudo que tiver bico dosador e puder ser depositado nas mãos, borrifado na pele do cliente ou porcionado em dappen de vidro, pedra ou cumbuca. Alguns produtos podem ser depositados em algodão.
  - Para produtos em potes com tampa, recomenda-se o porcionamento para uso no dappen, pedra ou cumbuca, retirando a quantidade a ser utilizada com uma espátula. Em caso de sobra de produto, descarte. Em hipótese alguma devolva na embalagem.
  - Ao utilizar lápis, a cada uso aponte, borrife álcool 70% e armazene. O apontador deve ser limpo e desinfetado a cada uso.
  - Para aplicação de máscara de cílios incolor, use escovinha descartável para sobrancelhas.
  - Também orienta-se que o registro do fabricante seja verificado junto à Anvisa. Mantenha o produto bem lacrado, com o prazo de validade visível e não se esqueça de perguntar para cada cliente se tem alergia aos produtos que serão utilizados e registrar a resposta na ficha de avaliação. Sempre que recomendado, realize teste cutâneo conforme orientação do fabricante.

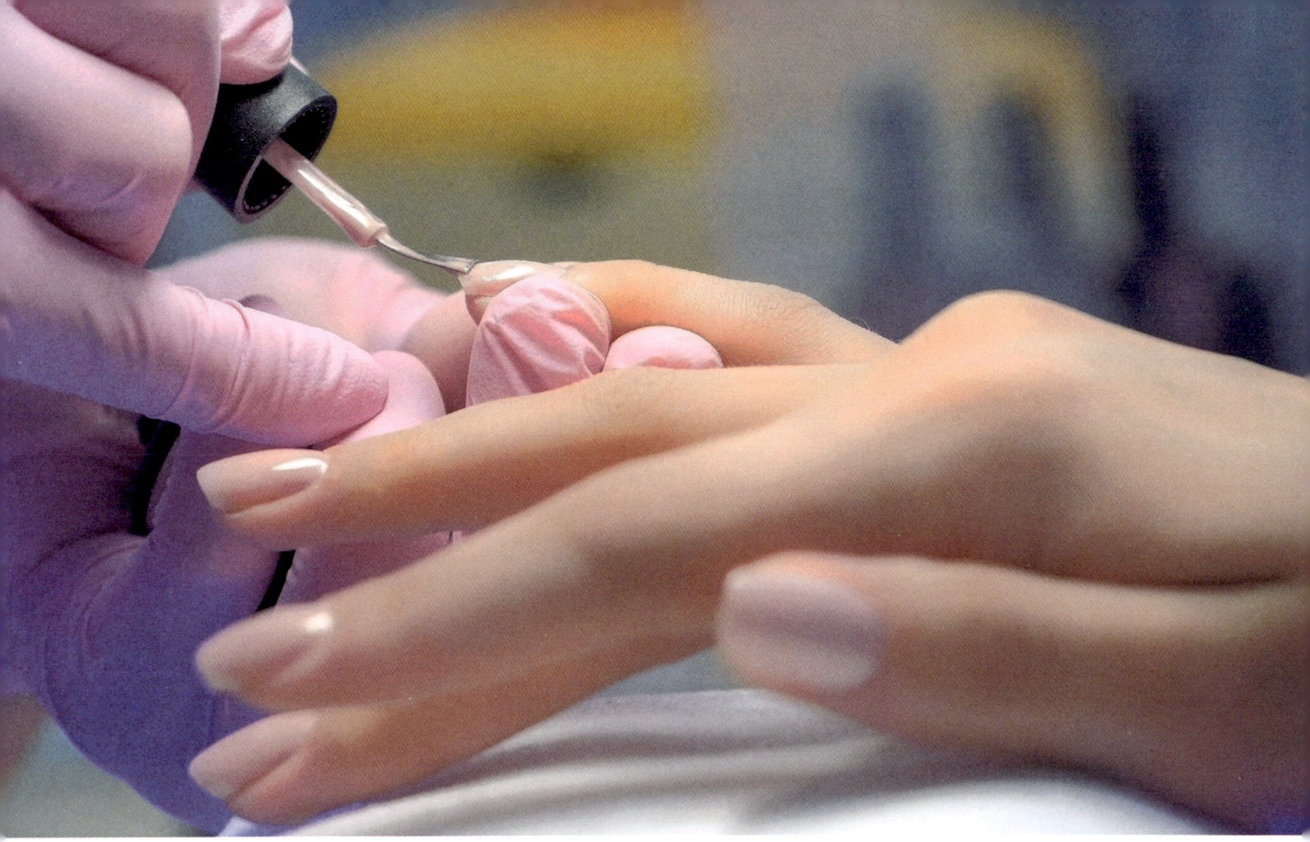

Manicure/Pedicure

Paramentação

- Necessário: máscara descartável, luvas e touca (com os cabelos presos).
- Recomendado: jaleco e óculos de proteção.

Estruturas

- Mesa ou bancada, cadeiras ou carrinho auxiliar:
    - No início e ao final dos atendimentos, e após cada cliente, use pano multiúso descartável úmido com água e sabão ou borrife álcool 70% ou loção desinfetante (verifique, nas instruções do produto, a recomendação de uso do fabricante para não causar danos ao material que será limpo/desinfetado).
    - Semanalmente, limpe e organize o carrinho expositor de esmaltes.

Equipamentos, materiais e instrumentos

- Micromotor, cabines de LED, luminárias:
  - » A cada cliente, retire sujidades e poeiras, usando pano multiúso descartável úmido com água e sabão. Borrife álcool 70% ou loção desinfetante (verifique, nas instruções do produto, a recomendação de uso do fabricante, para não causar danos ao material que será limpo/desinfetado). Realize manutenção periódica nos equipamentos.

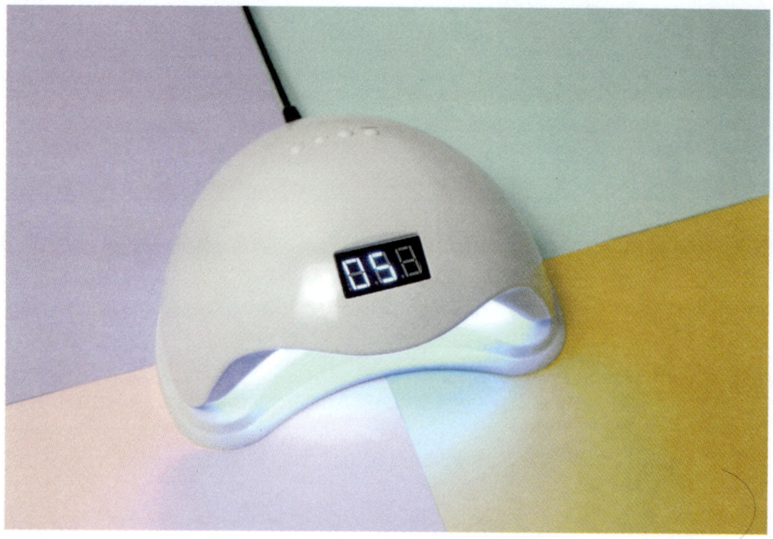

Figura 5.8
Modelo de cabine de led utilizado em alongamentos e esmaltação em gel.

  - » Se o estabelecimento dispuser de bacias de plástico para os pés, lavar o item a cada cliente e sempre usar protetor em cada uso.
- Borrifador, cubetas plásticas ou de silicone, espátula plástica ou de silicone, óculos de proteção, pincel de decoração, porta-removedor, potes plásticos para armazenar itens descartáveis, tesoura (para recorte de moldes e adesivos decorativos):
  - » A cada cliente, lave os itens e friccione com escova macia quando necessário. Seque com pano multiúso descartável ou papel-toalha e armazene em local apropriado.

- Cabo para lixa, dappen de vidro:
  - A cada cliente, realize a lavagem dos itens. Use removedor se houver produto incrustado e utilize escova macia se necessário. Desinfete os itens com álcool 70% friccionando cautelosamente com algodão, pano multiúso descartável ou papel-toalha. Pode-se realizar desinfecção por imersão, mas nesse caso, verifique primeiro nas instruções do produto qual é a recomendação de uso do fabricante para não causar danos ao material que será desinfetado. Após, enxágue e seque com pano multiúso descartável ou papel-toalha. Acomode os itens em caixa hermética e armazene em local limpo e apropriado.
- Alicates de inox para cutícula e corte, espátula tipo cureta e palito/bastão de inox:
  - A cada cliente, cautelosamente acomode o item em cuba plástica para imersão em detergente enzimático. Realize lavagem mecânica ou manual friccionando com escova macia para desincruste. Enxágue e seque os itens com pano multiúso descartável ou papel-toalha. Embale em papel grau cirúrgico e esterilize. Aguarde o ciclo da autoclave, anote as informações da data de esterilização e armazene para uso em até 7 dias. Guarde os envelopes em caixa hermética.
  - A Vigilância Sanitária recomenda que cada profissional possua no mínimo 6 kits de atendimento. Dessa maneira, terá tempo hábil para aguardar o processamento e esterilização dos itens antes de um novo uso.
- Alicates de inox para cutícula e corte, espátula tipo cureta e palito/bastão de inox *sem condições de uso*:
  - Devem ser descartados em embalagem de papelão para itens perfurocortantes.
- Luvas, máscara descartável, toucas, algodões, palitos e espátulas de madeira, lixas para unhas e refil de lixa de pés, adesivos, toalhas descartáveis, aventais de TNT, pincéis descartáveis, protetor de bacia:
  - Não podem ser reaproveitados, devendo ser descartados a cada uso.

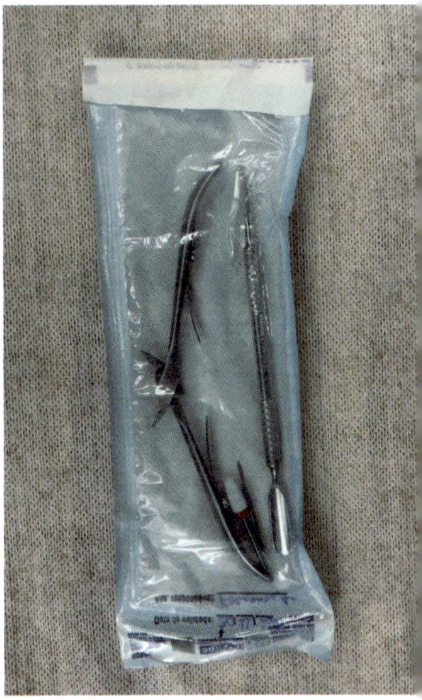

Figura 5.9
Forma correta de embalar a espátula e o alicate (aberto) para esterilização.

- Jaleco de tecido:
    - Deve ser lavado diariamente. Use apenas no ambiente de trabalho.

Produtos

- Loção antisséptica, esmaltes, óleo secante, cola para unha postiça, removedor de esmaltes, spray finalizador, esfoliante, hidratante, emoliente de cutículas:
    - Abrange tudo que tiver bico dosador e puder ser depositado ou borrifado nas mãos ou fracionado em cumbuca.
    - Para produtos em potes com tampa, recomenda-se o fracionamento para uso. Nesse caso, retire a quantidade a ser utilizada com espátula, colocando numa cumbuca ou dappen de vidro (no caso dos esmaltes). Caso sobre produto, descarte. Em hipótese alguma devolva para a embalagem.
    - Também orienta-se que o registro do fabricante seja verificado junto à Anvisa. Mantenha o produto bem lacrado, com o prazo de validade visível e não se esqueça de perguntar para cada cliente se tem alergia aos produtos que serão utilizados, registrando a resposta na ficha de avaliação. Sempre que recomendado, realize teste cutâneo conforme orientação do fabricante.

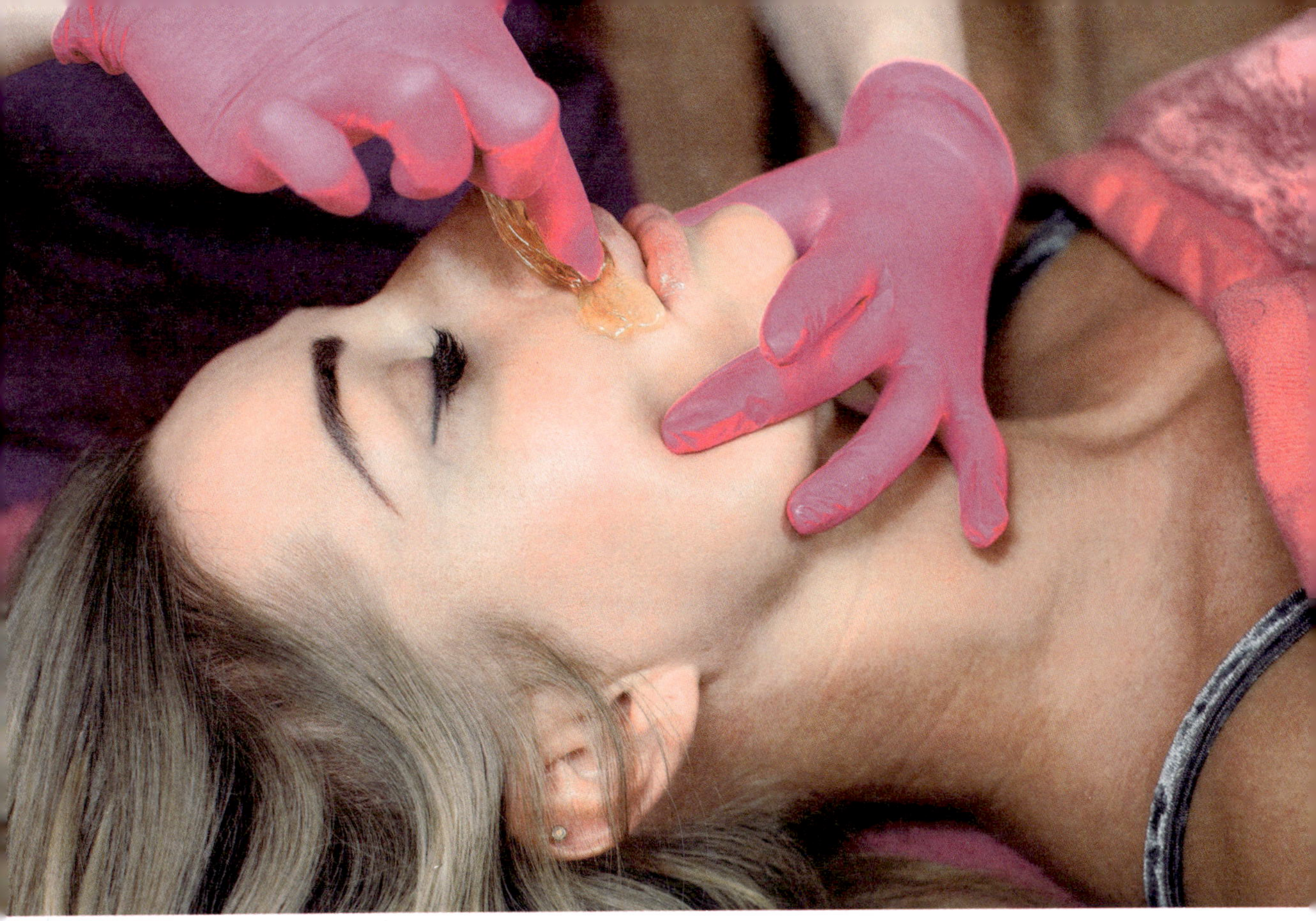

Depilador

Paramentação

- Necessário: máscara descartável, luvas, touca (com cabelos presos) e jaleco.

Estruturas

- Maca, carrinho auxiliar:
  - No início e ao final dos atendimentos, e a cada cliente, use pano multiúso descartável úmido com água e sabão ou borrife álcool 70% ou loção desinfetante (lembre-se de verificar nas instruções do produto a recomendação de uso do fabricante para não causar danos ao material que será limpo/desinfetado).
  - Semanalmente, limpe e organize o carrinho auxiliar.

Equipamentos, materiais e instrumentos

- Termocera, aquecedor roll-on, lupa/luminária:
  - A cada cliente, retire as sujidades com removedor. Em seguida, limpe usando pano multiúso descartável úmido com água e sabão ou borrife álcool 70% ou loção desinfetante (lembre-se de verificar nas instruções do produto a recomendação de uso do fabricante para não causar danos ao material que será limpo/desinfetado). Realize manutenção periódica nos equipamentos.
  - Para reduzir o incruste da termocera, forre com papel-celofane para proteger e mantê-la limpa. O celofane pode servir de embalagem para armazenar o restante da cera após o resfriamento. Para isso, lacre com fita e identifique o porcionamento do produto com a data de validade, o lote do produto e o nome da marca. Porcione por cliente, para evitar contaminação.
- Apontador de lápis cosmético, escova de sobrancelhas, pincéis, cumbucas:
  - A cada cliente, lave os itens, com auxílio de escova macia se necessário. Desinfete os itens com álcool 70% friccionando cautelosamente com algodão, pano multiúso descartável ou papel-toalha. Pode-se realizar desinfecção por imersão, mas primeiro verifique, nas instruções do produto, a recomendação de uso do fabricante para não causar danos ao material que será desinfetado. Depois, enxágue e seque com pano multiúso descartável ou papel-toalha.
  - Acomode os itens em estojo fechado ou caixa hermética, armazenando em local limpo e apropriado.
- Tesourinhas e pinças de inox:
  - A cada cliente, cautelosamente, acomode em cuba plástica para imersão em detergente enzimático. Realize lavagem mecânica ou manual friccionando com escova macia para desincruste. Enxágue e seque os itens com pano multiúso descartável ou papel-toalha. Embale em papel grau cirúrgico e esterilize. Aguarde o ciclo da autoclave e anote as informações da data de esterilização, armazenando para uso em até 7 dias. Guarde os envelopes em caixa hermética.

- Luvas, máscara descartável, toucas, algodões, palitos de madeira, aventais de TNT, pincéis descartáveis, escovinhas descartáveis para sobrancelhas, moldes de depilação, lençóis descartáveis, papel para maca, linha para depilação, papéis para cera:
  - Não podem ser reaproveitados, devendo ser descartados a cada uso.
- Pinça descartável:
  - Deve ser descartada em embalagem de papelão para itens perfurocortantes.
- Jaleco de tecido:
  - Deve ser lavado diariamente. Use apenas no ambiente de trabalho.

Produtos

- Loção antisséptica, loções pré e pós depilatórias, kits de coloração e descoloração de pelos, removedor de cera, cera em barra (uso aquecido), cera fria:
  - Abrange tudo que tiver bico dosador e puder ser depositado nas mãos, borrifado na pele do cliente ou porcionado em cumbuca.
  - Para produtos em potes com tampa, recomenda-se o porcionamento para uso. Para tanto, retire a quantidade a ser utilizada com uma espátula, papel ou colocando em uma cumbuca. Em caso de sobra de produto, descarte. Em hipótese alguma devolva à embalagem.
  - Ao usar cera quente, utilize um palito a cada aplicação e descarte-o. Não use o mesmo palito para pegar mais cera. Refil de roll-on deve ser descartado após o uso em cada cliente. A cera utilizada diretamente na pele ou no papel deve ser descartada. Devido ao risco de contaminação, não deve ser reutilizada.
  - Ao utilizar lápis para sobrancelhas, a cada uso aponte, borrife álcool e armazene. O apontador deve ser limpo e desinfetado a cada utilização.

ARREMATANDO AS IDEIAS

Neste capítulo, você aprendeu sobre as estruturas exigidas para cada setor de um salão de beleza e viu como diversos equipamentos, materiais, produtos e instrumentos presentes na rotina do profissional devem ser manuseados, limpos e desinfetados conforme as recomendações de biossegurança.

- Também orienta-se verificar o registro do produto na Anvisa e mantê-lo bem lacrado, com o prazo de validade visível. Não se esqueça de perguntar para cada cliente se tem alergia aos produtos que serão utilizados, registrando a resposta na ficha de avaliação. Sempre que recomendado, realize teste cutâneo conforme orientação do fabricante.

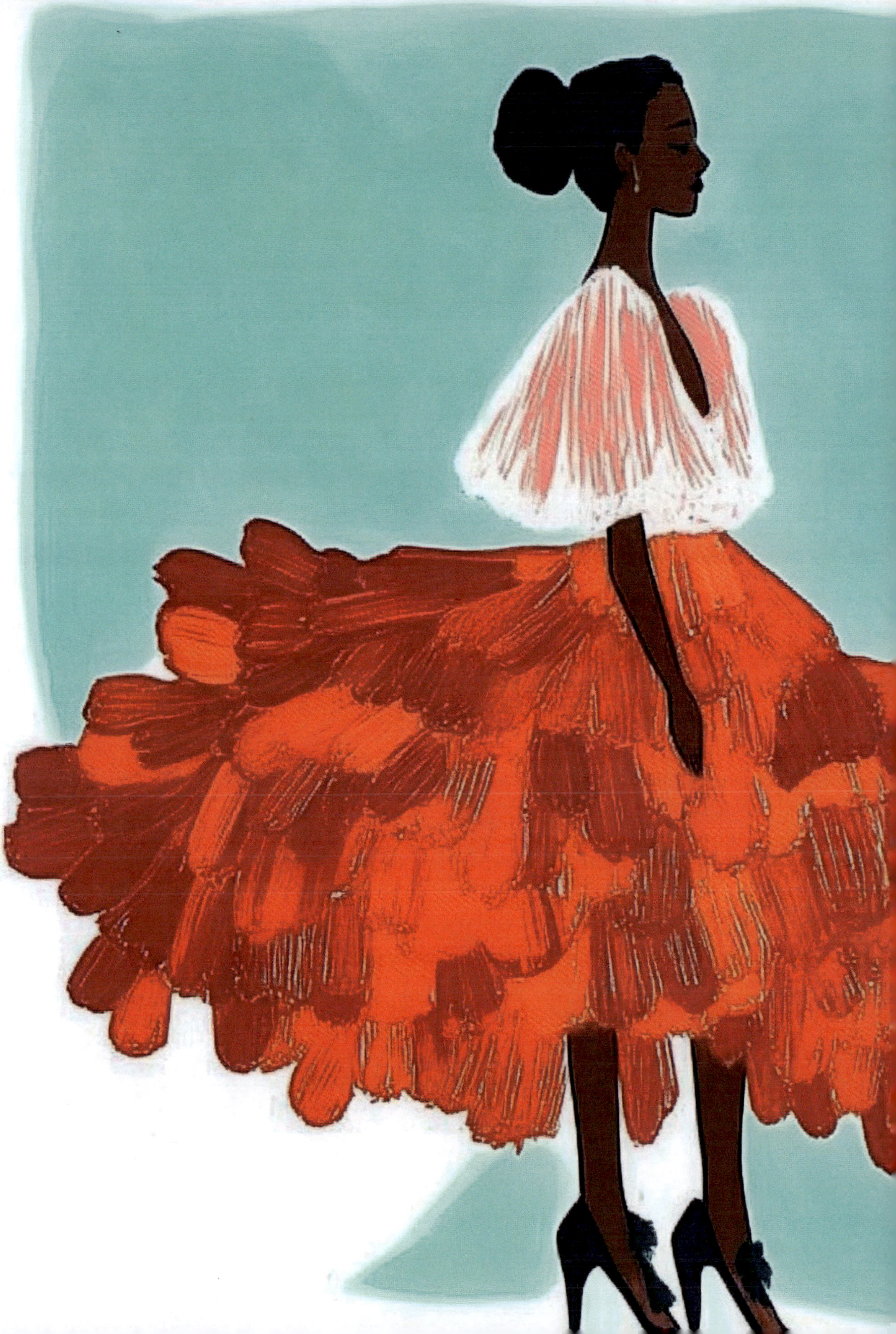

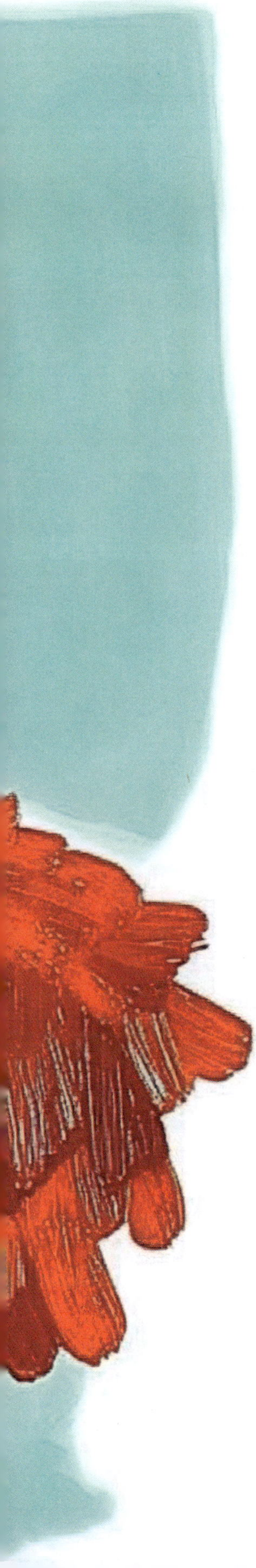

6

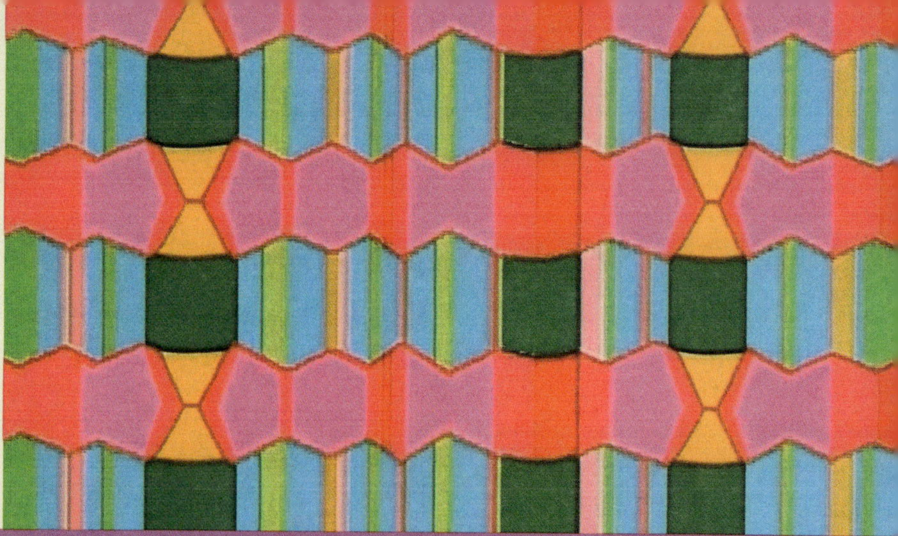

Biossegurança e moda

Biossegurança

é a condição de segurança alcançada por um conjunto de ações destinadas a prevenir, controlar, reduzir ou eliminar os fatores de risco inerentes às atividades que possam comprometer a saúde humana, animal e vegetal, o meio ambiente e a qualidade do trabalho realizado [Ministério da Saúde, Portaria n° 3.204, de 20 de outubro de 2010].

O ramo da moda, assim como outras áreas da beleza, deve operar respeitando as medidas de biossegurança. Neste capítulo, você aprenderá sobre as boas práticas do setor.

A biossegurança no ramo da moda envolve a aplicação de medidas e práticas rigorosas para garantir a segurança e a saúde das pessoas ao longo de todo o processo de produção e consumo de vestuário. Isso inclui desde a escolha de materiais não tóxicos e sustentáveis até técnicas de fabricação que minimizam a exposição a substâncias perigosas e o descarte adequado de resíduos. Prevenir, controlar, reduzir ou eliminar riscos inerentes às atividades da indústria da moda é uma forma de proteger a saúde humana, animal e ambiental. Essa implementação envolve padrões de higiene e segurança nos locais de trabalho, condições justas e seguras para os trabalhadores da indústria e a educação de consumidores para que façam escolhas conscientes. Assim sendo, a biossegurança na moda é uma abordagem ampla, pois combina estética com a funcionalidade no vestuário e as demandas ambientais e sociais.

Por exemplo, quando pensamos em um editorial de moda, podemos nos perguntar: devemos proteger, prevenir, controlar, reduzir ou eliminar riscos provenientes de quê? A resposta envolve alguns agentes causadores de danos à saúde humana, como vírus, bactérias, ácaros e alguns tipos de fungos. Entender a razão disso e como proceder é importante. Por isso, neste capítulo, iremos desenvolver um pensamento analítico, crítico e formativo sobre a biossegurança na moda, abrangendo detalhes sobre a logística dos editoriais de moda e como implementar a biossegurança no setor.

Conhecendo um pouco sobre microrganismos

Bactérias boas e ruins

Há bactérias que vivem em nosso organismo sem nos causar nenhum mal, por exemplo as chamadas lactobacilos, que habitam diversas partes do corpo e impedem o desenvolvimento de outras bactérias causadoras de doenças. Em geral encontradas na boca, no trato intestinal e na vagina, essas bactérias, popularmente conhecidas como "bactérias do bem", exercem inúmeras funções positivas e importantes. Como os lactobacilos fazem parte da flora intestinal, eles se alimentam de objetos orgânicos dentro do nosso corpo. Um exemplo são os leites fermentados que contêm o exclusivo probiótico *Lactobacillus casei Shirota*, que se destaca porque consegue atravessar os sucos digestivos e chegar vivo e em grande quantidade aos intestinos, ajudando no processo digestivo.

Ao realizar o processo de respiração, algumas bactérias produzem um composto chamado ácido láctico. Esse composto é muito utilizado na produção de alimentos como queijos, coalhadas e iogurtes. Também pelo processo de respiração, algumas bactérias dão origem a um composto denominado álcool etílico, utilizado na produção de bebidas alcoólicas fermentadas. Outras ainda podem se fixar nas raízes das plantas, absorver nitrogênio e transferi-lo para o vegetal, que gerará frutos melhores e mais saudáveis, fornecendo em troca moradia e comida para as bactérias. Temos também as actinobactérias, responsáveis pela fabricação de antibióticos utilizados no tratamento de diversas doenças como tuberculose e infecções de pele, olhos e ouvidos.

Mas nem tudo é mil maravilhas quando nos referimos a bactérias. Afinal, não podemos nos esquecer daquelas que são patogênicas aos humanos – e muitas vezes fatais. *Streptococcus mutans*, por exemplo, é uma das bactérias mais comuns, responsável pela cárie; *Treponema pallidum* é o patógeno da sífilis, cuja contaminação, assim como qualquer outra infecção sexualmente transmissível, ocorre durante a relação sexual sem o uso de preservativo. Temos ainda a *Neisseria meningitidis*, causadora da meningite, sendo sua principal via de transmissão o ar, ou seja, a bactéria se espalha no ar, por meio de pequenas gotas de saliva. A presença de uma pessoa infectada por essa bactéria em um ambiente fechado, por exemplo, em um editorial de fotos, é um ponto de extrema atenção. Nesse caso, é papel do organizador do evento estabelecer um protocolo simples de prevenção.

E esse é apenas um dos exemplos. Em 2022, a Organização Mundial da Saúde (OMS) declarou emergência mundial devido à doença mpox, causada pelo vírus mpox (MPXV). Uma simples peça de roupa infectada pode ser agente transmissor da doença entre humanos, o que reforça a importância de medidas rigorosas de biossegurança na área da moda, que tem como um de seus pilares, justamente, o vestuário.

Vírus

A palavra vírus vem do latim e significa "fluido venenoso ou toxina". São partículas praticamente proteicas capazes de infectar organismos vivos e, por esse motivo, são chamados de parasitas intracelulares obrigatórios, não sendo considerados seres vivos. Sua transmissão pode ocorrer pelo contato com indivíduos infectados, por meio de objetos, roupas, secreção salivar ou mucosas (gotículas). Logo, mais uma vez, o profissional da moda precisa ficar atento, inclusive a aglomerações, quando se tratar de eventos de moda em espaços fechados. Os vírus são responsáveis por muitas doenças em seres humanos, como raiva (*Rabies lyssavirus*), gripe (influenza), febre amarela (arbovírus amarílico), aids (HIV), poliomielite (poliovírus), dengue (DENV-1, DENV-2, DENV-3 e DENV-4), microcefalia (Zika vírus), herpes (Herpes simplex vírus) e covid-19 (SARS-CoV-2).

Mesmo que não se saiba o tempo de permanência de determinado vírus em diferentes tipos de tecido, a maioria dos desinfetantes e produtos para a lavagem de roupas é eficaz para higienizá-las. Segundo o infectologista e presidente do Departamento de Imunizações da Sociedade Brasileira de Pediatria (SBP), Renato Kfouri: "Os desinfetantes líquidos que a gente usa na limpeza do dia a dia são extremamente capazes de limpar e eliminar os resquícios de vírus de roupas e objetos" (G1, 2020).

Ácaros

Os ácaros são pequenos animais da classe dos aracnídeos. Mas onde vivem os ácaros? Em ambientes domésticos, podem ser encontrados principalmente em locais com poeira, como colchões, travesseiros, cobertores e tecidos que não são lavados com frequência, como de sobretudos e casacos, tapetes, carpetes, almofadas, cortinas e brinquedos de pelúcia. Os ácaros vivem muito bem sob calor e umidade, alimentando-se de células de pele morta de humanos e animais.

Em relação à moda, uma ação importante é manter os acervos de vestiário limpos e higienizados para evitar a proliferação de ácaros. Esses pequenos seres são muito atraídos pelas fibras do tecido, especialmente em lugares escuros, onde podem se aglomerar em quantidades capazes de impedir a penetração de luz entre as fibras, tornando-se um ótimo local para multiplicação. Mais adiante neste capítulo, você conhecerá um aliado do acervo de vestiário: um equipamento chamado steamer, um vaporizador. Entre as doenças causadas por ácaros, podemos citar a asma, caracterizada por uma alteração nas vias respiratórias que faz com que o ar não circule corretamente, deixando a pessoa com a respiração curta e ofegante; e a rinite alérgica, que é a inflamação da mucosa que reveste o nariz pela presença de ácaros.

Fungos

Fungos são organismos heterotróficos, ou seja, não produzem o próprio alimento. Por outro lado, são eucarióticos (com núcleo), podendo ser unicelulares ou multicelulares. Eles são agrupados no Reino Fungi, que inclui cogumelos, bolores, orelhas-de-pau, leveduras, etc. Outra característica é que não são plantas, pois as plantas são autotróficas, ou seja, produzem o próprio alimento.

Fungos também são muito importantes para a economia, pois podem ser usados na fabricação de produtos como cerveja, vinho e pão, graças à sua capacidade de fermentação. Podem ainda ser comestíveis, como é o caso do champignon, ou usados na produção de antibióticos, como o *Penicillium*, que origina a substância penicilina. Além disso, fazem parte da microbiota do nosso intestino, ajudando a repor a flora intestinal.

Porém, também existem fungos que são parasitas, causadores de doenças como as micoses. Alguns desses parasitas podem ter forte potencial de contágio em um editorial de moda, visto que, em determinadas ocasiões, pode ocorrer o contato entre modelos, profissionais e colaboradores, ou ainda a mistura de peças contaminadas com não contaminadas durante as trocas de roupas – momento em que o profissional de moda deve estar atento para que o erro não ocorra.

Uma das doenças humanas mais comuns causadas por fungos é a candidíase, originária do fungo *Candida albicans*, que normalmente existe em nosso corpo sem causar dano. Porém, em situações de desequilíbrio, a população do fungo se expande, tornando a relação com o corpo prejudicial. Alguns dos fatores que podem provocar a infecção incluem o uso de antibióticos e medicamentos que alteram as defesas do organismo. Outros desencadeadores são o uso de roupas apertadas, falta de higiene, umidade no local, calor, transpiração excessiva e estresse, além do uso de roupa íntima de outra pessoa, pois a transmissão é desencadeada pelo contato com secreções da boca, pele e vagina. Por isso, em editoriais de moda, deve-se seguir padrões de higiene e organização capazes de neutralizar quaisquer tipos de contato com esses patógenos.

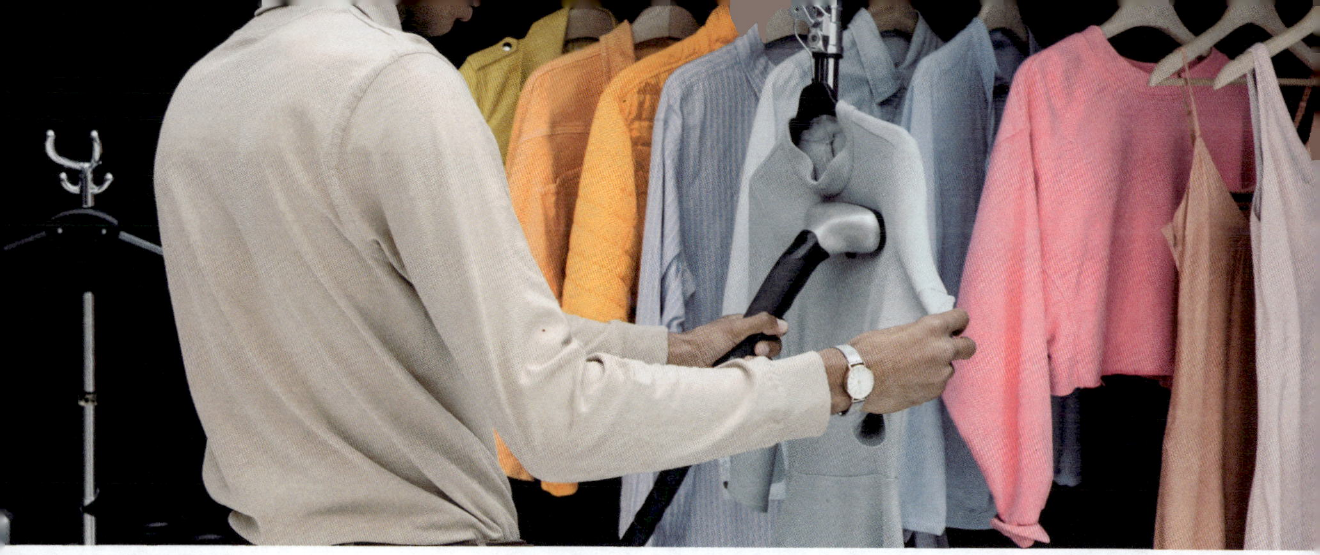

Um aliado dos profissionais de moda da área têxtil: a eficácia do steamer

O steamer é um dispositivo que utiliza vapor para passar ou higienizar tecidos. É uma alternativa prática ao ferro, pois permite alisar roupas diretamente no cabide, sem a necessidade de uma tábua de passar. O vapor quente produzido pelo steamer ajuda a relaxar as fibras do tecido, removendo vincos e dobras. Graças a esse vapor, os steamers também são úteis para higienizar e eliminar odores, bactérias e ácaros de tecidos, estofados e cortinas, tornando-se uma ferramenta muito interessante tanto para uso doméstico quanto profissional. Ao atingir temperaturas próximas a 100 °C, o steamer se torna apto a esterilizar roupas que foram lavadas com água e sabão. Diferentemente da autoclave, que trabalha com vaporização sob pressão, o vapor do steamer age pela alta temperatura sem pressão, tornando-se indispensável em eventos de moda, acervos de vestuários e, principalmente, no cumprimento de medidas de biossegurança. Sendo assim, seu uso vai além da estética de uma roupa bem passada e sem amassados, atuando como um aliado poderoso, junto com a lavagem com água e sabão, no combate à disseminação de infecções.

A logística e a biossegurança nos editoriais de fotos/desfiles

A biossegurança em editoriais de moda, incluindo desfiles, estúdios fotográficos e locações externas, é uma prática fundamental para manter a saúde e o bem-estar de todas as pessoas envolvidas. Dado que é um setor profundamente colaborativo entre modelos, designers, fotógrafos, maquiadores, cabeleireiros e equipes técnicas, a adoção de normas de biossegurança é uma maneira de impedir quadros de surto de doenças e preservar a saúde pública. A limpeza adequada e frequente de equipamentos, bem como a desinfecção de superfícies e o uso de máscaras, são algumas das práticas vitais para reduzir a disseminação de uma possível infecção. A biossegurança também proporciona um ambiente de trabalho seguro e tranquilo, permitindo a expressão criativa e inovadora sem colocar os profissionais em risco. Nesse sentido, o uso de protocolos de biossegurança eficazes não apenas promove a responsabilidade corporativa, mas também a resiliência do setor.

Pensar sobre a biossegurança em um trabalho de moda, seja um editorial de fotos ou um desfile, exige conhecimento mínimo em diversas áreas. Por exemplo, é preciso entender qual é o ambiente de trabalho de um cabeleireiro, de um profissional da maquiagem, da pessoa que fornecerá alimentação, dos responsáveis pelos retoques de costura e ajustes finais nas peças, entre outros. É por isso que traremos a seguir importantes pontos de atenção que o profissional de moda deve ter no quesito biossegurança.

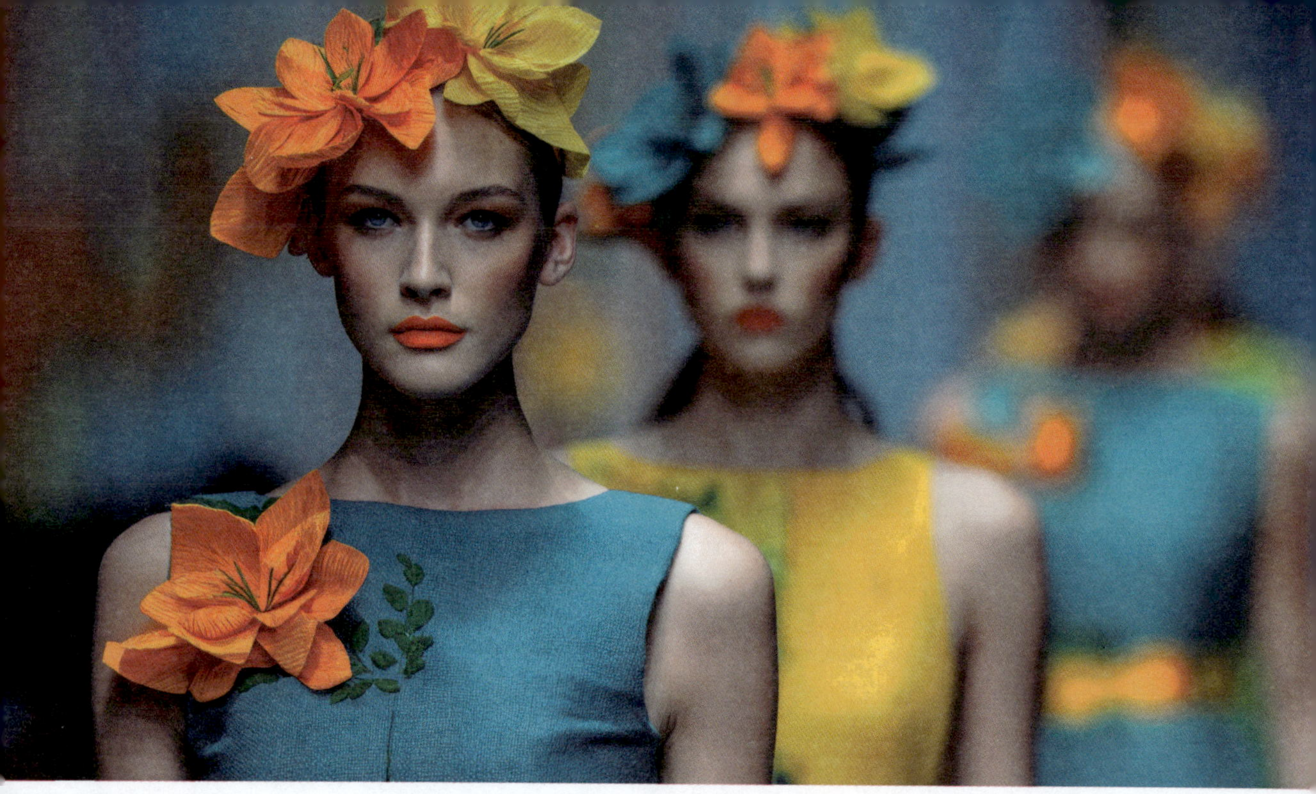

Editoriais de moda: fotos em estúdio ou desfiles

Neste tópico, abordaremos as normas essenciais de higiene para garantir um ambiente seguro e profissional em editoriais de moda, sejam eles em espaços ao ar livre, em estúdios ou qualquer que seja o local escolhido para desenvolver trabalhos que exijam a atuação de vários profissionais. Veremos também sugestões específicas para maquiadores e cabeleireiros sobre os padrões de cuidado e higiene a serem seguidos, desde a limpeza rigorosa dos materiais até práticas individuais que evitam riscos à saúde. Durante a leitura e na futura aplicação prática, é importante sempre ter em mente que, para garantir um trabalho impecável e seguro, a responsabilidade é de todas as pessoas envolvidas na produção. Afinal, a higienização adequada não apenas protege os profissionais e modelos, mas também preserva a qualidade estética das produções.

Sanitários

A manutenção e limpeza de banheiros é uma prática higiênica essencial para garantir que não haja agentes patológicos soltos durante um trabalho de ensaio fotográfico ou desfile, visto que em um estúdio estão presentes a equipe editorial, vários modelos e a equipe técnica. Os banheiros precisam ser higienizados totalmente em conformidade com os parâmetros de higienização de um banheiro em ambiente público, seguindo o determinado pela Anvisa. Por exemplo, as paredes devem ser de material impermeável e lavável, para facilitar a lavagem regular com água e sabão. Também as peças sanitárias, como pias e vasos, precisam ser lavadas regularmente com água e sabão e, em seguida, esterilizadas com água sanitária para garantir que não fiquem quaisquer germes ou bactérias entre os usos. Ao mesmo tempo, é essencial que os modelos e demais envolvidos não andem descalços, especialmente em vestiários, banheiros, camarins e locais de alimentação para, assim, limitar o acesso a contaminação e doenças. Isso não apenas protegerá a saúde dos profissionais em questão, mas também melhorará o ambiente laboral.

IMPORTANTE

A primeira coisa que devemos ter em mente quando pensamos em locais de trabalho é que não existe ambiente 100% seguro para trabalhar com beleza. Portanto, lembre-se:

- Lavar as mãos antes de qualquer procedimento garante maior segurança, evitando a transmissão de agentes infecciosos.
- O uso de EPIs também é de suma importância para a segurança do profissional que trabalhará com outras pessoas. Atualmente, a máscara facial tem sido obrigatória na maior parte dos estabelecimentos onde seres humanos têm contato entre si.
- A higienização das bancadas de trabalho, assim como das mãos e, no caso de maquiadores, dos pincéis e da plaqueta de inox, é obrigatória e deve ser realizada com álcool 70%.

Cabelo e maquiagem

O profissional responsável por organizar um trabalho de moda que envolverá muitas pessoas precisa garantir que todas as práticas de higiene e segurança sejam devidamente seguidas, sobretudo em áreas onde as pessoas precisam trabalhar mais próximas, como na maquiagem e cabelo. Garanta que o profissional da maquiagem não compartilhe instrumentos como pincéis, aplicadores de rímel, esponjas e demais itens geralmente usados em contato com pele e mucosas. Isso porque, como vimos, compartilhar instrumentos de trabalho de uso pessoal pode levar à transmissão de agentes patogênicos. Ao contratar um fornecedor de serviço, verifique se ele usa produtos de esterilização, como álcool 70% em spray, detergente enzimático, lenço umedecido ou spray desinfetante. Este último pode ser usado em uma variedade de superfícies, desde pincéis a espátulas. Verifique também o asseio pessoal do profissional e certifique-se de que esteja usando EPIs durante seu trabalho, como luvas e máscara.

É igualmente importante que a bancada de trabalho seja de material impermeável e de fácil limpeza e desinfecção, permitindo uma higienização eficiente e frequente. As cadeiras onde os modelos serão atendidos também devem ser de material impermeável, de fácil limpeza e esterilização com álcool ou agentes desinfetantes. A prevenção da contaminação cruzada deve ser uma prioridade constante.

LEMBRE-SE

A aplicação de produtos de maquiagem não deve ocorrer diretamente na pele do cliente: o conteúdo deve ser colocado na plaqueta de inox devidamente esterilizada e, utilizando aplicadores descartáveis, aplicado na pele do cliente. Após o término do atendimento, as ferramentas utilizadas no serviço de maquiagem devem ser limpas e desinfetadas e os produtos descartáveis devem ser descartados em locais adequados, respeitando sempre as normas da ecoeficiência.

Portanto, evite ao máximo o consumo de alimentos nos locais destinados ao trabalho com cabelo e maquiagem, assim como em ambientes onde haverá troca de roupas. Ao implementar essas práticas, você promoverá um local de trabalho seguro e higiênico, reduzindo o risco de infecções e garantindo que o editorial de moda transcorra de maneira segura e profissional.

Ao tratar dos riscos aos quais um profissional da beleza está exposto, não podemos somente pensar na contaminação por um agente infeccioso, mas também em outros fatores, por exemplo, a ergonomia. Por isso, listamos a seguir esses riscos e as maneiras de diminuí-los.

- **Riscos biológicos:** o uso e manuseio de produtos e instrumentos de maquiagem, como batons, pincéis e lápis de olho, podem levar a infecções caso não sejam mantidos em um ambiente limpo e controlado. Doenças como conjuntivite, dermatites e herpes são comuns nesses casos. Devemos, portanto, nos atentar para que o profissional não reutilize tais instrumentos nem os compartilhe. Em vez disso, ele deve usar espátulas, pincéis e plaquetas individuais para cada atendimento.
- **Riscos químicos:** os riscos químicos estão ligados aos produtos utilizados na maquiagem. É importante observar a composição dos produtos e suas datas de validade para evitar alergias e irritações na pele, informando ao profissional – e exigindo deste –, que trabalhe com produtos de procedência legal e dentro dos prazos de validade.
- **Riscos físicos:** os riscos físicos estão relacionados à ergonomia do local de trabalho. A altura da bancada, da cadeira do maquiador/cabelereiro e do espelho podem causar problemas como lesão por esforço repetitivo (LER), dores musculares e cefaleias, prejudicando a rotina do profissional.

É importante mencionar que esses riscos não afetam apenas o profissional, mas também os clientes e outros colegas de trabalho que estejam no ambiente.

Para o profissional cabeleireiro, as normas são praticamente as mesmas que para maquiadores, mas existem alguns pontos importantes a se considerar para garantir a higiene e a segurança. Bancadas, equipamentos e instrumentos de trabalho devem ser higienizados antes de se atender cada cliente. Instrumentos que podem ser esterilizados em autoclave devem ser submetidos a esse processo com regularidade. O uso de avental descartável, tanto no cliente quanto no próprio profissional, é fundamental para minimizar a transmissão de agentes infecciosos. Além disso, é essencial evitar o compartilhamento de instrumentos de trabalho como pentes, presilhas e escovas sem antes esterilizá-los adequadamente, pois eles são vetores de transmissão de fungos e bactérias quando não higienizados corretamente. As boas práticas de higiene oferecem um ambiente de trabalho seguro e protegem a saúde de todos os envolvidos.

Além dos riscos biológicos, os profissionais muitas vezes estão expostos a um risco muito comum em editoriais, que é o risco físico de exposição a modeladores de cachos. Como funcionam em altíssimas temperaturas, quando não utilizados corretamente e de forma segura podem causar queimaduras, até mesmo graves. Portanto, sempre garanta que o instrumento tenha procedência legal, esteja em dia com as manutenções e não possua emendas no comprimento do fio. Também assegure que a rede onde será utilizado está de acordo com as normas da ABNT. Fazendo isso, você garantirá que problemas como derretimento de fios, curto-circuito e sobrecarga na rede elétrica sejam evitados.

Local para alimentação

Nos editoriais de moda para fotos e desfiles, garantir um local de alimentação adequado e separado dos demais ambientes é essencial para manter a saúde e segurança de todos os envolvidos. Afinal, precisamos lembrar sempre que se alimentar ou ingerir alguma bebida é o ato de estarmos levando algo do ambiente externo para nossa mucosa e, posteriormente, para dentro de nosso organismo. Desse modo, o cumprimento das exigências sanitárias da Anvisa para estabelecimentos com manipulação de alimentos é crucial para evitar a contaminação e disseminação de doenças. Um ambiente dedicado exclusivamente à alimentação permite o controle rigoroso das condições de higiene e o adequado armazenamento dos alimentos, protegendo os participantes de potenciais riscos à saúde.

Todos os alimentos devem ser armazenados e protegidos conforme suas necessidades de conservação. Frutas, por exemplo, precisam ser devidamente lavadas e higienizadas. Para frutas ingeridas sem casca, é fundamental que estejam em recipientes herméticos, enquanto as frutas ingeridas com casca podem ser dispostas sobre a mesa. Caso seja um editorial ao ar livre, tais frutas devem contar com algum tipo de proteção contra os insetos que provavelmente serão atraídos pela comida. Esse cuidado assegura que os alimentos estejam livres de contaminantes, preservando a saúde dos modelos, da equipe técnica e dos demais profissionais no local.

A utilização de equipamentos adequados também é essencial para minimizar o risco de contaminação. Por exemplo, algumas garrafas de café devem ser evitadas, pois o manuseio por várias pessoas pode levar à contaminação cruzada. O recomendado são garrafas térmicas com pump de pressão, que limitam o contato direto com a bebida. Além disso, contar com uma pessoa devidamente treinada para preparar e servir os alimentos pode aumentar significativamente a segurança alimentar, garantindo que todas as práticas de higiene sejam seguidas corretamente.

Separar o local de alimentação dos demais ambientes de trabalho é outra medida preventiva fundamental. Um espaço dedicado e controlado para refeições reduz o risco de contaminação dos instrumentos de trabalho e das áreas onde ocorrem as atividades principais do editorial, como maquiagem, cabelo e fotografia. Essa prática tanto protege a saúde dos participantes como contribui para um ambiente de trabalho mais organizado e eficiente, onde cada área tem suas próprias normas de higiene e segurança claramente definidas.

Local para armazenamento das peças

No ambiente onde as peças de vestuário são armazenadas para editoriais de moda, é crucial adotar práticas rigorosas para evitar contaminações e garantir a integridade dos tecidos. A seguir você verá os principais pontos de atenção.

Uso adequado do steamer

O steamer, como já visto, é um equipamento essencial para a esterilização de tecidos. Utilize-o da maneira correta, conforme as indicações de uso, para garantir que as peças estejam livres de microrganismos e contaminantes antes de serem usadas pelos modelos. O uso do steamer deve ser feito com regularidade, fazendo parte da rotina de preparação das peças.

Troca de roupas pelos modelos

Evite que os modelos troquem de roupa no ambiente onde as peças estão armazenadas, afinal, as roupas usadas podem transferir contaminantes para as peças que ainda serão utilizadas. Para evitar contaminação, peça aos modelos que troquem de roupa em áreas separadas e adequadamente preparadas para esse fim. Também evite que as roupas pessoais dos modelos sejam guardadas no mesmo local onde estão as peças do editorial.

Manuseio das roupas usadas

Roupas que foram usadas devem ser imediatamente embaladas de forma adequada e enviadas para lavagem. Não reutilize em modelos diferentes peças sem a devida esterilização, principalmente roupas íntimas. Isso inclui o uso de métodos eficazes, como o steamer, para garantir que as peças estejam completamente limpas e seguras para uso.

Esterilização de calçados

Os calçados também devem ser submetidos a processos de esterilização. Para calçados que suportam altas temperaturas, o uso do steamer é recomendado. No caso de calçados de plástico ou outros materiais que não podem ser expostos a altas temperaturas, um spray de álcool 70% é uma alternativa eficaz para desinfecção.

Manutenção do ambiente

Mantenha o ambiente onde as peças estão armazenadas limpo e bem ventilado. A limpeza regular das superfícies e a eliminação de resíduos são importantes para prevenir qualquer tipo de contaminação que possa afetar as roupas. Sempre que possível, mantenha o acervo de roupas em contato com luz indireta, principalmente se as peças pertencerem a instituições de ensino que as disponibilizam para uso dos alunos. Evite a exposição prolongada à luz solar direta para preservar a coloração das peças do acervo. Pensando na biossegurança, colocar as peças no sol entre as utilizações ajuda na esterilização, desde que não sejam tecidos grossos, pois os raios UV são acaricidas naturais. A lavagem e o uso do steamer, entretanto, já realizam perfeitamente a assepsia.

Seguindo esses pontos de atenção, você garante que as peças de vestuário utilizadas em editoriais de moda permanecem livres de contaminações e que o processo de produção será realizado de forma segura e higiênica.

A sustentabilidade e a moda

A indústria da moda é uma das mais influentes e dinâmicas do mundo e aos poucos vem tomando consciência das suas responsabilidades ambientais. Com o impacto crescente das alterações climáticas e a necessidade de práticas seguras, a sustentabilidade – e por extensão a biossegurança, a partir de procedimentos para efetuar um descarte adequado, proteger o ecossistema e preservar a saúde e segurança das pessoas – tornaram-se pilares importantes para o futuro da moda.

A sustentabilidade na moda envolve a adoção de práticas que reduzam o impacto ambiental e, principalmente, promovam a justiça social. Isso inclui a utilização de materiais ecológicos, a redução de resíduos por meio de processos de produção mais eficientes e a garantia de condições de trabalho justas para todos os membros da cadeia produtiva. É por isso que as marcas que se preocupam com o meio ambiente investem cada vez mais em técnicas de fabricação sustentáveis, como a utilização de materiais reciclados, a diminuição do consumo de água e energia e a promoção da economia circular a fim de prolongar a vida útil dos produtos e reduzir a necessidade de novos recursos.

A combinação de práticas de sustentabilidade e biossegurança, além de contribuir para um ambiente de trabalho mais seguro e saudável, também colabora para a construção de uma indústria da moda mais responsável e consciente. As marcas que adotam essa postura hoje são pioneiras e podem representar um futuro em que a moda prospere sem comprometer o bem-estar do planeta e das pessoas, algo essencial para o desenvolvimento do setor de forma ética e inovadora.

Além disso, ao adotar uma postura consciente, a indústria da moda tanto atende às expectativas dos consumidores atuais como também se torna um exemplo, afinal, hoje o setor enfrenta uma série de desafios devido a práticas que aceleram a degradação ambiental. Logo, é extremamente importante que os profissionais da moda, quer estejam no mercado há muito tempo ou ainda em processo de formação, se preparem para assumir uma postura ecoeficiente.

Para tanto, uma boa maneira de o profissional da moda contribuir com melhorias para o setor é prestar atenção a alguns pontos que, se bem trabalhados em prol de uma política sustentável e saudável, ajudam a reduzir danos e garantir condições de vida melhores às gerações futuras. São eles:

- Produção intensiva de têxteis: a produção em massa de tecidos, especialmente os feitos de fibras sintéticas, como o poliéster, demanda grandes quantidades de água e energia. Além disso, esses tecidos são frequentemente produzidos utilizando produtos químicos tóxicos, poluentes de água e solo. Isso tudo gera na natureza um problema muito complexo, chamado de bioacumulação.
- Desperdício de recursos: o ciclo rápido da moda, conhecido como "fast fashion", incentiva a produção de grandes quantidades de roupas a baixo custo. Isso resulta em um grande volume de resíduos, pois muitas dessas peças são descartadas rapidamente, levando a um desperdício significativo de recursos naturais e energia.
- Uso excessivo de produtos químicos: a indústria da moda frequentemente utiliza produtos químicos na produção e no tratamento de tecidos. Tais produtos podem ter impactos negativos significativos sobre o meio ambiente e a saúde dos trabalhadores, desde o cultivo de fibras até o tingimento e acabamento dos tecidos.
- Poluição da água: os processos de tingimento e acabamento de tecidos frequentemente utilizam grandes quantidades de água e produtos químicos, resultando na poluição dos corpos

d'água locais. Esse tipo de poluição pode afetar a fauna e flora aquática e contaminar fontes de água de comunidades próximas.

- Emissões de gases de efeito estufa: a produção de roupas e acessórios é responsável por uma porcentagem significativa das emissões globais de gases de efeito estufa, tanto durante a fabricação quanto no transporte e na distribuição de matérias-primas e produtos acabados, principalmente devido ao uso de combustíveis fósseis.
- Desmatamento: a produção de fibras naturais, como o algodão, pode contribuir para o desmatamento e a degradação de ecossistemas. Isso ocorre porque a expansão de áreas para cultivo de matéria-prima frequentemente resulta na destruição de habitats naturais e na perda de biodiversidade.
- Microplásticos: fibras sintéticas, como o poliéster, liberam microplásticos quando lavadas. Esses microplásticos terminam nos oceanos e podem ser ingeridos por animais marinhos, o que afeta a vida aquática e pode, inclusive, acabar entrando na cadeia alimentar humana. Em biologia, esse processo negativo é chamado de bioacumulação, e, estando o ser humano no topo da cadeia alimentar, é bastante afetado pelos microplásticos.
- Impacto dos resíduos têxteis: a maioria dos resíduos têxteis é descartada em aterros sanitários, onde pode levar anos para se decompor. Além disso, muitos desses resíduos não são recicláveis devido aos tratamentos e misturas de tecidos, contribuindo para a sobrecarga dos sistemas de gerenciamento de resíduos.
- Condições de trabalho: embora não seja um fator ambiental direto, pensar de forma sustentável inclui também a saúde de seres humanos e animais. As condições de trabalho precárias de muitos setores da indústria da moda geram danos ambientais e humanos, por exemplo, o uso indiscriminado de produtos químicos, práticas de cultivo prejudiciais, baixa iluminação, ambientes com pouca circulação de ar, longas jornadas diárias de trabalho e locais insalubres.

De maneira global, é necessário pensar em ações que busquem minimizar esses impactos ambientais. Para que isso ocorra, todos devem se conscientizar da necessidade de uma postura mais sustentável, voltada a melhorar a vida em nosso planeta, e adotar atitudes com uma abordagem integrada que envolva a conscientização da população, a implementação de políticas públicas e a promoção de práticas sustentáveis.

Exemplos de ações são as campanhas de conscientização sobre os impactos ambientais da moda e a importância de práticas sustentáveis. Promover tais campanhas ajuda a educar os consumidores sobre o ciclo de vida dos produtos e a incentivá-los a escolhas mais conscientes, como a compra de roupas duráveis e reciclagem (upcycling). Outra medida é incentivar a adesão a certificações e selos ecológicos que atestam práticas sustentáveis, como o Global Organic Textile Standard (GOTS) e o Fair Trade.

No caso do setor público, espera-se a aprovação de políticas públicas que implementem e reforcem regulamentações que restrinjam o uso de produtos químicos tóxicos na produção de tecidos e promovam o uso de alternativas mais seguras e sustentáveis. Outra medida é o incentivo à economia circular com a criação de programas de reciclagem de roupas, reutilização de tecidos e promoção de iniciativas de upcycling, como é o caso de bazares e brechós, cuja revenda de roupas ainda aptas ao uso evita o descarte. Oferecer incentivos fiscais para empresas que adotem práticas sustentáveis e aplicar penalidades para aquelas que não cumpram com as normas ambientais também são medidas eficazes. Isso pode incluir subsídios para o desenvolvimento de tecnologias limpas e materiais ecológicos e o estabelecimento de regulações que exijam a gestão adequada dos resíduos têxteis, incluindo a obrigatoriedade de programas de retorno e reciclagem para marcas de moda, evitando assim o descarte desnecessário.

Outras ações sustentáveis na indústria da moda são: o uso de tecnologias e práticas de produção mais eficientes, que minimizem o desperdício de recursos; o design sustentável, projetando-se produtos com maior durabilidade e menor impacto ambiental, feitos com materiais reciclados e biodegradáveis; a transparência na cadeia de suprimentos, ao exigir da indústria esclarecimentos sobre processos para garantir que as práticas de produção estejam alinhadas com padrões sustentáveis e éticos. E não podemos deixar de citar a esterilização e biossegurança, implementando práticas rigorosas de prevenção biológica e sanitização para minimizar riscos e garantir um ambiente de trabalho seguro e saudável, como você viu no decorrer desta obra.

DICA

Também é importante que você, futuro profissional da moda, se engaje e adote práticas sustentáveis. Além do que foi apresentado aqui, tenha o hábito de sempre pesquisar quais são as inovações do setor relacionadas a esse tema tão importante.

ARREMATANDO AS IDEIAS

Neste capítulo, você viu a relação entre biossegurança e o setor da moda. Além de aprender procedimentos para evitar riscos biológicos, descobriu quais práticas devem ser adotadas em editoriais de moda para manter a segurança de equipes e clientes. Entre elas, destacam-se a importância de esterilizar peças (sendo o steamer um importante aliado dos profissionais nesse quesito) e os procedimentos recomendáveis para a troca de roupas pelos modelos, bem como o armazenamento adequado das peças próprias e do acervo. Por fim, você conheceu algumas estratégias para implementar a sustentabilidade na indústria da moda. Adotar essas estratégias pode ajudar a reduzir significativamente os impactos ambientais da indústria, promovendo um setor mais sustentável e responsável.

A colaboração entre setores também traz muitos benefícios. Um exemplo são as parcerias entre empresas de moda, organizações não governamentais e instituições de pesquisa para desenvolver soluções inovadoras e compartilhar as melhores práticas da área. A esse respeito, a sugestão é que você participe, sempre que possível, de eventos e conferências sobre moda sustentável. Esses encontros promovem o intercâmbio de ideias e práticas eficazes entre profissionais da indústria e mantêm você a par das inovações do setor.

Por fim, é necessário entender que o trabalho do profissional de moda está além da apresentação de um vídeo, um desfile ou um editorial de fotos perfeitamente produzido. É a responsabilidade social e ambiental, nos bastidores, que garante a esse profissional a aptidão exigida para exercer de forma sublime o seu papel.

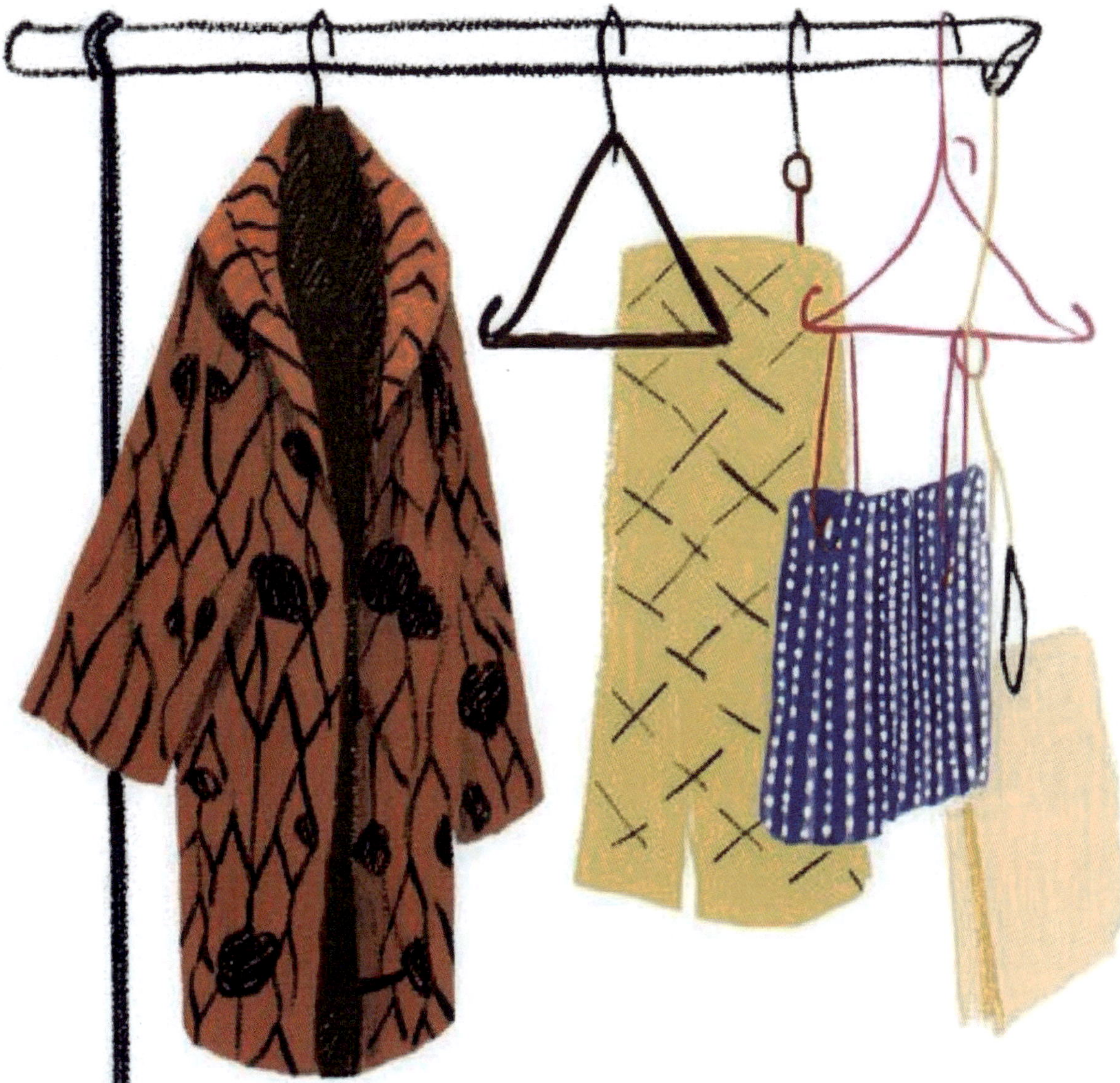

Referências

AGÊNCIA NACIONAL DE VIGILÂNCIA SANITÁRIA (ANVISA). **Cosmetovigilância**. 2025. Disponível em: https://www.gov.br/anvisa/pt-br/assuntos/fiscalizacao-e-monitoramento/cosmetovigilancia. Acesso em: 27 fev. 2025.

AGÊNCIA NACIONAL DE VIGILÂNCIA SANITÁRIA (ANVISA). **Perguntas e respostas**: RDC nº 894, de 27 de agosto de 2024 – Boas práticas de cosmetovigilância. Brasília, 2025. Disponível em: https://www.gov.br/anvisa/pt-br/assuntos/fiscalizacao-e-monitoramento/cosmetovigilancia/arquivos/perguntas-e-respostas-cosmetovigilancia-v1. Acesso em: 29 out. 2024.

AQUINO, Elaine. O que é biossegurança na maquiagem. **Maquiadora Expert**, 2025. Disponível em: https://maquiadoraexpert.com/o-que-e-biosseguranca-na-maquiagem/. Acesso em: 18 mar. 2025.

ASSOCIAÇÃO BRASILEIRA DE NORMAS TÉCNICAS. **ABNT NBR 16283**: Salão de beleza: terminologia. Rio de Janeiro: ABNT, 2015.

ASSOCIAÇÃO BRASILEIRA DE NORMAS TÉCNICAS. **ABNT NBR 16383**: Salão de beleza: requisitos de boas práticas na prestação de serviços. Rio de Janeiro: ABNT, 2015.

ASSOCIAÇÃO BRASILEIRA DE NORMAS TÉCNICAS. **ABNT NBR 16483**: Salão de beleza: competências de pessoas que atuam nos salões de beleza. Rio de Janeiro: ABNT, 2016.

BRASIL. [Constituição (1988)]. **Constituição da República Federativa do Brasil de 1988**. Brasília, DF: Presidência da República, 2016. Disponível em: https://www.planalto.gov.br/ccivil_03/constituicao/constituicao.htm. Acesso em: 13 ago. 2024.

BRASIL. **Lei nº 12.592, de 18 de janeiro de 2012**. Dispõe sobre o exercício das atividades profissionais de cabeleireiro, barbeiro, esteticista, manicure, pedicure, depilador e maquiador. Disponível em: https://www.planalto.gov.br/ccivil_03/_ato2011-2014/2012/lei/l12592.htm. Acesso em: 13 ago. 2024.

BRASIL. Ministério do Trabalho e Emprego. **Normas Reguladoras**. 2020. Disponível em: https://www.gov.br/trabalho-e-emprego/pt-br/assuntos/inspecao-do-trabalho/seguranca-e-saude-no-trabalho/ctpp-nrs/normas-regulamentadoras-nrs. Acesso em: 27 out. 2024.

CAMPANHA nacional reforça importância da higienização das mãos. **Agência Gov**, 2024. Disponível em: https://agenciagov.ebc.com.br/noticias/202405/rede-ebserh-reforca-a-importancia-da-higienizacao-das-maos-em-campanha-nacional. Acesso em: 30 ago. 2024.

D'ALLAIRD, Michelle; BROOKE, Boles; BOYCE, Gina. **Milady maquiagem**: teoria das cores, maquiagens especiais, evolução da maquiagem. São Paulo: Cengage, 2016.

FRANGIE, Catherine M. *et al*. **Milady cosmetologia**: ciências gerais, da pele e das unhas. São Paulo: Cengage, 2016.

G1. Coronavírus x roupas: saiba quais os cuidados ao chegar em casa. **Portal G1**, 2020. Disponível em: https://g1.globo.com/bemestar/coronavirus/noticia/2020/03/23/coronavirus-x-roupas-saiba-quais-os-cuidados-ao-chegar-em-casa.ghtml. Acesso em: 19 ago. 2024.

INMETRO. **Portaria nº 388, de 6 de agosto de 2013**. Brasília, DF, 2013. Disponível em: http://www.inmetro.gov.br/legislacao/rtac/pdf/RTAC002002.pdf. Acesso em: 27 fev. 2025.

MARCONDES, Marilucia M. S.; MONTANARI, Daniele C. P. **Esterilização e medidas de biossegurança**: em centros de materiais e esterilização e outros estabelecimentos. São Paulo: Editora Senac São Paulo, 2020.

RAMOS, Janine M. P. **Biossegurança em estabelecimentos de beleza e afins**. São Paulo: Atheneu, 2009.

RISCO. *In*: MICHAELIS: dicionário escolar da língua portuguesa. São Paulo: Melhoramentos, 2008. p. 752.

SÃO PAULO (Município). **Roteiro de inspeção**: estabelecimentos de beleza e/ou podologia. São Paulo: Secretaria Municipal de Saúde, 2025. Disponível em: https://www.prefeitura.sp.gov.br/cidade/secretarias/upload/estabel_de_beleza_podologia04_09_07intern_1255100866.pdf. Acesso em: 7 ago. 2024.

SÃO PAULO (Estado). **Manual de orientação para instalação e funcionamento de institutos de beleza sem responsabilidade médica**. São Paulo: Centro de Vigilância Sanitária do Estado de São Paulo, 2012. Disponível em: http://www.cvs.saude.sp.gov.br/zip/Manual%20est%C3%A9tica%20revisado-11set13.pdf. Acesso em: 12 set. 2024.

SAÚDE e prevenção de doenças: a relação entre indivíduos e condições socioambientais. São Paulo: Editora Senac São Paulo, 2019.

SEBRAE. **Como fazer o descarte correto de resíduos em salões de beleza**. 2024. Disponível em: https://sebrae.com.br/sites/PortalSebrae/artigos/como-fazer-o-descarte-correto-de-residuos-em-saloes-de-beleza,8c7a2380e9354810VgnVCM100000d701210aRCRD#:~:text=A%20classifica%C3%A7%C3%A3o%20dos%20sal%C3%B5es%20de,de%20produtos)%20e%20materiais%20perfurocortantes%20(. Acesso em: 3 set. 2024.

SEBRAE. **ESG e serviços de beleza**. Brasília: Sebrae, 2021. Disponível em: https://sebrae.com.br/Sebrae/Portal%20Sebrae/Arquivos/bx_SUSTENTABILIDADENOSALAODEBELEZA%20(1).pdf. Acesso em: 30 out. 2024.

TAVARES, José da C. **Noções de prevenção e controle de perdas em segurança do trabalho**. São Paulo: Editora Senac São Paulo, 2020.

UNESP. **Biossegurança**. 2025. Disponível em: https://www.fmb.unesp.br/#!/sobre/administrativo/comissoes/comissao-de-etica-ambiental/orientacoes/biosseguranca/. Acesso em: 20 mar. 2025.

VENÂNCIO, Dani. Como limpar escovas de cabelo e pentes no salão. **Criadores de Imagem**, 2024. Disponível em: https://cursos.criadoresdeimagem.com.br/como-limpar-escovas-de-cabelo-e-pentes-no-salao/. Acesso em: 27 out. 2024.

DEVOCIONAL

365 DIAS *de* FÉ

Conecte-se à Fonte diariamente e ative o seu cérebro para ter uma vida exponencial

BOOT DIÁRIO

PABLO MARÇAL

ENCONTRE MAIS
LIVROS COMO ESTE

1ª Impressão 2024

Presidente: Paulo Roberto Houch
MTB 0083982/SP

Coordenação Editorial: Priscilla Sipans
Coordenação de Arte: Rubens Martim

Publisher: Elisangela Freitas
Editor: Cristian Fernandes
Coordenação Editorial: Carol Cardoso
Transcrição: Luana Rocha, Luciene Joris e Pamela Costa Souza
Copidesque e Transcrição: Kelly Silva e Tayne Paiva Pereira
Preparação: Bruna Lorrayne, Evelyn Vitorio e Wilma Kelly Gomes
Revisão: Carol Cardoso e Giuliana Cortázio
Projeto gráfico e Diagramação: César Oliveira
Capa: Gerson Nascimento
Arte-final: César Oliveira

Vendas: Tel.: (11) 3393-7727 (comercial2@editoraonline.com.br)

Foi feito o depósito legal.
Impresso no Brasil

Dados Internacionais de Catalogação na Publicação (CIP)
de acordo com ISBD

M313t Marçal, Pablo

365 dias com Pablo Marçal - Boot diário / Pablo Marçal. - Barueri : Camelot Editora, 2024.
392 p. ; 15,1cm x 23cm.

ISBN: 978-65-981421-1-7 (Brochura)
ISBN: 978-65-981421-4-8 (Capa Dura)

1. Autoajuda. 2. Coach motivacional. I. Título.

2023-3740 **CDD 158.1**
CDU 159.947

Elaborado por Vagner Rodolfo da Silva - CRB-8/9410

IBC — Instituto Brasileiro de Cultura LTDA
CNPJ 04.207.648/0001-94
Avenida Juruá, 762 — Alphaville Industrial
CEP. 06455-010 — Barueri/SP
www.editoraonline.com.br

DEVOCIONAL

365 DIAS *de* FÉ

Conecte-se à Fonte diariamente e ative o seu cérebro para ter uma vida exponencial

BOOT DIÁRIO

PABLO MARÇAL

KING BOOKS

Este livro pertence a

____

Senhor, tu me sondas e me conheces.
Sabes quando me sento e quando me levanto; de longe percebes os meus pensamentos.
Sabes muito bem quando trabalho e quando descanso; todos os meus caminhos te são bem conhecidos.
Antes mesmo que a palavra me chegue à língua, tu já a conheces inteiramente, Senhor.
Tu me cercas, por trás e pela frente, e pões a tua mão sobre mim.

Salmos 139:1-5

[*i n t r o d u ç ã o*]

O QUE É O BOOT?

Todos os dias, ao acordar, a primeira coisa que faço é meu **boot cerebral**.

"Boot" é um termo da informática que se refere ao processo de iniciar uma máquina. É o tempo que ela leva até ser ativada e estar totalmente pronta para ser utilizada. Assim é com nosso cérebro também: ele precisa ser ativado do jeito certo. Mas o que a maioria das pessoas fazem? Acordam já preocupadas, ansiosas, mexendo no celular, sem se preparar para o dia.

Se você era uma dessas pessoas, chegou a hora de mudar esse hábito e tornar seu cérebro a máquina mais potente de todas. Mais do que isso, é hora de você se conectar de forma sobrenatural à Fonte, que é Cristo. Ele é o combustível para os meus dias e não abro mão de começar minhas manhãs falando e entregando tudo a Ele. A partir de hoje, ao acordar, a primeira coisa que você vai fazer é pegar este livro e priorizar seu momento de conexão consigo mesmo e com Deus.

COMO FAZER MEU BOOT DIÁRIO?

Este livro é formado por **366 boots**, um para cada dia do ano (inclusive o bissexto). Você perceberá que algumas palavras e expressões se repetem ao longo dos boots, pois meu objetivo é que você fixe essas verdades em sua mente e coração.

Cada boot é formado por um *tema central*, um *versículo base*, o *boot em si* e uma *reflexão*. Após a leitura e meditação do boot diário, recomendo que siga o seguinte passo-a-passo:

1. Fique de pé, na posição de super-herói (com os pés um pouco separados e mãos na cintura, queixo levemente levantado).
2. Feche os olhos e respire profundamente três vezes.
3. Faça o seu próprio boot. Você pode repetir o que aprendeu com a leitura e também ser livre para usar suas palavras, afirmações e se conectar ao Criador.
4. Ao final, abra um sorriso, esfregue as mãos e diga: JÁ É!

DICA: Independente de quando começar a usar esse boot diário, leia a página do dia em que você estiver.

Se quiser transbordar essa mensagem na vida de outras pessoas, use a hashtag *#bootdiariocomMarçal* nas suas redes sociais e marque @pablo-marcal1. Assim você ajudará mais pessoas a se conectarem com a Fonte!

Janeiro

"Aquele que estava assentado no trono disse: 'Estou fazendo novas todas as coisas!' E acrescentou: 'Escreva isto, pois estas palavras são verdadeiras e dignas de confiança'."

Apocalipse 21:5

01 de janeiro

RECOMEÇO

"Portanto, se alguém está em Cristo, é uma nova criação. As coisas antigas já passaram; eis que surgiram coisas novas!"

2 Coríntios 5:17

A Ti rendo graças, ó Deus, porque o Senhor é bom e sempre me ouve.

Pai, em nome de Jesus, abençoe minha vida e esse novo ano.

Hoje eu tomo a decisão de agir, aprender e transbordar.

Eu declaro que serei próspero em tudo aquilo que colocar a mão. Não existe outra opção a não ser prosperar.

Mesmo que eu não consiga perceber que tenho capacidade para isso, o Senhor vai me impulsionar, porque toda capacidade vem de Ti.

Eu creio, em nome de Jesus, que minha família vai ser restaurada em todas as áreas e iremos avançar como nunca antes nesse ano que se inicia.

Eu determino que as decisões que eu tomar daqui em diante vão mudar minha rota.

O que é velho fica para trás e declaro um recomeço na minha história.

Já é!

Reflita sobre as principais áreas da sua vida (espiritual, familiar, saúde, profissional, intelectual) e tome uma decisão em relação a cada uma delas que poderá mudar o rumo do seu ano, por exemplo: fazer o boot todos os dias, ter tempo de qualidade diário com seu cônjuge e filhos, praticar atividade física...

GOVERNO DA ALMA

"Ó Deus, tu és o meu Deus, eu te busco intensamente; a minha alma tem sede de ti! Todo o meu ser anseia por ti, numa terra seca, exausta e sem água."

Salmos 63:1

A Ti rendo graças, ó Deus, porque o Senhor é bom e sempre me ouve.

Obrigado pelo Seu amor e pelo Seu cuidado. Todos os dias as minhas energias são renovadas no Senhor.

Eu renovo, agora, meu propósito e minha identidade.

Eu quero andar na leveza da Sua santidade e na direção que o Senhor tem para mim.

O Seu Espírito guia minha alma, a qual governa o meu corpo e este experimenta as melhores coisas desta Terra.

Eu declaro que a minha alma governa sobre as minhas vontades e emoções. Ela é submissa à direção do meu espírito e o meu espírito é submisso à direção do Seu Espírito.

Hoje é um dia especial.

É dia de destravar minha identidade, clarificar o propósito e arrancar os bloqueios que estão me travando.

Hoje é dia de tocar o terror na Terra mais uma vez!

Já é!

Quem está no governo: sua alma ou seu corpo? Caso a resposta seja a segunda opção, faça um jejum no dia de hoje para que seu corpo entenda que ele não governa sobre você.

03 de janeiro

LUZ NO MUNDO

"Vocês, porém, são geração eleita, sacerdócio real, nação santa, povo exclusivo de Deus, para anunciar as grandezas daquele que os chamou das trevas para a sua maravilhosa luz."

1 Pedro 2:9

A Ti rendo graças, ó Deus, porque o Senhor é bom e sempre me ouve.

Obrigado, Espírito Santo, pela oportunidade de tocar essa geração.

Obrigado, porque o Seu amor não tem fim e não há nada que eu faça que possa me afastar dele.

Obrigado pela compreensão, pela clareza de quem eu sou nessa geração e daquilo para o qual o Senhor me chamou.

Eu quero me posicionar, pois agora reconheço que eu sou um sinal do Senhor na Terra.

Use-me conforme a Sua vontade e, se de alguma maneira, eu usar aquilo que o Senhor me deu para não cumprir o meu chamado, que eu mude de lugar.

Eu ativo mais uma vez o meu espírito, meu relacionamento e intimidade com o Senhor. Assim como as misericórdias se renovam a cada manhã, eu renovo a minha identidade em Ti a cada novo amanhecer.

Eu renovo meu propósito, minhas energias e estou 100% conectado com a frequência do alto.

Declaro que eu e minha família somos imparáveis.

Nós não perdemos em coisa nenhuma, pois Aquele que nunca perdeu habita em nós.

Nós cremos que teremos um dia poderoso com o Senhor.

Já é!

Honre o propósito de ser luz no mundo e transborde essa palavra que você acabou de ler na vida de pelo menos uma pessoa.

UNIDADE COM CRISTO

"O Deus que concede perseverança e ânimo dê a vocês um espírito de unidade, segundo Cristo Jesus, para que com um só coração e uma só voz vocês glorifiquem ao Deus e Pai de nosso Senhor Jesus Cristo."

Romanos 15:5-6

A Ti rendo graças, ó Deus, porque o Senhor é bom e sempre me ouve.

Como é bom ter intimidade com o Senhor.

Como é bom saber que as Suas misericórdias se renovam.

Eu renovo as minhas forças nessa manhã, assim como a minha disposição, identidade e propósito diante do Senhor. Eu sou luz e sal na Terra.

Obrigado, porque eu sei: o Senhor se faz presente dentro do meu lar, nos meus negócios e em tudo o que eu coloco as mãos.

Eu não aceito me mover se não for debaixo da Sua unção, do Seu poder, debaixo da Sua nuvem, debaixo da coluna de fogo e debaixo das coisas do alto.

O meu espírito anda guiado pelo Seu espírito: o Espírito Santo.

Eu me conecto mais uma vez na Fonte de onde fluem rios de águas vivas.

E, a partir de agora, sou um com Jesus.

Jesus é um com Deus e o Espírito Santo, e nós estamos em unidade.

Hoje é dia de tocar o terror na Terra.

Já é!

Pense no que tem impedido você de estar em unidade com o Senhor. Sinalize três motivos (bloqueios, religiosidade e medo, por exemplo) e ressignifique-os a partir de hoje.

05 de janeiro

FOCO

"Pois é Deus quem efetua em vocês tanto o querer quanto o realizar, de acordo com a boa vontade dele."

Filipenses 2:13

A Ti rendo graças, ó Deus, porque o Senhor é bom e sempre me ouve.

Obrigado, porque as Suas misericórdias não têm fim e é com base nelas que se renovam todas as coisas.

Obrigado pelo Seu amor e cuidado.

Obrigado pelo propósito e pelo chamado, mas, principalmente, obrigado pela minha amizade com o Senhor.

Hoje é um dia de alta produtividade.

Hoje é um dia de hiperfoco, por isso retiro tudo o que vai tomar minha atenção.

Hoje é dia de me alegrar.

Hoje é dia de definir novos processos e alavancar os negócios.

Hoje é dia de tomar decisões e focar absolutamente nas coisas que dão retorno.

Hoje é dia de tocar o terror na Terra.

Já é!

No que você precisa focar hoje? Anote em um papel três tarefas principais e execute-as até o final do dia.

A VONTADE DO SENHOR

"Tenho grande alegria em fazer a tua vontade, ó meu Deus; a tua lei está no fundo do meu coração."

Salmos 40:8

A Ti rendo graças, ó Deus, porque o Senhor é bom e sempre me ouve.

Como é agradável ter amizade real e conexão com o Senhor.

Eu renovo as minhas forças, a minha identidade e o meu propósito. Eu nunca vou me cansar de dizer: "a Sua misericórdia, o Seu perdão e o Seu amor me alcançam todos os dias".

As coisas que passaram, eu deixo no dia de ontem e avanço para o alvo.

Hoje, as minhas três esferas que me trazem plenitude - corpo, alma e espírito - são guiadas pelo Espírito Santo. O meu espírito se conecta com o Senhor, gerando intimidade com Ele, que é quem me dá a direção. Ele é a luz para a minha alma.

Pai, eu te peço que me livre de tudo o que não faz parte do meu propósito.

Em nome de Jesus, que meu corpo obedeça minha alma no dia de hoje.

Que a minha alma ande na direção do meu espírito e que meu espírito ande na direção do Senhor.

Hoje é dia de fazer a vontade do Senhor e nada além disso.

Já é!

Faça uma oração pedindo ao Senhor que mostre a vontade dEle em sua vida.

07 de janeiro

POSIÇÃO CERTA

"Pois estou convencido de que nem morte nem vida, nem anjos nem demônios, nem o presente nem o futuro, nem quaisquer poderes, nem altura nem profundidade, nem qualquer outra coisa na criação será capaz de nos separar do amor de Deus que está em Cristo Jesus, nosso Senhor."

Romanos 8:38-39

A Ti rendo graças, ó Deus, porque o Senhor é bom e sempre me ouve.

Obrigado, porque a Sua misericórdia não tem fim e ela se renova a cada manhã.

No dia de hoje, eu renovo minha identidade e, mais uma vez, o meu propósito.

Como é bom e agradável viver mais um dia.

Como é bom e agradável saber que, mesmo que eu falhe, o Senhor continua comigo.

Eu não me posiciono fora desse amor, mas me coloco debaixo do favor e não abro mão de me sentir amado todos os dias.

Mesmo que eu perca tudo, não permita que eu perca o favor do Senhor.

Hoje é dia de tocar o terror na Terra!

Já é!

Você reconhece o favor de Deus em sua vida? Em todas as situações, busque ser obediente, temente e ter um coração grato. Ore e tenha atitudes de modo a nunca sair debaixo do favor do Senhor.

RELACIONAMENTO COM O SENHOR

"Aproximem-se de Deus, e ele se aproximará de vocês! Pecadores, limpem as mãos, e vocês, que têm a mente dividida, purifiquem o coração."

Tiago 4:8

A Ti rendo graças, ó Deus, porque o Senhor é bom e sempre me ouve.

Hoje é dia de renovar nosso relacionamento.

Eu trago à existência todas as coisas que o Senhor já criou e agradeço, porque, mesmo eu não vendo com meus olhos, já consigo ver com a mente tudo aquilo que o Senhor já criou para mim.

A partir de hoje, não haverá mais nenhuma barreira que me impeça de acessar o Seu amor e o Seu favor. Nem pecados, nem religiosidade, nem dureza de coração ou frieza espiritual.

Através do Espírito Santo, eu me conecto como nunca antes à Fonte, o Deus vivo, e teremos um íntimo relacionamento.

Meu corpo vai se submeter à governança da minha alma, resistir às tentações e desfrutar de coisas que fazem sentido para o meu propósito.

Eu rejeito todo retrocesso e toda rebelião do meu corpo, pois a minha alma domina sobre ele.

Eu declaro que este já é um dia altamente produtivo, como nunca antes, pois é o dia de ir para um novo nível de relacionamento com o Senhor.

Já é!

Com que frequência você tem buscado se relacionar com o Senhor? Assuma o compromisso de investir seu tempo e energia nessa relação todos os dias.

09 de janeiro

CUIDADO COM O FALAR

"Todos tropeçamos de muitas maneiras. Se alguém não tropeça no falar, tal homem é perfeito, sendo também capaz de dominar todo o seu corpo."

Tiago 3:2

A Ti rendo graças, ó Deus, porque o Senhor é bom e sempre me ouve.

Neste dia eu renovo minha mente, minha identidade, meu propósito e meu relacionamento com o Senhor.

Tenho gratidão na minha alma, porque todas as coisas já foram feitas em Ti.

Eu agradeço pela porção nova de sabedoria e por tudo que o Senhor já sonhou para mim, formando um alvo no meu coração.

Eu coloco ordem no meu corpo, pois ele nasceu para desfrutar, mas debaixo da obediência da minha alma e do Seu Espírito.

Assumo o compromisso de guardar minha língua, focando naquilo que traz produtividade e edificação.

Se for para abrir a boca, que seja para edificar a vida das pessoas, não destruir. Da minha boca não sairão reclamações, fofocas e difamações. Apenas palavras do alto.

Já é!

No dia de hoje, esteja atento (a) a todas as palavras que irá colocar para fora. Seja intencional em cada uma delas.

EU TOMO POSSE

"Portanto, não se preocupem com o amanhã, pois o amanhã trará as suas próprias preocupações. Basta a cada dia o seu próprio mal."

Mateus 6:31-34

A Ti rendo graças, ó Deus, porque o Senhor é bom e sempre me ouve.

Hoje ativo novamente meu propósito, minha identidade e meu relacionamento com o Senhor.

Sou grato por tudo que já é meu antes da fundação do mundo. Faço download dessas cenas agora, aceito-as e experimento-as definitivamente.

Meu corpo entra em obediência para desfrutar desse prazer debaixo do comando da minha alma e na direção do meu propósito, onde eu resolvi andar.

Se eu tive alguma preocupação que parou meu tempo ontem por cinco ou, talvez, dez horas, mentalizo que isso já está se resolvendo.

A partir de agora, mentalizo e faço o download de ideias novas, que serão executadas.

Eu me torno gestor da minha imaginação e tomo posse das soluções que o Senhor já me deu.

Já é!

A preocupação é a má gestão da imaginação. Se você tiver essa má gestão, vai viver o dia todo preocupado, e isso não compensa. O que está pré-ocupando sua mente? Crie um plano de ação para resolver esses problemas e lembre-se de focar no presente.

A SUA MISERICÓRDIA

"As misericórdias do Senhor são a causa de não sermos consumidos, porque as suas misericórdias não têm fim; renovam-se a cada manhã. Grande é a tua fidelidade."

Lamentações 3:22-23

A Ti rendo graças, ó Deus, porque o Senhor é bom e sempre me ouve.

Eu te agradeço, porque o Senhor já fez o dia de hoje.

Seja bem-vindo, Espírito Santo. Em Ti eu renovo mais uma vez minha identidade e meu propósito.

Use-me, Senhor, para algo diferente.

Renove toda a minha energia e a minha mente.

As Suas misericórdias que não têm fim se renovam em minha vida nesse instante.

Assim como o Senhor é misericordioso comigo, desejo sê-lo para com meu próximo.

Eu assumo o governo sobre todas as coisas e agradeço, porque o hoje é uma resposta que a minha alma estava procurando.

Ativo minha obediência, pois eu vou desfrutar do melhor desta Terra e assumo a governança da minha alma em direção ao Seu espírito.

Hoje eu vou tocar o terror na Terra!

Já é!

Medite sobre cinco situações nas quais você sabe que Deus foi misericordioso contigo.

12 de janeiro

A GRAÇA

"Pois vocês são salvos pela graça, por meio da fé, e isto não vem de vocês, é dom de Deus; não por obras, para que ninguém se glorie."

Efésios 2:8-9

A Ti rendo graças, ó Deus, porque o Senhor é bom e sempre me ouve.

Eu tenho gratidão pelas maravilhas que vão acontecer no dia de hoje, pois eu já as vejo e sei que são reais.

Ativo a obediência do meu corpo para viver todas essas coisas e desfrutar delas.

Sei que tudo o que fizestes é para o meu bem, e o fazes essencialmente por Sua graça.

A certeza de que Tu, ó Senhor, se importa comigo, está nos livramentos e feitos em minha vida.

Eu não abro mão de nada, absolutamente nada do que o Senhor já sonhou para mim.

Eu dedico o dia de hoje para que a manifestação da Sua glória aconteça através da minha vida e que eu possa aprender coisas novas.

Sei que o Senhor zela e cuida de mim na medida certa.

Que eu possa me envolver com coisas que vão despertar ainda mais a minha mente e meu espírito.

Hoje será o melhor dia da minha vida até então.

Já é!

Exercite sua fé e estabeleça uma conexão verdadeira com o Criador. Ele vê você e o que está enfrentando. Recorra a Ele, assim terá forças e poderá ser alcançado pela graça e favor de Deus.

ASSUMINDO O GOVERNO

"Domine ele sobre os peixes do mar, sobre as aves do céu, sobre os grandes animais de toda a terra e sobre todos os pequenos animais que se movem rente ao chão."

Gênesis 1:26

A Ti rendo graças, ó Deus, porque o Senhor é bom e sempre me ouve.

Seja bem-vindo, Espírito Santo, pois eu quero ouvir Sua doce voz.

Eu ativo o meu espírito mais um dia e ele é guiado na direção do meu propósito.

Declaro que eu governo sobre todas as coisas na Terra.

A minha alma anda debaixo do meu espírito e ela governa sobre as minhas vontades e sobre as minhas emoções.

O meu corpo governa qualquer energia e eu governo os ares, a terra, a água e tudo o que há nessas três esferas.

Eu vou desfrutar do melhor desta Terra debaixo de princípios e debaixo da gestão da minha alma. Vou desfrutar plenamente. Hoje o meu corpo vai buscar produtividade e não vai retroceder em nada do que precisar fazer.

Hoje é o dia de tocar o terror na Terra.

Já é!

Você governa sua vida ou tem sido governado por outras pessoas e circunstâncias? Dê um basta nisso hoje e comece a exercer o governo.

14 de janeiro

OBEDIÊNCIA

"Quem dera eles tivessem sempre no coração esta disposição para temer-me e para obedecer a todos os meus mandamentos. Assim tudo iria bem com eles e com seus descendentes para sempre!"

Deuteronômio 5:29

A Ti rendo graças, ó Deus, porque o Senhor é bom e sempre me ouve.

Assim como as misericórdias se renovam a cada manhã, hoje eu renovo minha mente e a minha alma se conecta na direção do meu espírito e ao Espírito de Deus.

A minha alma governa sobre todas as coisas, a minha mente governa sobre as minhas vontades e emoções, e o meu corpo está à disposição para cumprir o propósito pelo qual eu nasci.

No dia de hoje, o meu corpo vai desfrutar do melhor desta Terra, mas sempre em obediência ao governo da alma e na direção do espírito.

Não importa o que aconteça, irei obedecer ao Senhor e avançar para o próximo nível.

Hoje é dia de desfrute e diversão.

Hoje é dia de dar atenção aos amigos e aos familiares.

Hoje é dia de transbordar amor.

Hoje é dia de obedecer ao Senhor.

Já é!

Você tem cumprido seu ide? Tem sido obediente ao que o Senhor te ordenou e vivido o propósito para o qual Ele te chamou? Reflita sobre isso.

RENOVAÇÃO DE ESPÍRITO

"Graças ao grande amor do Senhor é que não somos consumidos, pois as suas misericórdias são inesgotáveis. Renovam-se cada manhã; grande é a sua fidelidade!"

Lamentações 3:22-33

A Ti rendo graças, ó Deus, porque o Senhor é bom e sempre me ouve.

Eu me conecto mais uma vez ao Espírito Santo de Deus.

Meu espírito se renova neste dia, assim como minha identidade e propósito.

O renovo vai percorrer meu ser e eu uso esse renovo para me fortalecer no Senhor.

Eu conecto meu coração direto na Fonte, onde recarrego as minhas energias e restauro as minhas forças.

A luz do Senhor guia a minha alma e a minha alma governa sobre tudo o que há na Terra.

O meu corpo obedece e desfruta ao máximo de todas as coisas.

Todas as coisas que a minha alma autorizar, meu corpo vai obedecer.

Eu sou o governante da minha própria vida!

Hoje é um dia de alegria como nunca, pois é dia de renovar meu relacionamento com o Senhor. O velho fica para trás e, nesse instante, eu renovo meu espírito.

Já é!

Em quais áreas da vida você precisa de renovo? Quais atitudes você terá a partir de hoje para viver o novo de Deus?

DESFRUTE

"Assim, descobri que, para o homem, o melhor e o que mais vale a pena é comer, beber e desfrutar o resultado de todo o esforço que se faz debaixo do sol durante os poucos dias de vida que Deus lhe dá, pois essa é a sua recompensa."

Eclesiastes 5:18

A Ti rendo graças, ó Deus, porque o Senhor é bom e sempre me ouve.

O Senhor é bom e sempre ouve as minhas orações e pedidos.

Eu renovo a minha identidade, o meu propósito e a minha amizade com o Senhor.

Meu espírito se curva diante do Teu espírito e meu corpo é governado pela minha alma. Ele desfruta da Terra e de tudo o que é legítimo.

Hoje é dia de desfrutar.

Nesse desfrute, já posso me visualizar em uma casa maravilhosa, vivendo a vida que sonhei. Nesse cenário, eu consigo suprir todas as minhas necessidades e não me preocupo mais com isso.

Posso ver minha grande empresa, onde todas as pessoas são prósperas. Lá todo mundo está crescendo e consigo ver a glória, a mão do Deus vivo, em tudo.

Todos os dias eu canto com meu coração, com minha alma e desfruto da Palavra.

O Senhor me entrega códigos poderosos que, com meus olhos naturais, eu não conseguiria pegar.

A partir de hoje, não me irrito e não me curvo mais diante de pessoas, apenas de Deus.

Esse é o verdadeiro desfrutar e sou um desfrutador.

Já é!

Desfrute é igual a descanso. Quem está desfrutando não se cansa. Separe um momento do seu dia para desfrutar e faça disso um hábito.

UMA VIDA A SERVIÇO DE OUTRAS VIDAS

"Quem me serve precisa seguir-me; e, onde estou, o meu servo também estará. Aquele que me serve, meu Pai o honrará."

João 12:26

A Ti rendo graças, ó Deus, porque o Senhor é bom e sempre me ouve.

O Seu amor é infinito e a sua graça não é medida. É um grande favor que eu não mereço.

Que se aparte de mim tudo aquilo que tem tentado me travar e tudo aquilo que tem tentado atrasar o propósito que o Senhor colocou no meu coração antes da fundação do mundo.

Que eu me levante todos os dias para destravar uma geração de pessoas e para cumprir a Sua obra.

Eu serei um canal na Terra, porque fui desbloqueado e decidi abrir minha boca, meu coração e minha vida para servir aos outros.

Nem olhos viram, nem ouvidos ouviram e jamais penetrou no coração humano o que Deus tem preparado para aqueles que O amam.

Eu sou livre n'Aquele que me criou e minha vida está a serviço de outras vidas.

Já é!

Semear e colher é um princípio bíblico. Nada nessa vida é de graça e aquilo que você fizer de coração aberto, voltará 100x mais para você. Hoje é dia de servir, começando pelas pessoas da sua casa. Sirva-as como nunca fez antes, sem esperar algo em troca.

NAVEGANDO ATÉ A FONTE

"Cantem ao Senhor um novo cântico, seu louvor desde os confins da terra, vocês, que navegam no mar, e tudo o que nele existe, vocês, ilhas, e todos os seus habitantes."

Isaías 42:10

A Ti rendo graças, ó Deus, porque o Senhor é bom e sempre me ouve.

Obrigado pelo Seu amor, pela Sua graça e pela Sua misericórdia que não tem fim. Como é bom andar com o Senhor e ser Seu amigo. Como é bom poder chegar diante do Senhor da maneira que eu posso. Como é bom acessar a sabedoria. Obrigado!

Hoje recebo o entendimento de que minha vida é como um barco em um rio.

Eu subo as águas continuamente e prospero cada vez mais, sem parar. Nunca senti tamanha sensação de leveza, liberdade e avanço como sinto agora.

Eu governo esse barco e tenho um propósito nessa embarcação: chegar até a Fonte.

Minha vida tem inspirado pessoas a governarem e a navegarem com precisão e eu não imaginei que seria bom governar a minha vida assim, mas é.

Eu só vou parar de navegar quando chegar ao meu destino.

Já é!

Quem são as pessoas que te aproximam da Fonte? Estejam elas próximas a você ou não, modele-as e acompanhe-as no que puder. Essa é uma maneira de chegar ao seu destino.

A ESPADA

"Pois a palavra de Deus é viva e eficaz, e mais afiada que qualquer espada de dois gumes; ela penetra até o ponto de dividir alma e espírito, juntas e medulas, e julga os pensamentos e as intenções do coração."

Hebreus 4:12

A Ti rendo graças, ó Deus, porque o Senhor é bom e sempre me ouve.

Hoje é dia de amar a Palavra como nunca antes.

Irei colocá-la no meu peito e carregá-la com força, amor e zelo, acessando sua revelação.

O Senhor vai olhar para mim, ver o quanto gosto dela e dizer "Receba a revelação do alto".

Essa espada tem 33 mil versículos, ou seja, ela tem 33 mil toneladas. Só dá conta de erguê-la quem a ama e transborda.

Ao começar a ter a revelação do Espírito, entrar em obediência e viver as loucuras, passarei a ver fogo saindo de dentro dela. Desejo isso do fundo da minha alma.

Eu dou minha vida por essa palavra e hoje vou lê-la e meditar nela como nunca antes.

Já é!

Antes de dormir, pegue sua Bíblia e deixe-a num local próximo. Antes de dormir e ao amanhecer, você irá lê-la.

DESEJO PELO NOVO

"Fui crucificado com Cristo. Assim, já não sou eu quem vive, mas Cristo vive em mim. A vida que agora vivo no corpo, vivo-a pela fé no filho de Deus, que me amou e se entregou por mim."

Gálatas 2:20

A Ti rendo graças, ó Deus, porque o Senhor é bom e sempre me ouve.

Que a Sua misericórdia, Sua paz que excede todo entendimento e o Seu amor, sejam multiplicados no meu meio.

Esse é o tempo de começar algo novo. Fazer coisas novas, pensar de forma nova, ter experiências, emoções e sentimentos novos.

É tempo de me conectar, sentar à mesa com pessoas novas e fazer tudo novo.

Coloque em mim o desejo pelo novo, porque o Senhor é a própria novidade.

Obrigado, porque tudo se fez novo e hoje todas as coisas podem se renovar.

Aquilo que não foi resolvido no dia de ontem, que eu possa priorizar e resolver mais rápido hoje.

Já é!

Decida fazer uma coisa nova hoje, seja conhecer um lugar diferente ou ter uma experiência inusitada.

MINHA HISTÓRIA CURA

"Assim que, se alguém está em Cristo, nova criatura é; as coisas velhas já passaram; eis que tudo se fez novo."

2 Coríntios 5:17

A Ti rendo graças, ó Deus, porque o Senhor é bom e sempre me ouve.

Aqui começa uma nova história.

Uma história de graça, sabedoria e entendimento.

Uma história de amor e generosidade.

Eu declaro que a minha história vai curar muitas pessoas. E, se eu não gosto da história que estou construindo, vou começar uma nova.

As pessoas virão de longe para ouvir as maravilhas que o Senhor fez em minha vida.

A partir de hoje, eu vou acordar cedo, transbordar, mentalizar, amar palavras e pessoas e tocar o terror na Terra.

Eu vou prosperar de forma absurda e em todo o tempo ser governante da minha família e dos meus negócios.

Eu tenho uma linda história com o Senhor e vou viver intensamente cada página, cada capítulo e cada minuto.

Começou um novo capítulo da minha vida no dia de hoje.

Já é!

O que você tem feito para escrever uma nova história? Que atitude você terá a partir de hoje para que esses novos capítulos sejam escritos?

DIA DE RESOLVER PROBLEMAS

"Confie no Senhor de todo o seu coração e não se apoie em seu próprio entendimento; reconheça o Senhor em todos os seus caminhos, e ele endireitará as suas veredas."

Provérbios 3:5-6

A Ti rendo graças, ó Deus, porque o Senhor é bom e sempre me ouve.

Obrigado pelo dia de hoje, obrigado pela minha respiração.

O Senhor é realmente muito bom.

Eu acesso Sua bondade, Sua misericórdia e me sinto amado diante do Senhor.

Eu declaro que posso todas as coisas nAquele que me fortalece.

Os problemas que pareciam pesados agora parecem leves.

Eu me torno, a partir de agora, o maior resolvedor de problemas desta Terra.

Pessoas começam a se conectar comigo, porque não olho para os problemas, mas os resolvo.

Eu sou o maior problema que existe. E é esse que resolverei.

Já é!

Qual(is) problema(s) você vai criar ou resolver hoje? Lembre-se: você será lembrado pelos problemas que resolveu, mas, principalmente, pelos que criou.

TODO DIA É UMA PROVA DE AMOR

"Mas Deus prova o seu próprio amor para conosco pelo fato de ter Cristo morrido por nós, sendo nós ainda pecadores."

Romanos 5:8

A Ti rendo graças, ó Deus, porque o Senhor é bom e sempre me ouve.

Obrigado por sempre ouvir os meus pedidos, orações e mentalizações.

Obrigado por mais um dia, porque todo dia é uma prova de amor. A cada amanhecer o Senhor me dá uma nova chance de buscá-Lo.

Todos os dias que eu acordar e encarar o novo, estar vivo será uma prova de amor do Senhor para comigo.

Esse novo dia está dizendo: "Chegou a hora de renovar suas energias e acessar a graça. Chegou a hora de você renovar suas forças, tudo se fez novo."

Então eu renovo as minhas energias e me conecto direto na Fonte, que é Cristo.

O Seu amor não tem medidas e eu continuo me afundando nele.

Como é bom e agradável poder fazer isso todos os dias.

Como é bom todos os dias liberar o coração.

Eu acesso a Fonte, a água bem limpa que lava agora o meu coração.

Eu me curvo diante do Seu Santo Espírito e me sinto amado como nunca antes.

Já é!

Cristo deu a maior prova de amor por nós. Você tem refletido sobre isso e sido grato todos os dias por esse ato?

CHAMADO A DESTRAVAR

"Ele os chamou para isso por meio de nosso evangelho, a fim de tomarem posse da glória de nosso Senhor Jesus Cristo."

2 Tessalonicenses 2:14

A Ti rendo graças, ó Deus, porque o Senhor é bom e sempre me ouve.

Obrigado pela Sua graça e pelo favor imerecido, independente do que eu faça.

Hoje eu renovo meu espírito, minha alma e meu corpo.

Eu decido transbordar na vida de pessoas que estão pedindo ajuda.

Fui chamado para destravar uma nação com a minha mensagem e não vou parar de ouvir meu coração, que é a fonte da vida.

Quem ama, ouve, obedece, coloca em prática e tem resultados para si e para os outros.

Eu renovo minha aliança com o Senhor e declaro que minha vida está a serviço de outras vidas. Eu não vou parar até destravar o maior número possível de vidas, porque foi para isso que eu fui chamado.

Já é!

Quem é bom em desculpas não é bom em mais nada. O simples fato de estar lendo esse boot significa que você está rompendo e avançando para o próximo nível, mas é preciso destravar todos os dias. Reflita: o que está impedindo você de destravar sua vida e de outras pessoas? O que você vai fazer para mudar isso?

TRÊS DISPOSITIVOS

"Que a graça, a misericórdia e a paz de Deus, o nosso Pai, e de Jesus Cristo, o seu Filho, estejam conosco em verdade e amor!"

2 João 1:3

A Ti rendo graças, ó Deus, porque o Senhor é bom e sempre me ouve.

Te dou graças, porque o Senhor sempre me ouve, me direciona e me dá uma nova chance.

Toda manhã eu acesso três coisas:

A primeira é o Seu amor, pois ele não tem medida e não tem fim. Ah, como é bom saber que eu sou amado independente do que faço! Esse amor transborda por todos os lados e acerta qualquer pessoa em volta do meu ecossistema.

A segunda coisa, e a mais impressionante, é que, independente da minha falha, a Sua misericórdia se renova a cada manhã e eu entro nesse rio de misericórdia e me lavo todos os dias.

A terceira é Sua graça: o favor imerecido.

Esses são os três dispositivos que eu aciono agora: o amor, a misericórdia e a graça.

Eu renovo as minhas forças, renovo a alegria no meu coração e renovo a minha energia.

Eu nasci para tocar o terror na Terra e acessar essas três coisas.

Já é!

Liste esses três dispositivos em um papel (amor, misericórdia e graça) e deixe-o perto de você para que possa se lembrar de acessá-los ao longo do dia. Dessa forma, você vai avançar naquilo que Deus colocou no seu coração.

26 de janeiro

EU VENCI!

"Tu me dás o teu escudo de vitória; tua mão direita me sustém; desces ao meu encontro para exaltar-me."

Salmos 18:35

A Ti rendo graças, ó Deus, porque o Senhor é bom e sempre me ouve.

Como é bom e agradável começar este dia conectado direto à Fonte.

Eu agradeço pela vida, agradeço por tudo que eu tenho vivido e eu sei: não é nem o ensaio daquilo que está por vir.

Eu não nasci para agradar ninguém, eu nasci para cumprir o meu propósito.

Meu corpo não tem autonomia de decisão nem pode viver debaixo de uma condição. Quem toma decisão é minha alma e meu corpo obedece.

Hoje, mais uma vez, eu venci!

Eu venci a cama, o desânimo, o cansaço, o caixão. Venci o despertador, venci o Sol e venci a mim mesmo.

Eu preciso me vencer todos os dias, como diz Provérbios 8: "Eu quero a sabedoria, eu levanto de madrugada atrás da sabedoria e não de homens."

O Senhor disse que dá livremente para quem pede, então eu quero a cada dia ser mais denso, mais transbordante e vencedor.

Já é!

Como você vai vencer a si próprio hoje? Vai para a academia? Vai beber mais água? Vai parar de reclamar? Vai servir ao invés de ser servido? Escolha uma dificuldade e vença-a.

MENTALIZE O NOVO

"Pois estou prestes a realizar algo novo. Vejam, já comecei! Não percebem? Abrirei um caminho no meio do deserto, farei rios na terra seca."

Isaías 43:19

A Ti rendo graças, ó Deus, porque o Senhor é bom e sempre me ouve.

Eu renovo meu espírito, a minha alma, o meu corpo e as minhas forças.

Agora, meu espírito se curva diante do maior dos espíritos, que é o Espírito Santo de Deus.

Não sou escravo de nada e governarei sobre todas as energias, em favor do meu propósito.

As respostas que eu busco estão nas perguntas que não fiz, nos lugares que não acessei, nos livros que não li e nas pessoas com quem não me conectei. Mas isso mudou hoje.

A partir de agora eu vou atrair o novo, conhecer pessoas novas, ter novas ideias, novos negócios, novas ações e ir para um novo nível de intimidade com o Senhor. Nada vai tirar isso do meu coração.

Já é!

Mentalize agora você atraindo novas pessoas, novas ideias, novos negócios, novas ações e comece a se ver em frequências novas, principalmente em novos lugares.

CORAÇÃO ENTREGUE

"Deleite-se no Senhor, e ele atenderá aos desejos do seu coração."

Salmos 37:4

A Ti rendo graças, ó Deus, porque o Senhor é bom e sempre me ouve.

Obrigado pelo Seu amor, graça e misericórdia.

Não existe algo superior ao Senhor. Eu reconheço Sua soberania sobre a minha vida e me conecto direto ao Seu Santo Espírito.

Ao me conectar com o Senhor, o transbordo flui do Seu Espírito para o meu espírito.

Como é bom poder aprender e viver de forma transbordante para que outros também tenham vida.

Cada pessoa que passa pela minha vida cumpre um propósito, inclusive os críticos e os inimigos. Que eles possam ter a chance de chegar aonde a alma deles está desejando.

Serei conhecido como uma pessoa que é cheia de graça, sabedoria e entendimento, e o sinal disso é que as pessoas vão querer me ouvir. Quanto mais eu crescer e desenvolver essas virtudes, mais as pessoas vão me descobrir.

Não é sobre sucesso ou fama, mas sim sobre ter algo que a humanidade quase inteira apenas sonha que existe.

Meu coração é Seu. Eu o libero para receber os códigos.

Já é!

Você já entregou seu coração e sua vida para o Senhor, ou ainda tem alguma reserva? Reflita sobre isso.

29 de janeiro

IMPARÁVEL

"Porque estou certo de que nem a morte, nem a vida, nem os anjos, nem os principados, nem as potestades, nem o presente, nem o porvir, nem a altura, nem a profundidade, nem alguma outra criatura nos poderá separar do amor de Deus, que está em Cristo Jesus, nosso Senhor."

Romanos 8: 38-39

A Ti rendo graças, ó Deus, porque o Senhor é bom e sempre me ouve.

O Senhor tem me abençoado em tudo aquilo do qual tomo posse desde a fundação do mundo.

Por isso, eu me sinto verdadeiramente amado pelo Senhor.

Eu reconheço que o Senhor é quem governa e é soberano sobre a existência.

Eu quero ser livre! E não abro mão de obedecer e de fazer aquilo que Ele me chamou para fazer.

Eu estou pronto! Mesmo que o mundo inteiro se volte contra mim, o olhar do Senhor me diz: eu estou com você.

Nada e ninguém me para, porque meus olhos estão fixos no meu Criador.

Nem a morte, nem a vida, nem a família, nada poderá me afastar do meu alvo, que é Cristo.

Já é!

Liste três bênçãos que você já recebeu do Senhor para lembrar-se de que ninguém te para, pois Ele é poderoso.

ORGANIZANDO A VIDA

"Em meio a tantos sonhos absurdos e conversas inúteis, tenha temor de Deus."

Eclesiastes 5:7

A Ti rendo graças, ó Deus, porque o Senhor é bom e sempre me ouve.

Seu amor e Sua graça não tem fim.

Não há nada que eu possa fazer, pois as Suas misericórdias, graça e amor se renovam todos os dias.

A partir de hoje, eu decido resolver todas as principais áreas da minha vida: física, mental e espiritual.

E começo a ver agora um progresso, um momento da minha trajetória no qual eu tenho muitos resultados e as pessoas estão vindo aprender comigo.

Começo a me ver explicando meu sucesso para outras pessoas que vieram de longe e que querem estar próximas a mim. Me vejo explicando como crescer e como prosperar.

Começo a mentalizar essa grande organização e o meu transbordo.

Já é!

Hoje é dia de organizar a vida. Faça uma tabela com tudo que precisa de ajustes nas suas áreas física, mental e espiritual e comece hoje a colocar esse plano em ação.

RENÚNCIAS

"Muitos são os planos no coração do homem, mas o que prevalece é o propósito do Senhor."

Provérbios 19:21

A Ti rendo graças, ó Deus, porque o Senhor é bom e sempre me ouve.

Muito obrigado por tudo.

Obrigado, porque o Seu amor não tem fim, a Sua graça não depende de nada que eu faça - absolutamente nada - e a Sua misericórdia se renova a cada manhã.

Obrigado pela oportunidade de me conectar diretamente com o Senhor.

Eu me conecto e começam a fluir coisas novas, novos dons espirituais.

Eu renovo meu espírito, a minha identidade, o meu propósito, as minhas forças, o meu relacionamento e todas as coisas no dia de hoje.

Meu corpo nasceu para suportar o meu propósito e tudo que a minha mente viu, o meu corpo é obrigado a executar.

Eu abro mão de coisas que me impedem de cumprir o Seu chamado.

O que estiver atrapalhando a minha conexão com meu propósito vai ser tirado agora do meu caminho, em nome de Jesus.

Já é!

Chegamos ao final do primeiro mês do ano. Do que você abriu mão para cumprir o seu chamado? Quais ensinamentos teve até aqui?

Fevereiro

"Portanto, vão e façam discípulos de todas as nações, batizando-os em nome do Pai e do Filho e do Espírito Santo, ensinando-os a obedecer a tudo o que eu lhes ordenei. E eu estarei sempre com vocês, até o fim dos tempos."

Mateus 28:19-20

01 de fevereiro

DE VOLTA AO CAMINHO CERTO

"Cria em mim um coração puro, ó Deus, e renova dentro de mim um espírito estável. Não me expulses da tua presença nem tires de mim o teu Santo Espírito. Devolve-me a alegria da tua salvação e sustenta-me com um espírito pronto a obedecer."

Salmos 51:10-12

A Ti rendo graças, ó Deus, porque o Senhor é bom e sempre me ouve.

Obrigado porque o Senhor acendeu a chama no meu coração e colocou clareza sobre o que vou fazer nesta Terra.

Eu acesso a Sua identidade, - que é a Fonte - e eu acesso com o meu espírito o Espírito Santo de Deus.

Eu renovo as minhas energias, minhas forças e me conecto direto na Fonte.

Obrigado, Senhor, por me dar a chance de tocar o terror na Terra nesta geração.

Eu te peço: se algo não fizer parte do meu propósito, tira do meu caminho.

Posso levar o prejuízo que for, mas não me permita olhar para a direita nem para a esquerda, pois eu quero seguir somente o Seu propósito.

Se o meu olhar, em algum momento, desviar meu coração do foco, use pessoas para me alertar.

Eu estou aberto para me quebrantar e para voltar ao caminho que o Senhor me chamou.

O que eu quero é a paz que vem do Espírito.

Já é!

Aproveite que ainda estamos no começo do mês e recalcule a rota. Reflita se suas atitudes e decisões estão te afastando ou aproximando daquilo que o Senhor colocou em seu coração.

02 de fevereiro

A MISERICÓRDIA É COMO UM COLO

"Bem-aventurados os misericordiosos, pois obterão misericórdia."

Mateus 5:7

A Ti rendo graças, ó Deus, porque o Senhor é bom e sempre me ouve.

Como é bom ter acesso direto ao Senhor.

Seu amor não tem fim e eu O acesso todos os dias.

É muito bom me sentir amado.

A Sua misericórdia é como um colo e Sua graça é infinita.

Toda dádiva que recebo do alto é um ato de misericórdia maior do que eu poderia imaginar. O que me acontece de bom vem de Cristo.

O Senhor é onipotente, onisciente e onipresente e a Sua graça, infinita.

Alcanço Sua misericórdia quando minhas orações são respondidas.

Que a partir de hoje eu possa desfrutar de coisas novas, mas que eu seja obediente.

Que eu possa experimentar um novo nível mas, acima de tudo, que a vontade de comer e beber seja infinitamente menor do que a de viver a Palavra.

Toda bênção recebida é fruto da misericórdia de um Pai amoroso e compassivo para com um filho obediente às Suas Palavras.

Posso ver a benevolência e a bondade de Cristo em minha vida e uma multidão de pessoas ao meu redor sendo transformadas por meio da minha história.

Já é!

Você tem sido misericordioso com as pessoas? Antes de tomar qualquer atitude, mesmo com aqueles que não foram bons com você, pare e pense: "O que Jesus faria?".

03 de fevereiro

QUEM EU SOU

"Criou Deus o homem à sua imagem, à imagem de Deus o criou; homem e mulher os criou."

Gênesis 1:27

A Ti rendo graças, ó Deus, porque o Senhor é bom e sempre me ouve.

Diante do Senhor eu renovo a minha identidade hoje.

Ah, como é bom saber quem eu sou e como é bom reafirmar isso todos os dias.

Eu sei quem eu sou, sei de onde eu vim, sei para onde estou indo, sei que foi o Senhor quem criou todas as coisas.

Eu renovo meu propósito e peço clareza.

Eu vou continuar transbordando, só que agora no nível mais alto e com mais pressão.

Vou me destravar da vergonha, do medo, dos bloqueios que me diminuem e fazem com que eu pareça menor do que sou: imagem e semelhança de Deus.

A partir de agora, irei liderar coisas e pessoas de forma impressionante. Vidas serão conduzidas à Fonte por meio do meu transbordo.

Vou combater o bom combate, percorrer a carreira e guardar a fé.

Já é!

Leia e medite sobre Gênesis 1:26-27 até ter convicção sobre sua identidade. Esse é um exercício poderoso.

FONTE TRANSBORDANTE

"Que o Senhor faça crescer e transbordar o amor que vocês têm uns para com os outros e para com todos, a exemplo do nosso amor por vocês."

1 Tessalonicenses 3:12

A Ti rendo graças, ó Deus, porque o Senhor é bom e sempre me ouve.

Eu estou conectado à Fonte e, mais uma vez, eu me achego sem nenhum medo.

Ah, como é bom ser lavado todos os dias. Como é bom ser refrigerado no corpo, na alma e no espírito todos os dias. Como é bom conhecer a água mais pura de todas.

Eu renovo as minhas forças, as minhas energias. Não há nada que eu possa fazer que vá diminuir a pressão de viver aquilo para o qual o Senhor me chamou.

Eu renovo a minha identidade e o meu propósito nesta manhã. Obrigado, pois o Seu amor não tem fim e a Sua misericórdia se renova a cada manhã. Como é bom saber disso!

Eu não tenho compromisso com nenhum erro ou com o passado. Eu só tenho compromisso com o Senhor.

Aquilo que não faz mais sentido em relação ao Senhor eu estou pronto para largar. Nada me fará mudar de ideia, mesmo que me custe amigos, reputação, dinheiro e cargos.

Eu me livro de todo o peso, de todo fardo e vou focar somente no que precisa ser feito.

Esse é o dia de me conectar à Fonte e transbordar.

Já é!

Ouça a canção "Sinto fluir" (de Marcelo Markes e Casa Worship) e medite sobre sua conexão com a Fonte.

LIVRE DOS PECADOS

"Cada um, porém, é tentado pelo próprio mau desejo, sendo por este arrastado e seduzido. Então esse desejo, tendo concebido, dá à luz o pecado, e o pecado, após ser consumado, gera a morte."

Tiago 1:14-15

A Ti rendo graças, ó Deus, porque o Senhor é bom e sempre me ouve.

Não há pecado do qual o Senhor não consiga me limpar. Por isso, eu peço agora que o Senhor renove todo o meu entendimento.

Se o Senhor renova a sua misericórdia, quem sou eu para continuar insistindo naquilo que é errado e me faz mal?

Todos os dias estou pronto para deixar meus pecados e para aprender coisas novas. Todos os dias o meu espírito é ativado no meu propósito.

A partir de agora eu serei uma pessoa melhor e menos pecadora, pois pelo Teu sangue eu fui lavado, curado e perdoado.

Não há motivo para cometer os mesmos erros.

Obrigado por me ensinar o que é certo e me amar de forma inexplicável.

Já é!

Se dissermos que não temos pecado, enganamo-nos a nós mesmos, e não há verdade em nós. Mas, se confessarmos os nossos pecados, Ele é fiel e justo para nos perdoar e nos purificar de toda a injustiça. Confesse seus pecados ao Senhor e se arrependa de todo o coração.

0 6 d e f e v e r e i r o

A MINHA SORTE

"Assim, aproximemo-nos do trono da graça com toda a confiança, a fim de recebermos misericórdia e encontrarmos graça que nos ajude no momento da necessidade."

Hebreus 4:16

A Ti rendo graças, ó Deus, porque o Senhor é bom e sempre me ouve.

A minha sorte muda todos os dias e eu tenho a chance de me renovar todos os dias nEle. Por isso, eu conecto meu espírito ao Criador, ativo o meu propósito e dou direção para a minha alma.

A minha alma governa sobre as minhas emoções, domina as minhas vontades e domina completamente o meu corpo.

Tenho sorte e privilégio em conhecer o amor de Cristo.

Ser escolhido por Ele é uma dádiva e preciso fazer jus a isso. Preciso chamar o máximo de pessoas para conhecer essa sorte.

Falar sobre Seu amor é natural. Mas se algum tipo de necessidade de aprovação me impedia de levar a mensagem do Reino, a partir de agora, isso acaba aqui.

Eu serei um grande propagador da mensagem e muitas pessoas conhecerão o amor de Cristo a partir da minha vida.

Já é!

A partir de hoje, se permita ser luz de conhecimento na vida de outras pessoas e transborde a mensagem de Cristo.

07 de fevereiro

NÃO SE SUBMETA

"Mas guardem fielmente o mandamento e a lei que Moisés, servo do Senhor, deu a vocês, que amem o Senhor, o seu Deus, andem em todos os seus caminhos, obedeçam aos seus mandamentos, apeguem-se a ele e o sirvam de todo o coração e de toda a alma."

Josué 22:5

A Ti rendo graças, ó Deus, porque o Senhor é bom e sempre me ouve.

Eu renovo minha identidade, meu espírito e o meu propósito.

Dessa forma, ando debaixo daquilo para o qual o Senhor me chamou.

Eu não me submeto a nada que não seja o que o Senhor me manda.

O Senhor possui um plano certo para cada um, por isso não cogito me submeter àquilo para o qual não fui chamado. Não saio da direção e, menos ainda, me distancio da Sua vontade. Também não me submeto ao pecado, pelo contrário, sou inconformado com ele e o venço.

Hoje vou continuar avançando para o alvo, para a soberana vocação que há em Cristo Jesus.

Hoje é dia de tocar o terror na Terra.

Já é!

O que você tem feito para se manter íntimo de Cristo e, assim, não se submeter a coisas que não O agradam?

O DESFRUTE

"Por isso recomendo que se desfrute a vida, porque debaixo do sol não há nada melhor para o homem do que comer, beber e alegrar-se. Sejam esses os seus companheiros no seu duro trabalho durante todos os dias da vida que Deus lhe der debaixo do sol!"

Eclesiastes 8:15

A Ti rendo graças, ó Deus, porque o Senhor é bom e sempre me ouve.

Eu reativo a minha identidade e renovo o meu propósito neste dia, porque as Suas misericórdias não têm fim.

Eu posso ser uma pessoa nova todos os dias, pois deixo para trás as coisas ruins e prossigo para o alvo.

Meu corpo vai desfrutar do melhor desta Terra.

Já desfruta, mas nunca vai estar satisfeito.

O desfrute vai aumentar a cada dia, porém ele precisa estar em obediência.

Eu determino que não viverei um dia sequer sem desfrutar e eu andarei de forma leve, descansado no Senhor.

Desfrutarei durante o processo, e não só em um dia da semana.

Esse será meu lifestyle.

Já é!

Desfrute das pequenas coisas no dia de hoje. Seja grato e cuide da mente e do corpo.

09 de fevereiro

A DIREÇÃO

"Conduz os humildes na justiça e lhes ensina o seu caminho."

Salmos 25:9

A Ti rendo graças, ó Deus, porque o Senhor é bom e sempre me ouve.

Eu renovo a minha identidade mais uma vez.

Renovo o meu propósito e meu relacionamento com o Espírito Santo de Deus.

Neste dia, eu continuo indo em direção ao que o Espírito de Deus tem falado ao meu coração:

Destravar a mente das pessoas.

Curtir a vida adoidado.

Buscar as coisas do alto.

Não ser como Salomão ou todos aqueles que, somente na velhice, começaram a perceber que correram atrás de coisas que não faziam sentido.

A vida eterna, que é a maior riqueza, pode ser gerada em mim todos os dias.

Que as pessoas que se conectam a mim possam se conectar com o Senhor sem precisar de nenhum dependente.

Hoje é mais um dia de tocar o terror na Terra.

Já é!

Qual direção você tem tomado? Seja sábio e intencional em cada objetivo da sua vida.

A VOZ DO SENHOR

"As minhas ovelhas ouvem a minha voz; eu as conheço, e elas me seguem."

João 10:27

A Ti rendo graças, ó Deus, porque o Senhor é bom e sempre me ouve.

Eu não abro mão de ouvir a Sua voz: a voz mais doce que existe.

Seja bem-vindo, Espírito Santo.

Que eu escute Sua voz e meu coração esteja disposto a obedecê-la.

Peço para que eu possa entender e ouvir as Suas bênçãos, mas também as repreensões.

Ao ouvir Sua voz sou curado e direcionado a tomar boas decisões.

Eu nasci para dominar sobre todas as coisas e, para isso, preciso estar atento à voz do Espírito.

Hoje é dia de tocar o terror na Terra e cumprir o meu chamado.

Meu propósito é fazer mais pessoas entenderem isso.

Já é!

Esteja disposto a escutar a voz de Cristo, afinal, o Senhor está sempre ansiando para falar contigo. Pode ser através de um louvor, da leitura da Bíblia, da oração, do jejum ou de outro meio que preferir.

DEIXE O VELHO PARA TRÁS

"A tua palavra é lâmpada que ilumina os meus passos e luz que clareia o meu caminho."

Salmos 119:105

A Ti rendo graças, ó Deus, porque o Senhor é bom e sempre me ouve.

Hoje renovo minha identidade e estou pronto para deixar pelo caminho tudo o que não faz parte do meu propósito.

As emoções não governam sobre o meu corpo, pois ele foi criado para desfrutar do melhor desta Terra. Meu corpo é obediente ao governo da minha alma.

Chegou mais um dia de tocar o terror na Terra, pois hoje pessoas serão salvas, deixarão de ter resultados terríveis e sairão do caixão.

Elas marcharão para o alto e serão prósperas em todos os seus caminhos. Eu creio nisso!

Obrigado, Senhor, por me dar a chance de acordar e ajudar essas pessoas.

O que é velho ficará para trás, principalmente uma vida distante do Senhor.

Eu declaro que eu e as pessoas que cruzarem meu caminho seremos prósperos, abundantes e governantes das nossas vidas. Não dá mais para voltar atrás.

Já é!

O que você tem deixado para trás pelo seu propósito? Toda escolha nos leva a renúncias. Reflita sobre isso.

SINTA-SE AMADO

"Quem não ama não conhece a Deus, porque Deus é amor."

1 João 4:8

A Ti rendo graças, ó Deus, porque o Senhor é bom e sempre me ouve.

Assim como as misericórdias do Senhor se renovam a cada dia, eu renovo, agora, o meu espírito diante do Senhor.

O próprio Senhor colocou no meu coração: hoje é dia de se sentir amado.

Eu me sentirei amado como nunca antes e também irei liberar esse amor.

Olharei nos olhos do meu cônjuge e direi o quanto ele é amado por mim.

Meus filhos se sentirão seguros e amados em meus braços.

A atmosfera da minha casa será inundada de amor.

Se antes eu não amava pessoas, agora essa chama desperta em mim, porque o que o Senhor mais ama é gente.

Eu também vou amar as pessoas mais que tudo e investir meu tempo e energia nelas, pois esse é o melhor investimento de todos.

Já é!

Faça as pessoas ao seu redor se sentirem amadas como nunca antes. Use palavras, mas, principalmente, ações.

DESCANSO NO PAI

"Lancem sobre ele toda a sua ansiedade, porque ele tem cuidado de vocês."

1 Pedro 5:7

A Ti rendo graças, ó Deus, porque o Senhor é bom e sempre me ouve.

Eu sempre ando no descanso do Senhor e renovo as minhas energias que vêm do alto.

Eu não aceito andar fora do meu propósito.

Toda vez que eu perceber ou todas as vezes que eu começar a olhar para fora dele, eu quero que o Senhor me dê um alerta.

Espírito Santo de Deus, você é bem-vindo para operar em minha vida.

Quero poder entregar a minha vida ao Senhor e não sair mais do Seu caminho. O Senhor é Pai, então posso descansar no Seu colo.

Hoje é dia de tocar o terror na Terra e destravar todas as pessoas que vierem até mim.

Já é!

Ao longo da vida, ficamos cansados em vários sentidos. Mas você já parou para pensar que o Senhor é o nosso Pai? Podemos descansar nEle e entregá-Lo nossas preocupações. Faça isso hoje.

A FÉ

"Ora, a fé é a certeza daquilo que esperamos e a prova das coisas que não vemos."

Hebreus 11:1

A Ti rendo graças, ó Deus, porque o Senhor é bom e sempre me ouve.

A minha fé precisa, todos os dias, ser trabalhada.

Fé é visão e pela fé estou aqui construindo aquilo que desejo viver.

Não me movo pelo que vejo e sim pela visão do meu coração.

Hoje eu destravo a minha fé. Sei que só depende de mim.

Devo fazer minha parte e continuar investindo no relacionamento com Cristo.

Renovo a minha fé nas coisas mais simples do dia a dia e em tribulações que posso enfrentar.

Não importa a situação que eu esteja passando, Cristo está comigo e preciso acreditar que Ele tem o controle.

Já é!

Escolha uma situação em que está indeciso e dê um passo de fé. Confie nos planos que Deus tem para você.

PROPÓSITO

"'Porque sou eu que conheço os planos que tenho para vocês', diz o Senhor, 'planos de fazê-los prosperar e não de causar dano, planos de dar a vocês esperança e um futuro'."

Jeremias 29:11

A Ti rendo graças, ó Deus, porque o Senhor é bom e sempre me ouve.

Meu espírito está condicionado para o relacionamento com o Senhor e para cumprir o meu propósito na Terra.

Nada tem maior poder do que alguém que está com o Espírito Santo.

Hoje é dia de novas conquistas.

Hoje é dia de investir em relacionamentos.

Hoje é dia de cumprir o propósito.

Eu nunca vou trocar o propósito por propostas.

Sei que o propósito não tem a ver com o que eu faço profissionalmente ou com bens materiais. Propósito é rota, não destino.

É impossível conhecer essa rota sem ter a identidade ativada.

Meus bloqueios têm intimidade com o meu propósito e, a cada destravar, sigo uma nova rota.

Então eu ativo, neste momento, minha identidade e propósito. Entro em uma frequência de desbloqueio e declaro: "Minha vida está a serviço de outras vidas."

Já é!

O propósito sempre estará relacionado a pessoas. Se você ainda não descobriu qual é o seu, se coloque em movimento a partir de agora, pois ele te encontra no caminho. Faça também uma lista com suas habilidades para descobrir o que você poderia estar fazendo para alcançar mais pessoas, mas está deixando isso de lado.

ASSUMINDO MEU LUGAR

"E, quando Deus concede riquezas e bens a alguém e o capacita a desfrutá-los, a aceitar a sua sorte e a ser feliz em seu trabalho, isso é um presente de Deus."

Eclesiastes 5:19

A Ti rendo graças, ó Deus, porque o Senhor é bom e sempre me ouve.

Espírito Santo, seja bem-vindo aqui, pois o Senhor tem total legalidade.

És bem-vindo para agir da forma que o Senhor quiser.

Hoje é dia de assumir meu lugar de filhinho amado, meu lugar como governante nesta Terra.

É hora de assumir minha verdadeira identidade, tirar a venda dos olhos, sair do vitimismo e ser o protagonista da minha própria história.

Tudo já é meu por direito desde antes da criação do mundo.

Então hoje eu tomo posse.

Tudo em que eu colocar a palma das mãos ou a planta dos pés irá prosperar.

Já é!

Você tem assumido seu lugar como filho de Deus? O Senhor não nos criou para ficarmos chorando e dando ouvido às vozes do inimigo. Fomos criados para viver como filhos e herdeiros do Deus vivo.

17 de fevereiro

REMOÇÃO

"Irmãos, pensem no que vocês eram quando foram chamados. Poucos eram sábios segundo os padrões humanos; poucos eram poderosos; poucos eram de nobre nascimento."

1 Coríntios 1:26

A Ti rendo graças, ó Deus, porque o Senhor é bom e sempre me ouve.

Com toda a intimidade que eu tenho com o Senhor, eu renovo, hoje, a minha energia, força, identidade e propósito.

Tudo aquilo que não faz parte do que o Senhor me chamou para fazer, que seja retirado da minha vida.

Eu não vou lutar para permanecer com coisas que não fazem parte dos planos do Senhor.

Eu dou liberdade para que o Senhor as remova, porque o Senhor me deu liberdade para fazer o que eu quisesse, mas, daquilo que não faz parte do meu propósito, eu abro mão.

Já é!

Elimine pelo menos três vícios que você tem ou coisas que você pratica, mas que sabe que não agradam ao Senhor.

SEJA A PONTE NA VIDA DE ALGUÉM

"Não abandone o seu amigo nem o amigo de seu pai; quando for atingido pela adversidade não vá para a casa de seu irmão; melhor é o vizinho próximo do que o irmão distante."

Provérbios 27:10

A Ti rendo graças, ó Deus, porque o Senhor é bom e sempre me ouve.

Obrigado, porque a vida é boa demais.

Obrigado, porque esperei milhões de anos para vir nesta geração.

Obrigado pelo Seu amor que não tem fim.

Como eu me sinto amado neste dia. Como é bom transbordar esse amor para as pessoas!

Dê entendimento, graça e sabedoria para as pessoas, para que elas possam ser multiplicadoras de vida.

Que eu saiba me importar com as pessoas ao meu redor, estando sempre pronto para servi-las.

A partir da minha transformação de vida, com o cumprimento do meu propósito na Terra e o conhecimento adquirido ao longo da vida, que eu possa ser essa ponte que leva as pessoas para o outro lado, mostrando que é possível ter uma vida abundante.

Minha felicidade não depende dos outros, mas sim do Senhor.

A partir de hoje, eu vou elevar a felicidade das pessoas que convivem comigo.

Já é!

Como tem sido a sua relação com as pessoas à sua volta? Você tem sido um exemplo, um conselheiro? Sirva mais do que espera ser servido.

19 de fevereiro

SOU MORADA

"Pois o Senhor é bom e o seu amor leal é eterno; a sua fidelidade permanece por todas as gerações."

Salmos 100:5

A Ti rendo graças, ó Deus, porque o Senhor é bom e sempre me ouve.

Meu espírito anda debaixo da direção do Espírito Santo de Deus.

Renova a minha identidade, Pai, e firma o meu propósito neste dia.

Renova minhas energias, assim como as misericórdias se renovam todas as manhãs.

Hoje é um dia de transbordar na vida de muitas pessoas.

É dia de destravar, aumentar a potência e perder realmente o controle.

Que esse dia seja explosivo e eu possa crescer como nunca.

Que a cada novo dia, minha intimidade e relacionamento com o Criador sejam renovados.

Meu coração está aberto para que o Senhor faça morada e que o Seu favor me alcance no momento certo.

Eu me permito viver novas experiências com o Senhor.

Escuto a Sua doce voz e a paz que excede todo o entendimento guarda meu coração e a minha mente em Cristo Jesus.

Eu sou filho do Rei. Sou atendido todos os dias quando busco relacionamento e propósito.

Já é!

Busque um relacionamento diário com Cristo. Esteja sempre em sintonia com o Espírito Santo e atento às chamadas dEle.

20 de fevereiro

CRISES

"Deste-me vida e foste bondoso para comigo e na tua providência cuidaste do meu espírito."

Jó 10:12

A Ti rendo graças, ó Deus, porque o Senhor é bom e sempre me ouve.

Agradeço-Lhe, Deus, por eu não ser aquele que precisa agradar a ninguém a não ser ao Senhor.

Assim como o Sol brilha todos os dias, o Senhor disse que eu sou sal e luz na Terra.

Em meio a crises e tribulações, o Senhor está comigo.

A crise não é ruim: no meio dela é possível conhecer o coração das pessoas, o fraco e o forte.

Salomão diz o seguinte: "É na crise em que se conhecem os fracos".

Sou forte e corajoso e amo crises, pois eu consigo antevê-las e usá-las como oportunidade para prosperar.

Minha vida é importante demais, por isso eu escolho não perder mais do que cinco segundos para mudar de rota; respiro fundo, conto até cinco e falo: "cada um tem a vida que merece."

Aqueles que me chamam de louco verão que, na verdade, sou um dominador na crise.

Essa é a geração que se levanta.

Já é!

Liste 3 pessoas que souberam gerir bem seus recursos durante uma crise e, em vez de sucumbirem, prosperaram. Anote como elas fizeram isso e modele-as.

21 de fevereiro

COMO JOSÉ DO EGITO

"José era o governador do Egito e era ele que vendia trigo a todo o povo da Terra. Por isso, quando os irmãos de José chegaram, curvaram-se diante dele com o rosto em terra."

Gênesis 42:6

A Ti rendo graças, ó Deus, porque o Senhor é bom e sempre me ouve.

Obrigado por mais um dia, pelo Seu amor, pela Sua graça e pela Sua misericórdia, que não tem fim.

Que hoje eu possa aceitar aquilo que o Senhor já disse ao meu respeito.

Eu me desapego de tudo e de todos, mas me apego ao centro do Seu coração.

Desejo que a minha confiança no Senhor seja renovada, independente da provação pela qual eu esteja passando. Irei perseverar na Palavra do Senhor, que nunca falha.

José foi humilhado e vendido como escravo, servindo no Egito longe de sua família por muitos anos, mas, em todo o tempo, ele manteve sua fidelidade com Deus.

Assim como José do Egito, vou governar na crise, mesmo sendo empregado de alguém.

Eu nasci para governar e não sou a pessoa que se curva para o vitimismo ou para qualquer coisa que diminua minha identidade.

Já é!

O que falta para você governar sua própria vida? Faça perguntas até descobrir. Além disso, leia Gênesis dos capítulos 37 a 50, e extraia os códigos de José do Egito.

UM AMOR QUE FLUI

"Eu te louvo porque me fizeste de modo especial e admirável. Tuas obras são maravilhosas! Digo isso com convicção."

Salmos 139:14

A Ti rendo graças, ó Deus, porque o Senhor é bom e sempre me ouve.

Assim como as misericórdias se renovam a cada manhã, hoje eu renovo minha mente e meu relacionamento com o Senhor.

A minha alma governa sobre todas as coisas, ela governa sobre as minhas vontades e emoções, e o meu corpo está à disposição para cumprir o propósito.

Nesta manhã eu acesso o Seu amor e não consigo retê-lo. É um amor que flui, pois vem diretamente do trono.

Quando eu entendo que sou amado pelo Senhor, consigo me enxergar do jeito que o Senhor me vê.

Eu me amo e nada consegue mais segurar esse amor, pois no amor não existe controle, no transbordo não existe controle.

É impossível controlar o transbordo e eu estou pronto para entrar nesse nível de amor. Tudo é amor.

Já é!

Deixe para trás o controle, a racionalidade, e se abra para ter acesso ao verdadeiro amor de Deus.

23 de fevereiro

LIBERDADE EMOCIONAL

"Tenham cuidado para que ninguém os escravize a filosofias vãs e enganosas, que se fundamentam nas tradições humanas e nos princípios elementares deste mundo, e não em Cristo."

Colossenses 2:8

A Ti rendo graças, ó Deus, porque o Senhor é bom e sempre me ouve.

Eu me conecto direto na Fonte e essa Fonte é o Deus vivo.

Eu renovo o meu chamado, minha identidade, minhas forças, meu ânimo e o governo que o Senhor colocou sobre mim.

Eu me acho confiadamente na Fonte pura e mais cristalina: a fonte de águas do Senhor.

Que eu possa servir as pessoas, transbordando e sendo infinitamente reconhecido como uma das pessoas que mais transborda nesta geração.

O Senhor fez cada um para ter liberdade e independência.

Se as pessoas não fizerem mais parte do meu avanço, não irei me preocupar com isso.

Não preciso ter dó, porque quem tem dó, carrega pessoas.

Irei amá-las e a maior prova de amor é deixá-las viver a vida que querem hoje.

Hoje é dia de viver a liberdade em todas as áreas, principalmente a emocional.

Já é!

Há pessoas roubando sua liberdade emocional? Mude a rota e assuma o governo da sua vida e das suas emoções.

SABEDORIA

"Como é feliz o homem que acha a sabedoria, o homem que obtém entendimento."

Provérbios 3:13

A Ti rendo graças, ó Deus, porque o Senhor é bom e sempre me ouve.

Obrigado pela Sua graça, pelo Seu amor e pela Sua misericórdia.

Obrigado, porque o Senhor me deu a chance de vencer mais um dia.

Obrigado, porque o Senhor sempre me ouve e está comigo.

O Senhor me usa e a cada dia eu quero crescer nisso.

Quero ser mais ousado e usado por Ti.

Este dia é um dia de sabedoria e de criar novas oportunidades.

As novas oportunidades são atraídas pelas coisas que eu faço. Elas não vêm como alguns dias e a oportunidade não fica batendo à porta.

Eis que o Senhor bate na porta e quem abrir terá relacionamento com Ele.

A oportunidade não é uma pessoa, mas sim o reflexo da ação que gerou uma situação e, agora, me coloco no centro, que é onde Cristo está.

A sabedoria não é uma qualidade humana e nunca será. Ela é sobrenatural.

A sabedoria não precisa vir acompanhada de dinheiro, pois seu resultado é produzir frutos.

Eu sou um grande fruto e estou em uma nova fase de acesso à sabedoria.

Já é!

Acesse a sabedoria todos os dias, se conectando à Fonte. Leia também o livro de Provérbios e medite sobre seus ensinamentos.

ACESSO À PROSPERIDADE

"A bênção do Senhor traz riqueza e não inclui dor alguma."

Provérbios 10:22

A Ti rendo graças, ó Deus, porque o Senhor é bom e sempre me ouve.

Nem a vida, nem a morte, nem os anjos, nem os principados, nem as potestades, nada, nem o porvir, nada me separará do amor de Deus que há em Cristo.

Eu acesso a sabedoria do alto e não abro mão de adquiri-la.

Eu visualizo, agora, um batalhão de pessoas sendo transformadas.

Eu mentalizo, agora, pessoas com mensagens poderosas colocando isso para fora.

Eu mentalizo, agora, casamentos restaurados, relacionamentos de pais e filhos restituídos. Além disso, grandes negócios, que antes estavam indo para o buraco, vão se recuperar. Com muita alegria, as empresas voltam a crescer.

Eu acesso a prosperidade e posso dizer: tudo o que eu tocar irá prosperar. A prosperidade é natural, a pobreza é resistência.

Eu sou a pessoa mais próspera da Terra.

Já é!

Identifique as crenças limitantes que estão travando sua prosperidade e ressignifique-as, por exemplo: se você acredita que pessoas ricas são más, substitua essa crença por "pessoas ricas são boas e podem usar seus recursos para impactar outras vidas".

26 de fevereiro

FOCO

"Portanto, quer comais, quer bebais ou façais outra coisa qualquer, fazei tudo para a glória de Deus."

1 Coríntios 10:31

A Ti rendo graças, ó Deus, porque o Senhor é bom e sempre me ouve.

Eu sou daqueles que persistem e perseguem aquilo que o Senhor colocou no coração.

No dia de hoje, quero ser resiliente, terminar as coisas que eu começo e desejo nem começar aquilo que não faz sentido.

Quero testar coisas novas e a todo tempo quero aprender a continuar avançando.

Eu te peço, Deus, que eu tenha uma experiência nova de persistência, conclusão e ternura em relação àquilo que faz sentido.

Se eu identificar algo que faz sentido, cairei para dentro com ou sem condições. Mas, se o Senhor me mostrar que não faz, não irei começar.

Eu me jogo naquilo que faz sentido para mim.

Eu foco nos meus deveres de agora.

Foco em governar.

É meu dever governar, transbordar e fluir poderosamente.

Eu fui chamado para este dia.

Já é!

Reflita sobre os projetos em que você tem atuado ou recebeu convites para atuar. Eles fazem sentido dentro do seu propósito ou estão te tirando do foco?

ABRA OS OLHOS

"Onde não há revelação divina, o povo se desvia; mas como é feliz quem obedece à lei!"

Provérbios 29:18

A Ti rendo graças, ó Deus, porque o Senhor é bom e sempre me ouve.

Sei que aqueles que cedo buscam a sabedoria, serão honrados.

O Senhor bate na porta dessas pessoas para entregar aquilo que praticamente quase ninguém acessou.

Que o meu coração possa arder por isso e eu possa buscar entendimento.

Eu tenho sede de conhecimento das coisas do alto.

Entro agora em uma nova fase cerebral, na qual consigo discernir as coisas com sabedoria.

Ao invés de ter reações emocionais, terei canalizações de sabedoria.

Irei decifrar coisas e resolver problemas como nunca antes.

Que o Senhor guarde o meu coração e me guarde da vaidade de achar que é inteligência humana, sendo que a sabedoria é de Deus.

O Senhor abre meus olhos e, a partir de agora, tenho acesso direto à sabedoria do alto.

Já é!

Como está sua visão para as coisas do alto? Você tem purificado seu olhar para deixar tudo mais claro e visível?

DIZER NÃO

"Como a cidade com seus muros derrubados, assim é quem não sabe dominar-se."

Provérbios 25:28

A Ti rendo graças, ó Deus, porque o Senhor é bom e sempre me ouve.

Obrigado, porque o Seu amor não tem fim.

A Sua graça não depende de nada do que eu faço e a sua misericórdia está sempre disponível.

Todos os dias eu acesso a Sua graça, misericórdia e amor.

Eu sou governante: minha alma governa sobre as minhas vontades, emoções e, principalmente, sobre o meu corpo. Não há absolutamente nada que faça o meu corpo governar sobre o meu ser.

O meu corpo é um escravo da minha alma, a minha alma é guiada pelo meu espírito e o meu espírito está ligado ao Espírito Santo de Deus. Meu corpo foi chamado para desfrutar do melhor desta Terra, mas vai fazer tudo o que está ligado ao propósito.

Sem medo nenhum, eu digo: "Se não faz parte do meu propósito, eu não quero e abro mão". As coisas velhas passaram, eis que tudo se fez novo.

Um "não" para os outros é um "sim" para o meu propósito.

Então, sem necessidade de aprovação e sem medo, eu digo NÃO àquilo que me afasta de Ti.

Já é!

Você já teve a coragem de dizer "não" para algo que não te direcionava para o seu propósito? As escolhas precisam ser tomadas e, para isso, é necessário coragem. Seja corajoso(a)!

29 de fevereiro

PARA O QUE DEUS NOS CHAMOU

"Irmãos, pensem no que vocês eram quando foram chamados. Poucos eram sábios segundo os padrões humanos; poucos eram poderosos; poucos eram de nobre nascimento."

1 Coríntios 1:26

A Ti rendo graças, ó Deus, porque o Senhor é bom e sempre me ouve.

Obrigado pelo Seu amor, pela Sua graça, pela Sua misericórdia e pelo Seu favor.

Muito obrigado por tudo que estou vivendo.

Que nesse dia eu possa me tornar uma pessoa mais sensata, ponderada, que ama a sabedoria e faz mais perguntas em vez de afirmar e reclamar.

Eu sei que o Senhor, com Sua mão poderosa, pode me entregar essa sabedoria.

O Senhor diz na sua Palavra que quem cedo Te busca, Te encontra.

Minha alma deseja Sua presença. Meu espírito anela Sua presença.

Quero humildemente chegar diante da presença poderosa do Senhor.

Nesse momento que O chamo, vem com Seu fôlego de vida e que eu possa transbordar graça, sabedoria e entendimento.

Já é!

Comece a mentalizar você entendendo os mistérios e as coisas que a ciência nunca se encarregou de buscar e desvendar. Tendo compreensão, nitidez e clareza no seu coração, você começa a ver como alguém que tem um discernimento sobrenatural.

Março

"Mas vós sois uma raça eleita, um sacerdócio real, uma nação santa, um povo de sua propriedade, para que possais proclamar as excelências daquele que vos chamou das trevas para a sua luz maravilhosa."

1 Pedro 2:9

01 de março

ALGO NOVO

"Por isso é que foi dito: 'Desperta, ó tu que dormes, levanta-te dentre os mortos e Cristo resplandecerá sobre ti'."

Efésios 5:14

A Ti rendo graças, ó Deus, porque o Senhor é bom e sempre me ouve.

Obrigado pelo Seu amor, pela Sua misericórdia que não tem fim e pela Sua graça que é irresistível.

Faça fluir uma nova energia que vem do alto. Todos aqueles ao meu redor que estão desanimados, que o Senhor renove o ânimo, renove a energia de cada um.

Acessando a Fonte, aproveito para renovar minha identidade e as minhas forças. Renovo a minha disposição, renovo aquilo que o Senhor colocou no meu coração e declaro que eu estou pronto para viver coisas novas.

Que as pessoas que têm de andar comigo sejam acordadas, também, nessa geração.

Como o Senhor é bom. O Senhor é muito bom!

Rendo graças ao Senhor, pois és digno de louvor e adoração. Quero sempre algo novo, pois tudo se renova a cada manhã.

Como a Árvore da Vida vai renovar o fruto eternamente, começo a me visualizar acordando as pessoas.

Esse amor me tira do conforto e me coloca na rota de crescimento, explosão e disposição.

Já é!

Um novo mês inicia, mais uma chance de transbordar e cumprir o propósito. O que você fará de diferente, começando hoje?

NADA PARALISA MINHA VIDA

"Feliz é o homem que persevera na provação, porque depois de aprovado receberá a coroa da vida, que Deus prometeu aos que o amam."

Tiago 1:12

A Ti rendo graças, ó Deus, porque o Senhor é bom e sempre me ouve.

Obrigado, Senhor, pois eu pulo agora diante da Fonte e chego até o Senhor confiadamente. Os que se sentem abandonados por pessoas ou qualquer coisa, que sejam curados emocionalmente. Que essas pessoas entendam que o Senhor as chamou.

Obrigado, porque quando o Senhor está comigo, nada me para: nem desculpas, nem a morte, nem principados, nem as potestades.

Nada me separa do amor de Deus que não tem fim.

Nem as críticas, nem as privações, nem as reprovações me afastam dEle e daquilo para que Ele me chamou.

Eu estou pronto para a guerra!

Eu não olho para trás e, quando erro, não paro, mas mudo de rota.

Já é!

O que tem paralisado sua vida? Dê uma basta nessa situação ainda hoje e inicie uma nova fase.

03 de março

PRESSÃO

"Para tudo há uma ocasião certa; há um tempo certo para cada propósito debaixo do céu."

Eclesiastes 3:1

A Ti rendo graças, ó Deus, porque o Senhor é bom e sempre me ouve.

Obrigado, porque neste dia Suas misericórdias e Sua graça se renovaram.

Seu amor se prova infinito comigo.

Eu me desconecto de todas as coisas que não fazem sentido para o hoje.

Eu me desconecto da tristeza passada, de qualquer coisa que tenha me abalado ou feito com que a certeza de que sou a imagem e semelhança do Criador tenha diminuído dentro de mim.

Eu me desconecto de tudo aquilo que tenta me afastar do Senhor.

Eu ressignifico essas coisas no dia de hoje.

Começo agora a experimentar novas pressões, a visualizar novas áreas, novas alturas e a resistir a tais pressões. Aquilo que antes me abalava, agora não abala mais, porque estou numa nova altura e numa nova pressão atmosférica.

É tudo sobre o lugar onde estou e a pressão que aguento.

Como é bom ter resistência para aguentar o crescimento e o transbordo.

Já é!

A pressão nos leva a amadurecer na fé. Quanta pressão você tem colocado em si? Você tem avançado?

TIRE DO BARCO

"'Vou pescar', disse-lhes Simão Pedro. E eles disseram: 'Nós vamos com você'. Eles foram e entraram no barco, mas naquela noite não pegaram nada."

João 21:3

A Ti rendo graças, ó Deus, porque o Senhor é bom e sempre me ouve.

Hoje é o dia que vou me conectar no agora. Vou conseguir me desenrolar, parar com a procrastinação profissional e com tudo aquilo que atrapalha a minha vida e gerações inteiras.

Imagino, agora, que estou subindo um rio.

Meu barco está cheio de água, eu estou sem motor e com um remo bem gasto. Eu vou remando e a corrente vai ficando cada vez mais forte. Eu vejo a dificuldade, mas continuo apontando para cima. Agora, mentalizo que estou tirando a água do barco. Tiro a água e observo na ponta: o barco está quase afundando.

Na ponta oposta à que eu estou, há pessoas que não querem mais ficar ali, mas ao invés de ajudarem a remover a água do barco, estão só me criticando. Elas precisam sair, pois estão atrapalhando.

Vejo as coisas que não fazem sentido e que estão dentro do barco ajudando a afundá-lo. Jogo tudo no rio! Dessa forma, meu barco começa a ganhar velocidade.

Meu foco está nesse momento que estou vivendo, tudo o que importa é o aqui e o agora.

Eu vou remar para a Fonte e tirar tudo que não faz sentido de dentro do meu barco.

Já é!

Faça essa mentalização poderosa e analise tudo que já não faz mais sentido em sua vida. Comece hoje a jogar o que pesa para fora do seu barco.

05 de março

ACORDE E LEVANTE

"Acorde, ó Jerusalém, acorde já e renove as suas forças."

Isaías 52:1

A Ti rendo graças, ó Deus, porque o Senhor é bom e sempre me ouve.

Sua graça, amor, misericórdia e carinho são infinitos e imensuráveis.

É chegada a hora de reinar e eu vou acordar todo mundo.

Todos aqueles que o Senhor colocar em meu caminho eu vou levantar, porque não é sobre mim, é sobre nós: eu, o Senhor e essas pessoas.

Eu sou um ativador de gente.

Aqueles que passarem pelo meu caminho serão ativados em sua identidade e propósito, porque eu não aceito ver um filho que vive sem governar.

Hoje o Senhor me dará uma sensibilidade diferente: eu irei reconhecer os talentos das pessoas. Irei ler seus corações e entregar exatamente o que elas precisam para crescer e prosperar em todas as áreas.

É chegada a hora de despertar.

É chegada a hora de destravar.

É chegada a hora de os filhos reinarem na Terra e abrirem os olhos das nações.

Já é!

Quantas vidas você vai despertar hoje? Lembre-se: você é um ativador dessa geração.

LIBERDADE

"Mas agora que vocês foram libertados do pecado e se tornaram escravos de Deus o fruto que colhem leva à santidade, e o seu fim é a vida eterna."

Romanos 6:22

A Ti rendo graças, ó Deus, porque o Senhor é bom e sempre me ouve.

A Sua graça, o Seu amor e a Sua misericórdia são poderosas e sobremaneira excelentes para mim. Eu tenho acesso às três.

O Seu amor infinito é como um oceano para uma formiga.

A Sua misericórdia, que se renova a cada manhã, e a Sua graça, sempre me alcançam.

Muito obrigado.

Hoje é dia de liberdade.

Liberdade não é fazer tudo, é não ter que fazer nada.

É ter opção de escolha.

E hoje eu crio minhas opções.

A liberdade mais importante que existe é a de acessar o Senhor todos os dias.

Dessa eu jamais abrirei mão.

Senhor, ensina-me a ser verdadeiramente livre.

Ensina-me o valor da liberdade.

Nessa liberdade eu vivo, nessa liberdade eu transbordo e por ela eu estou aqui hoje.

Já é!

Você entendeu mesmo o que é a liberdade e sua relação com amor e acesso à Fonte? Quando você vai viver a sua liberdade?

07 de março

INVESTINDO NO REINO

"Se agir assim, certamente haverá bom futuro para você, e a sua esperança não falhará."

Provérbios 23:18

A Ti rendo graças, ó Deus, porque o Senhor é bom e sempre me ouve.

Obrigado, porque o Seu olhar para mim é sempre de amor, independente de qual posição eu esteja: no chão ou de pé. O Senhor sempre está comigo.

Obrigado, porque não há nada que eu possa fazer para diminuir quem o Senhor é, como o Senhor me ama e a Sua proximidade comigo.

Eu mentalizo meu espírito sendo guiado pela voz do Seu Santo Espírito.

Fui chamado a destravar, avançar e frutificar.

Todo o processo vai ser natural, só preciso investir.

Não preciso procurar, pois a riqueza já é minha. Não preciso querer uma coisa que já é minha. É só destravar cada fase.

Hoje eu reconheço e acesso o verdadeiro investimento do Reino e começo a investir no que é eterno: pessoas.

Deus ama pessoas e eu, como filho dEle, também as amo. Hoje o meu maior investimento será em transbordar na vida das pessoas para que elas também transbordem na vida de outras.

Nada vai me parar e nada vai me tirar do transbordo.

Já é!

Você tem investido no Reino? Lembre-se de que você será cobrado pelo que faz, mas também pelo que não faz.

08 de março

ABRA SUA BOCA

"Portanto, vão e façam discípulos de todas as nações, batizando-os em nome do Pai e do Filho e do Espírito Santo, ensinando-os a obedecer a tudo o que eu ordenei a vocês. E eu estarei sempre com vocês, até o fim dos tempos."

Mateus 28:19-20

A Ti rendo graças, ó Deus, porque o Senhor é bom e sempre me ouve.

Como é bom sentir o Senhor todos os dias!

Eu vejo uma nação gigantesca se aproximando de mim, pessoas querendo sabedoria, querendo conhecer as coisas do alto, querendo todo tipo de ajuda. Eu as ajudo por meio das mensagens que já ecoam na minha alma, mas que vão tocar no meu coração e fluir através da minha boca.

Entendi que boca fechada mata, então nunca mais vou deixar de transbordar.

Meu pior conteúdo ainda salva muitas vidas, então preciso entregá-lo.

Vencerei o medo de falar, a necessidade de aprovação e buscarei instrução nessa área.

Vários testemunhos poderosos vão acontecer assim que eu começar a abrir a boca.

Essa geração precisa da minha alma ligada ao meu coração.

Já é!

Abra uma live ou grave stories no seu Instagram transbordando a mensagem que há no seu coração. Você é chamado a espalhar a mensagem do Reino para todas as pessoas.

0 9 d e m a r ç o

DESBLOQUEIO

"O Soberano, o Senhor, vem com poder! Com seu braço forte ele governa. A sua recompensa com ele está, e seu galardão o acompanha."

Isaías 40:10

A Ti rendo graças, ó Deus, porque o Senhor é bom e sempre me ouve.

Obrigado pelo Seu amor, pelo Seu cuidado e por nunca me deixar.

Obrigado pela Sua misericórdia que não tem fim e a Sua graça que não depende de condição.

Hoje é o dia em que todas as coisas que me impedem de chegar até o Senhor, sejam pecados ou pensamentos errados, vão sair agora da minha vida.

Hoje é dia de destravar.

Eu te peço, Senhor, que sejam muitos os desbloqueios.

Eu não transformo pessoas, mas sou usado e ousado para que outras pessoas tenham vida nova. Elas me agradecerão, mas não irei perder o coração, porque não é sobre mim. Nunca foi.

Não tem dinheiro, fama ou sucesso que pague uma vida transformada através do que o Senhor faz em minha vida.

Já é!

Você já foi grato por algo que alguém fez por você? Conhece essa sensação? Será o mesmo que outras pessoas terão se você desbloquear seus medos e vitimizações e começar a falar do Reino.

O SENHOR ME CHAMOU

"Irmãos, pensem no que vocês eram quando foram chamados. Poucos eram sábios segundo os padrões humanos; poucos eram poderosos; poucos eram de nobre nascimento."

1 Coríntios 1:26

A Ti rendo graças, ó Deus, porque o Senhor é bom e sempre me ouve.

Obrigado, Deus, porque mesmo eu sendo fraco e falho, o Senhor é forte. Obrigado por renovar o Seu compromisso comigo todos os dias.

Não há nada que eu possa fazer para o Senhor me amar menos ou mais.

Eu acesso a Fonte agora.

Eu me conecto através do Espírito na Fonte eterna, e essa Fonte transborda na minha alma. Meu corpo é escravo do meu propósito. Ele é obrigado a viver aquilo que o Senhor me chamou para viver.

A partir de hoje eu cresço como nunca, de glória em glória, em fé, em sabedoria, em entendimento, em bom senso, em discernimento, em ousadia e intrepidez.

O Senhor me chamou e nada pode me impedir de cumprir esse chamado.

Já é!

Respire fundo e diga: "Eu sou uma torre forte do Senhor. Uma torre gigante dEle nessa geração". Além de dizer isso em alto e bom som, aja como tal. Se prepare, planeje, cumpra o chamado do Senhor.

LIMPEZA

"Lavai-vos, purificai-vos, tirai a maldade de vossos atos de diante dos meus olhos; cessai de fazer mal."

Isaías 1:16

A Ti rendo graças, ó Deus, porque o Senhor é bom e sempre me ouve.

O Seu amor, a Sua graça e a Sua misericórdia não têm fim.

Eu me achego diante da Sua presença agora, diante da Fonte, e me lanço.

Se há em mim algum caminho mal, tristezas, pecados, desconexão com o propósito, seja o que for, vai começar a sair de mim como se fosse uma grande sujeira.

Quando se chega à presença do Rei, do Deus vivo, tudo o que não é transparente, que não tem ligação com Ele, inevitavelmente sai, não tem como ficar.

Neste dia eu entro no renovo.

Meu coração e meu rosto mudam, a alegria toma conta do meu ser.

Tudo aquilo que tem me atrapalhado de fluir, de ser luz nesta Terra, começa a se desconectar de mim agora.

Muitas pessoas vão se conectar direto na Fonte a partir da minha decisão.

Que bom que fui e sou usado para isso!

Já é!

Só transborda quem está cheio. Seu coração está cheio de coisas boas ou de impurezas?

LIDERANÇA

"Jesus os chamou e disse: 'Vocês sabem que os governantes das nações as dominam, e as pessoas importantes exercem poder sobre elas. Não será assim entre vocês. Ao contrário, quem quiser tornar-se importante entre vocês deverá ser servo, e quem quiser ser o primeiro deverá ser escravo; como o Filho do homem, que não veio para ser servido, mas para servir e dar a sua vida em resgate por muitos'."

Mateus 20:25-28

A Ti rendo graças, ó Deus, porque o Senhor é bom e sempre me ouve.

Que o Senhor me coloque em situações de liderança, situações em que vou servir outras pessoas e abandonar coisas que têm me prendido.

Eu creio que irei continuar prosperando poderosamente e avançarei como nunca antes.

Eu creio que vou descobrir coisas ao meu respeito que vão me deixar atordoado, mas isso irá me levar direto a um processo de transformação.

Não voltarei atrás.

Não é dia de desculpas.

Tomarei as rédeas da minha vida e serei protagonista. Não deixarei o desânimo tomar conta de mim. Sou do Reino e não posso ficar parado.

Eu creio que serei uma pessoa cheia do Espírito Santo e da Palavra.

Irei liderar a minha casa e aqueles que estiverem sob meu comando com sabedoria, humildade e coração aberto.

Eu sou o melhor líder dessa geração.

Já é!

Uma das características de um bom líder é saber fazer gestão: das suas emoções, do tempo, de pessoas e de recursos. Estude sobre o assunto e todos os dias declare: "Eu sou o melhor gestor dessa geração".

A MENSAGEM

"Mas talvez vocês se perguntem: 'Como saberemos se uma mensagem não vem do Senhor?'"

Deuteronômio 18:21

A Ti rendo graças, ó Deus, porque o Senhor é bom e sempre me ouve.

Eu te peço, Deus, que eu comece a ter novas resoluções de vida.

Que eu possa avançar, mudar meu corpo, alma e espírito; que eu possa ser pleno!

Que eu possa ser grande nessa geração e impactar mais pessoas, levando a mensagem do Reino.

Que eu sinta um desejo profundo em me aprofundar no que o Senhor diz e transmitir isso às pessoas.

O Senhor tem liberdade para me usar e falar poderosamente ao meu coração.

Que eu nunca mais volte atrás e que eu seja alguém que toca o terror na Terra.

Já é!

Qual mensagem você tem propagado? Qual tem sido seu testemunho? Reflita e mude a rota, se necessário.

NÃO HÁ O QUE TEMER

"Portanto, não se preocupem com o amanhã, pois o amanhã trará as suas próprias preocupações. Basta a cada dia o seu próprio mal."

Mateus 6:34

A Ti rendo graças, ó Deus, porque o Senhor é bom e sempre me ouve.

Tudo o que é eterno está disponível dentro de mim.

Obrigado pelo Seu amor que não tem fim, pela Sua graça que não depende de mim e pela Sua misericórdia que acabou de se renovar.

Obrigado pela Sua sabedoria, que é liberada assim que eu chego até o Senhor.

Obrigado, porque, quando eu decido transbordar, o Senhor começa a achar tesouros dentro de mim.

Obrigado, porque hoje é o dia que o Senhor já fez.

Eu confio no Senhor e eu sei que é o Senhor quem promove, aceita, autoriza e reprova todas as coisas.

Então, qual mal temerei? Como temer alguma coisa, sendo que nada acontece diante dos Seus olhos sem a Sua autorização?

Obrigado pela clareza de quem o Senhor é.

Obrigado pela clareza da Palavra.

Obrigado por todas as coisas que eu tenho vivido. Eu sei que tudo isso que parece impressionante não é nem a sombra do que há de vir.

Já é!

Ore ao Senhor entregando seus medos e ansiedades, não há o que temer.

O AMOR DE CRISTO

"Porque Deus tanto amou o mundo que deu o seu Filho Unigênito, para que todo o que nele crer não pereça, mas tenha a vida eterna."

João 3:16

A Ti rendo graças, ó Deus, porque o Senhor é bom e sempre me ouve.

Eu me ativo diante do Senhor, porque sou um filho amado.

Eu sei que o Senhor me ama muito e chegou ao ponto de dar o Seu filho unigênito por mim e por todo aquele que crê no Senhor.

Eu vejo esse amor com tanta força que não consigo segurá-lo apenas para mim.

Eu vejo o quanto o Senhor é amoroso, o quanto que chegar diante do Senhor faz com que milhares de pessoas sejam destravadas, o quanto ouvir a Sua voz faz toda a diferença nesta geração.

Obrigado pelo Seu amor, pela Sua graça e pela Sua misericórdia que não tem fim.

Como é bom chegar confiadamente no Senhor e ter tudo aquilo que eu preciso.

Já é!

Você tem noção do amor de Cristo por você? Você pensa todos os dias no que Ele fez por você e por mim? Precisamos, a todo momento, ter consciência desse amor para sermos gratos.

ÁGUAS PURIFICADORAS

"Jesus respondeu: 'Quem beber desta água terá sede outra vez, mas quem beber da água que eu lhe der nunca mais terá sede. Ao contrário, a água que eu lhe der se tornará nele uma fonte de água a jorrar para a vida eterna'."

João 4:13-14

A Ti rendo graças, ó Deus, porque o Senhor é bom e sempre me ouve.

Eu me conecto na Fonte agora.

Eu me achego confiadamente na Sua presença e pulo nessa Fonte de águas transparentes, que é a mais revigorante, a mais confortável e a mais limpa… a água mais impressionante que eu já vi!

Essa água me purifica.

Durante os anos eu acumulei muitas sujeiras emocionais: mágoas, bloqueios, incertezas e revoltas, mas agora me livro de todas elas.

Eu vejo claramente saindo uma coloração de petróleo de mim, me limpando e tirando tudo o que é impuro.

Todas essas impurezas são eliminadas do meu ser e não impedem mais o fluir das águas.

Eu me conecto na Fonte e saio renovado desse encontro.

As águas purificadoras inundam meu ser e agora posso dizer: estou pronto para transbordar.

Já é!

Peça para o Senhor te purificar e derramar, todos os dias, essa água sobre você, para que você adquira cada vez mais sabedoria e graça.

17 de março

UMA VIDA QUE VALE A PENA

"Não se amoldem ao padrão deste mundo, mas transformem-se pela renovação da sua mente, para que sejam capazes de experimentar e comprovar a boa, agradável e perfeita vontade de Deus."

Romanos 12:2

A Ti rendo graças, ó Deus, porque o Senhor é bom e sempre me ouve.

Eu me conecto na Fonte, renovo a minha identidade, o meu propósito e me conecto diante do Senhor.

No dia de hoje, eu vou tocar o terror na Terra com muita pressão!

Hoje eu simplesmente vou fazer aquilo que eu nunca fiz e vou crescer.

Eu mentalizo três coisas agora:

- Eu agindo como alguém que não desiste de nada que está dentro de seu coração.
- Eu ultrapassando o limite daquilo que já vivi, que já experimentei ou que já ouvi falar.
- Eu sendo uma pessoa insuportável ao defender as coisas pelas quais o meu coração queima e uma pessoa completamente insuportável ao fazer aquilo para o qual Ele me chamou.

Várias coisas, pessoas e situações vão tentar me fazer parar.

Mas quem tenta, não consegue.

Eu nunca vou me cansar de ver pessoas sendo transformadas.

Já é!

Qual valor você dá para a sua vida? Deus investiu em você. Faça esse investimento valer a pena.

18 de março

CONEXÃO

"Portanto, você, meu filho, fortifique-se na graça que há em Cristo Jesus."

2 Timóteo 2:1

A Ti rendo graças, ó Deus, porque o Senhor é bom e sempre me ouve.

O Senhor sempre ouve meus pedidos e me abençoa mais do que eu mereço: essa é a Sua graça.

O Senhor é bom e suas misericórdias se renovam a cada manhã.

Eu quero desfrutar da Sua presença todos os dias e termos a conexão mais íntima de todas.

Quero passar mais tempo de qualidade com o Senhor e abrir meu coração.

Sei que ao ouvir Sua voz, tomarei as melhores decisões.

Eu te amo e necessito sempre do Senhor ao meu lado.

Mostra-me o caminho em direção ao cumprimento do meu propósito, revista-me de Sua luz e derrame sobre mim sabedoria.

Se eu desanimar, me dê um novo ânimo.

Se eu me cansar, me dê o desfrute.

Se eu me perder, permita-me reencontrar com o Senhor.

Se eu buscar uma resposta, me dê as estratégias.

Que eu possa me conectar diretamente com o Senhor no dia de hoje.

Já é!

Comece a visualizar agora você simplesmente tocando o terror na Terra, cuidando da sua vida e transbordando de tal forma como nunca antes.

EU SEI EM QUEM TENHO CRIDO

"Àquele que é capaz de fazer infinitamente mais do que tudo o que pedimos ou pensamos, de acordo com o seu poder que atua em nós."

Efésios 3:20

A Ti rendo graças, ó Deus, porque o Senhor é bom e sempre me ouve.

Eu elevo meus olhos para o monte e sei que dali vem o meu socorro; o meu socorro vem do Senhor, que fez o céu e a terra, o mar e as fontes das águas.

Eu sei em quem tenho crido e eu sei que o Senhor é poderoso para fazer infinitamente mais do que tudo o que eu imagino.

Eu me conecto com o Criador do céu e da terra, o único Deus que existe, Aquele que é o meu Salvador.

O Senhor tem coisas grandes para mim. Basta que eu esteja disposto a segui-Lo fielmente e que eu queira participar assiduamente do Reino.

Essa vontade precisa partir de mim, pois o Senhor já está disponível desde a criação do mundo.

Já é!

Você tem estado disponível para o Senhor? Se Ele te chamar hoje, você consegue sair do lugar?

TRAZER À EXISTÊNCIA

"Clame a mim e eu responderei e direi a você coisas grandiosas e insondáveis que você não conhece."

Jeremias 33:3

A Ti rendo graças, ó Deus, porque o Senhor é bom e sempre me ouve.

Eu ativo meu espírito nesta manhã.

Renovo o meu relacionamento com o Senhor e o meu propósito.

Pai, eu trago à existência todas as coisas que o Senhor já criou e agradeço, porque mesmo não vendo com os olhos humanos, eu já consigo ver com a minha mente tudo aquilo que o Senhor criou para mim.

Pela fé eu transporto para o mundo material aquilo que já existe no mundo espiritual.

O Senhor pega nas minhas mãos e me concede autoridade espiritual.

Eu dou ordens para mover o mundo espiritual, trazendo à existência material provisões nunca antes vistas.

No Senhor está tudo o que preciso, todas as respostas e soluções.

Eu consagro, jejuo, oro, libero um clamor profético e, mediante a fé, confio na provisão do Senhor.

Eu trago à existência aquilo que o Senhor já tem para mim.

Já é!

Faça um propósito com o Senhor para resolver aquilo que tem tomado o seu coração de angústia. Confie na provisão espiritual e clame a Ele!

21 de março

O GOVERNO DA VIDA

"Antes de tudo, recomendo que se façam súplicas, orações, intercessões e ações de graças por todos os homens; pelos reis e por todos os que exercem autoridade, para que tenhamos uma vida tranquila e pacífica, com toda a piedade e dignidade."

1 Timóteo 2:1-2

A Ti rendo graças, ó Deus, porque o Senhor é bom e sempre me ouve.

Obrigado pelo Seu amor, pela Sua graça e Sua misericórdia que não tem fim.

Peço que o Senhor me abençoe e faça com que esse seja um dia de governo.

Abro a minha mente, o meu coração, assim como novos caminhos e novas oportunidades para mim.

Eu absolutamente começo a acessar o próximo passo e, por isso, eu começo a governar.

Começo a ver pessoas transformadas e minha família sendo honrada por mim.

Começo a ver que minha vida é digna de pessoas virem dos confins da Terra para saberem o que aconteceu.

Eu vou jogar o jogo da vida! Eu vou crescer em todos os jogos! Eu vou ensinar as pessoas a jogarem e, a partir de hoje, eu não vou ser escravizado, mas governar em todas as áreas.

Já é!

Quem está no governo da sua vida? Você tem se esforçado para priorizar isso?

IMAGEM E SEMELHANÇA

"Criou Deus o homem à sua imagem, à imagem de Deus o criou; homem e mulher os criou."

Gênesis 1:27

A Ti rendo graças, ó Deus, porque o Senhor é bom e sempre me ouve.

Eu renovo o meu espírito, assim como o meu propósito e a minha identidade.

A minha alma governa sobre todas as energias da Terra e meu corpo vai desfrutar do melhor, debaixo do propósito.

Que no dia de hoje eu possa ativar minha real identidade e que o Seu clamor me desperte para algo novo. Eu sou aquilo que o Senhor diz, nada além disso.

Que a minha identidade renovada também possa renovar e despertar a identidade daqueles que me ouvem, e que assim, se cumpra o Seu propósito em nós.

Não há nada mais poderoso do que uma pessoa com a identidade ativada.

Eu reconheço que sou imagem e semelhança do Criador, um governante dessa geração.

Ninguém pode distorcer essa verdade no meu coração.

Já é!

A sua identidade pode ter sido distorcida por vários motivos, pelas experiências que você viveu e pelas pessoas com quem conviveu.

Declare em voz alta essas verdades até que sejam internalizadas em seu coração: eu sou filho do Deus vivo; eu sou amado; eu sou próspero; eu sou um governante.

O MELHOR LUGAR DO MUNDO

"Porque, agora, escolhi e santifiquei esta casa, para que o meu nome esteja nela perpetuamente; e nela estarão fixos os meus olhos e o meu coração todos os dias."

2 Crônicas 7:16

A Ti rendo graças, ó Deus, porque o Senhor é bom e sempre me ouve.

Obrigado, pois as Suas misericórdias se renovam agora.

A minha identidade, meu propósito e intimidade com o Senhor, também.

Meu espírito é guiado pelo Seu espírito e o que eu mais quero é intimidade com o Senhor.

Meu corpo é obrigado a obedecer aos comandos da minha alma e fazer tudo o que ela quer.

Hoje é um dia de muita atenção com meu cônjuge, com meus filhos e com as pessoas que eu amo.

Declaro que a minha casa é o melhor lugar do mundo para se estar.

O mundo pode estar um caos, mas minha casa será governada por duas pessoas: eu e meu cônjuge.

Meus filhos serão treinados e eu serei o melhor treinador que eles poderiam ter.

O Senhor me dá agora um olhar sensível para reconhecer e amar a individualidade de cada um deles.

Já é!

Você tem cumprido seu papel na família ou ainda tem dificuldades nessa área? Pesquise "A Base de Tudo" no YouTube e assista a todos os meus vídeos sobre casamento e treinamento de filhos. Depois de aplicar o que aprendeu, seu lar se tornará o melhor lugar da Terra.

DEBAIXO DO PROPÓSITO

"Sabemos que Deus age em todas as coisas para o bem daqueles que o amam, dos que foram chamados de acordo com o seu propósito."

Romanos 8:28

A Ti rendo graças, ó Deus, porque o Senhor é bom e sempre me ouve.

Suas misericórdias se renovam a cada manhã e é nisso que eu me apego todos os dias. Independente do que eu fiz ou deixei de fazer, a minha alma governa sobre todas as coisas debaixo do céu.

Todas as coisas estão debaixo do propósito e aquilo que não estiver, peço que seja removido da minha vida. Pode ser a pessoa mais impressionante, os melhores negócios, os melhores amigos, se não for do Senhor, tire.

Esteja comigo, Pai .

Que em todas as coisas o Senhor me dê clareza do que fazer.

Se faltar energia no meu cérebro, que o Senhor venha com a energia da alma.

Se eu não souber como analisar, que a Sua energia esteja comigo.

Que em nenhum momento eu saia debaixo do Seu favor.

Já é!

Comece a agir debaixo do propósito a partir de hoje. Saia da estagnação e seja protagonista da sua vida. Deixe o Senhor colocar os propósitos dEle na sua vida.

UNÇÃO DE LIDERANÇA

"Jesus os chamou e disse: 'Vocês sabem que os governantes das nações as dominam, e as pessoas importantes exercem poder sobre elas. Não será assim entre vocês. Ao contrário, quem quiser tornar-se importante entre vocês deverá ser servo, e quem quiser ser o primeiro deverá ser escravo; como o Filho do homem, que não veio para ser servido, mas para servir e dar a sua vida em resgate por muitos.'"

Mateus 20:25-28

A Ti rendo graças, ó Deus, porque o Senhor é bom e sempre me ouve.

Declaro que eu tenho a unção de liderança e de louvor, e isso começa na minha casa.

Eu desenvolvo, a partir de agora, todos os atributos que um líder do Reino precisa ter e transbordo como nunca antes.

Eu tenho e demonstro autoridade. Não dou desculpas, mas busco soluções.

Sou um semeador na vida das pessoas e invisto no que há de mais precioso na Terra: gente.

Quando acordo e levanto, lidero sobre a cama e a preguiça; quando faço o boot, lidero sobre o corpo; quando acordo para aprender, lidero sobre a aprendizagem; quando leio a Palavra, lidero sobre todas as energias aqui na Terra.

Eu sou um líder do Reino que serve as pessoas. Esse é o meu propósito.

Já é!

Um bom líder é aquele que lidera a si mesmo e serve as pessoas que estão ao seu redor. Como está sua liderança? Em que você precisa melhorar? Faça uma avaliação e consulte seus liderados. A partir desse feedback, ajuste a rota e seja um líder cada vez melhor.

TOMADA DE DECISÃO

"Esta é a confiança que temos ao nos aproximarmos de Deus: se pedirmos alguma coisa de acordo com a vontade de Deus, ele nos ouvirá."

1 João 5:14

A Ti rendo graças, ó Deus, porque o Senhor é bom e sempre me ouve.

O Seu amor é incondicional, não depende das minhas ações ou dos meus erros.

A minha alma governa sobre as minhas vontades, sobre as minhas emoções e sobre o meu corpo.

Meu corpo é um produto químico que explode em alegria, satisfação e novidade e, no dia de hoje, eu vou experimentar coisas novas.

Hoje é um dia de tomar decisões difíceis, as quais vão fazer meu barco ir mais rápido em direção à Fonte.

Quando não decido, comprometo áreas da minha vida e atraso o processo. Mas isso não vai acontecer mais.

Viver de condição não é opção.

Todas as minhas decisões serão tomadas com base nos meus valores.

Eu estou pronto para essa nova fase, porque amo problemas!

Mais do que isso, sou um grande resolvedor de problemas.

Já é!

Faça uma lista de cinco valores que são inegociáveis para você. Leve-os em consideração na hora de tomar sua próxima decisão.

27 de março

HOJE É DIA

"Se agir assim, certamente haverá bom futuro para você, e a sua esperança não falhará."

Provérbios 23:18

***A Ti rendo graças, ó Deus, porque o Senhor é bom e sempre me ouve.**.*

Hoje eu me reconheço como Seu filho, sei que tenho total acesso ao Senhor.

Reconheço a Sua graça e sei que não preciso pedir nada, pois como filho, eu acesso tudo que já é meu.

Em Ti deposito todos os dias a minha confiança, a minha fé e o meu amor.

Hoje eu aquieto o meu coração para ouvir e agradecer, e não mais para pedir.

Os pedidos que já fiz irão se cumprir de acordo com aquilo que o Senhor vê que eu preciso e não de acordo com meus desejos.

O Senhor reconhece o coração que é puro.

Então hoje eu me esvazio de tudo aquilo que eu acreditava ser bom, para ser preenchido por aquilo que o Senhor tem para mim.

Que as minhas orações sejam leves e de agradecimento, e que as minhas ações manifestem o Seu propósito sobre mim, porque hoje eu me coloco à Sua disposição e clamor.

Já é!

Muitos esquecem que oração é a junção de *orar* + *ação*. Ou seja, além de orar, você precisa agir! Então aja, saia do lugar. Deus faz a parte dEle desde que façamos a nossa. Você tem isso em mente? Tem feito sua parte?

TEMOR DO SENHOR

"O temor do Senhor é o princípio da sabedoria, e o conhecimento do Santo é entendimento."

Provérbios 9:10

A Ti rendo graças, ó Deus, porque o Senhor é bom e sempre me ouve.

Assim eu renovo minhas forças, renovo minha identidade e o meu propósito.

Eu estou aqui, ó Deus, para estar mais sensível àquilo que o Senhor vai falar imediatamente ao meu coração.

Eu acesso a graça e as Suas misericórdias que não têm fim.

Hoje eu ativo o meu temor.

Temer ao Senhor não é ter medo, mas confiar e entregar minha vida aos Seus pés.

Com o temor eu evito o mal e ajo de acordo com a Sua vontade.

Eu acesso o seu Espírito de graça, sabedoria e conhecimento e declaro: "Sou temente ao Senhor."

Já é!

Quanto da sua vida você tem entregado ao Senhor? O temor de Deus tem estado presente no seu dia a dia?

O CÓDIGO DA FELICIDADE

"Alegrem-se sempre no Senhor. Novamente direi: Alegrem-se!"

Filipenses 4:4

A Ti rendo graças, ó Deus, porque o Senhor é bom e sempre me ouve.

No Senhor todos os dias renovo a minha alegria. Seus planos são cheios de graça e amor.

Que a Sua infinita glória repouse sobre mim e minha família.

O Senhor é o meu guia e em Ti me sinto alegre e feliz.

Hoje eu entendo que a felicidade é permanente e ela só depende de mim.

Eu reconheço agora que tudo sempre foi sobre mim.

Hoje eu entendo que até aqui contei muitas histórias irreais sobre ser feliz.

Confesso que coloquei o poder da minha felicidade nas mãos de outras pessoas e coisas.

Mas hoje entendo que por muito tempo eu menti para mim mesmo.

Agora eu tomo a decisão de sair da ilusão das histórias que eu havia contado e assumo a responsabilidade pela minha própria felicidade.

Eu reconheço que a minha felicidade vem da minha identidade, daquilo que eu sou.

Já é!

Não entregue seu poder pessoal de ser feliz a pessoas ou situações. Sua felicidade não pode depender de coisas externas, ela vem da sua identidade no Criador. Reafirme sua identidade e aja conforme isso.

NOSSA MAIOR RIQUEZA

"Oro para que, com as suas gloriosas riquezas, ele os fortaleça no íntimo do seu ser com poder, por meio do seu Espírito."

Efésios 3:16

A Ti rendo graças, ó Deus, porque o Senhor é bom e sempre me ouve.

Eu sou um general do Reino e amo o Rei Jesus.

Eu estou pronto para dedicar a minha vida e os meus bens à causa do Reino, inclusive os bens que ainda não alcancei, mas que já são meus, porque eu sou mordomo e depositário daquilo que o Senhor colocou de riqueza na Terra.

Eu vou usufruir, transbordar e multiplicar todo tipo de riqueza espiritual, física e emocional, porque eu sou um mordomo, sou um servo bom e fiel.

A minha maior riqueza é o Reino.

Não importa se eu sou um presidente de empresa, milionário, pastor ou herdeiro. Se tenho a Cristo, sou verdadeiramente rico.

Meu coração precisa estar no lugar certo e eu devo guardá-lo, para que não me desvie do propósito.

A chave do Reino não é dinheiro, mas sim o coração.

Já é!

Você tem consciência de que é rico? Sim! Você é rico! Seja grato por isso e esteja à disposição do Senhor para trabalhar no Reino. Você foi escolhido!

UM CORAÇÃO GUARDADO

"Eu te busco de todo o coração; não permitas que eu me desvie dos teus mandamentos. Guardei no coração a tua palavra para não pecar contra ti."

Salmos 119:10-11

A Ti rendo graças, ó Deus, porque o Senhor é bom e sempre me ouve.

Senhor, não quero que minha vida aqui seja em vão.

Por isso, peço que ela esteja à serviço de outras vidas e que essas vidas possam sentir o mesmo amor que eu sinto pelo Senhor.

Mentalizo agora que estou crescendo em graça e sabedoria.

O Senhor me disse que devo guardar o coração, porque a doce voz do Espírito falará comigo através dele.

Por isso, eu tomo muito cuidado com o que penso, desejo e planejo.

O Senhor tem grandes coisas para mim, então mantenho-me atento e alerta, despistando o que não serve e colocando meu coração no lugar.

Como é bom e agradável ter um coração em paz!

Meu coração guarda a Palavra do Senhor.

Já é!

Quais palavras você tem guardado em seu coração? Limpe-o de tudo o que for enganoso e que não estiver em conformidade com a Palavra.

Abril

"Far-me-ás ver a vereda da vida; na tua presença há abundância de alegrias; à tua mão direita há delícias perpetuamente."

Salmo 16:11

0 1 d e a b r i l

ATRAINDO O FAVOR DE DEUS

"[...] E estas bênçãos virão sobre ti e te alcançarão, quando ouvires a voz do Senhor teu Deus."

Deuteronômio 28:2

A Ti rendo graças, ó Deus, porque o Senhor é bom e sempre me ouve.

Eu renovo o meu espírito, o meu propósito e a minha identidade.

Hoje é mais um dia de tocar o terror na Terra. É dia de gestão, dia de multiplicar o aprendizado.

Desejo ser alcançado pelo favor do Senhor, pois sem ele não há "eu".

Esse é o único medo que ronda o meu coração: perder as oportunidades de receber a graça abundante de Deus.

Sabendo que nada pode ser desperdiçado, utilizo desse temor para gerar força em meu espírito.

Enquanto eu estiver sendo direcionado pela Sua voz, serei inabalável! Isso basta!

Já é!

Se você está preocupado com alguma coisa, troque essa preocupação por algo relevante agora e reflita: qual posicionamento te levará a atrair o favor do Senhor sobre sua vida neste dia?

IMPULSIONANDO O PROPÓSITO

"E Jesus, respondendo, disse-lhe: 'Bem-aventurado és tu, Simão, porque to não revelou a carne e o sangue, mas meu Pai, que está nos céus. Pois também eu te digo que tu és Pedro, e sobre esta pedra edificarei a minha igreja, e as portas do inferno não prevalecerão contra ela. E eu te darei as chaves do reino dos céus; e tudo o que ligares na terra será ligado nos céus, e tudo o que desligares na terra será desligado nos céus'."

Mateus 16:17-19

A Ti rendo graças, ó Deus, porque o Senhor é bom e sempre me ouve.

Assim como as misericórdias se renovam diariamente, eu renovo as minhas forças, renovo a minha identidade e o meu propósito no Senhor.

Eu te peço, Deus, que eu tenha novas resoluções de vida.

Que eu possa avançar, mudar tanto o meu corpo, quanto a minha alma e o meu espírito. Que eles sejam plenos e desfrutem deste momento de aprendizado e multiplicação de energia.

Que eu seja grande nesta geração e consiga impactar mais pessoas.

Esse é o segredo: eu me dispor para que o Senhor me use e fale poderosamente comigo e através de mim.

Que eu nunca mais retroceda naquilo que o Senhor me chamou.

Já é!

Faça silêncio, respire fundo e reflita: como você está se comportando neste mundo? De quais ferramentas você ainda precisa para atingir a plenitude do seu propósito?

O PODER DE SER AMADO

"Certamente a bondade e o amor me seguirão todos os dias de minha vida, e viverei na casa do Senhor para sempre."

Salmos 23:6

A Ti rendo graças, ó Deus, porque o Senhor é bom e sempre me ouve.

Obrigado, porque a vida é abundantemente boa!

Obrigado pelo Seu amor infindável.

Como eu me sinto amado! Como é bom transbordar esse amor para as pessoas!

Peço que me dê entendimento, graça e sabedoria para que eu possa ser um multiplicador de vida. Existem pessoas em situações piores do que eu e desejo auxiliá-las!

Muitas pessoas chegarão até mim dizendo: "O que houve para que sua vida se transformasse?" E, então, irei responder: "Acordei antes do Sol, amei o Senhor, aprendi coisas novas todos os dias e coloquei-as em prática."

Não há outra opção a não ser amar e transbordar amor.

Já é!

Agora medite: o que você pode fazer para que mais pessoas se sintam amadas e ilimitadas assim como você é?

04 de abril

ATIVANDO A FORTALEZA

"Sei estar abatido, e sei também ter abundância; em toda a maneira, e em todas as coisas estou instruído, tanto a ter fartura, como a ter fome; tanto a ter abundância, como a padecer necessidade. Tudo posso naquele que me fortalece."

Filipenses 4:12-13

A Ti rendo graças, ó Deus, porque o Senhor é bom e sempre me ouve.

Hoje eu reconheço que os maiores sabotadores que me impediram de ter coragem até hoje são os medos que ainda carrego.

O medo de realizar, de encarar o que precisa ser feito, de me sentir inferiorizado... São muitos os medos que carreguei até aqui.

Mas hoje eu quero renovar com o Senhor o meu compromisso.

Hoje eu me comprometo a ser corajoso como nunca antes.

Eu recebo e acesso a Sua aprovação. Sei que o Senhor já me aprovou muito antes da fundação do mundo.

Eu renuncio hoje a todo medo e limitação, pois sei que posso todas as coisas no Senhor.

Eu acesso o Seu amor, pois ele me preenche de confiança, fé e coragem.

Através da minha coragem de fazer o que é preciso, muitas vidas serão ativadas, muitas famílias serão restauradas e multidões viverão o transbordo.

Eu me renovo e renovo a minha coragem todos os dias no Senhor.

Já é!

O que ainda falta para sua vida decolar? Quanto de coragem a vida está lhe pedindo hoje?

INTELIGÊNCIA EMOCIONAL

"Destruímos argumentos e toda pretensão que se levanta contra o conhecimento de Deus e levamos cativo todo pensamento, para torná-lo obediente a Cristo."

2 Coríntios 10:5

A Ti rendo graças, ó Deus, porque o Senhor é bom e sempre me ouve.

Rendo graças por Sua presença onipotente que me guia em cada pensamento, sentimento e ação.

Hoje eu reconheço que muitas coisas não aconteceram em minha vida porque eu me deixei levar por energias externas de mágoas, inveja, ciúmes, medo, raiva e tantas outras coisas.

Eu reconheço que não estava pronto emocionalmente para ser trabalhado pelo Senhor.

Mas agora eu me conecto com a verdadeira Fonte que me nutre de equilíbrio emocional, para que assim eu possa manifestar o Seu clamor sobre muitas vidas.

Que a inteligência emocional sendo construída em mim seja luz para inspirar pessoas a encontrarem dentro de si o seu real valor.

Que eu possa desfrutar hoje de tudo aquilo que é legítimo do Senhor.

Alinhe as minhas emoções para que eu possa agir com sabedoria em qualquer situação e assim, nenhuma energia será transferida para dentro do meu coração.

Já é!

Você tem total domínio sobre suas emoções, ou ainda há pessoas, situações e lembranças que desestabilizam sua inteligência emocional? Identifique cada um desses pontos e busque formas de tratá-los (recomendo começar pela leitura do meu livro "O destravar da inteligência emocional").

06 de abril

RESILIÊNCIA

"De todo lado somos pressionados, mas não desanimados; ficamos perplexos, mas não desesperados; somos perseguidos, mas não abandonados; abatidos, mas não destruídos."

2 Coríntios 4:8

A Ti rendo graças, ó Deus, porque o Senhor é bom e sempre me ouve.

Eu regulo o meu cérebro exatamente no agora. Vou viver intensamente esse momento de conexão com o Senhor.

Eu sou daqueles que persistem, que perseguem aquilo que o Senhor colocou no coração.

No dia de hoje, eu mentalizo como se eu fosse um lutador que não desiste nunca.

Eu sei que não é uma coisa agradável, mas eu quero aprender a apanhar na vida, para ganhar resistência.

Eu quero ser resiliente, quero terminar as coisas que começo e não quero nem começar aquilo que não faz sentido.

Quero testar coisas novas, mas em todo o tempo, eu quero aprender para continuar avançando.

Agora eu te peço, ó Deus, uma experiência nova de persistência, de conclusão, de término daquilo que faz sentido.

Já é!

Hoje é o dia de se jogar em uma nova experiência e para isso é preciso coragem. Defina uma experiência a qual você sabe que precisa viver, mas que já está fugindo dela há muito tempo. Trace um plano e comece a executá-la agora, não perca mais tempo.

07 de abril

FORTE E CORAJOSO

"Não fui eu que ordenei a você? Seja forte e corajoso! Não se apavore nem desanime, pois o Senhor, o seu Deus, estará com você por onde você andar."

Josué 1:9

A Ti rendo graças, ó Deus, porque o Senhor é bom e sempre me ouve.

Ative a minha identidade hoje, Senhor!

Crie dentro de mim um leão saindo da jaula.

Que eu seja forte, corajoso, governante, amado e não tenha um "pingo de vergonha na cara" para fazer o que o Senhor me chamou.

Que eu seja destravado de glória em glória, a cada manhã.

O medo que me impedia de confiar em mim mesmo está indo embora para bem longe.

O Senhor me fez forte e me encheu de ânimo para fazer esse dia ser extraordinário!

A minha confiança está somente em Ti, pois tens todas as respostas de que preciso para alavancar.

Determino sobre a minha vida um tempo de coragem, um tempo de força.

O Reino de Deus precisa de corajosos, pois a Palavra me garante que a eternidade é para os valentes, para aqueles que estão dispostos a viver uma vida cheia de desafios e vencê-los.

Eu sou forte e corajoso.

Já é!

O que ainda te falta para agir em favor do Reino de Deus? Coragem? Força? Não tema! O Senhor está com você! O que você ainda está esperando?

08 de abril

A SERVIÇO DO CRESCIMENTO

"Cresçam, porém, na graça e no conhecimento de nosso Senhor e Salvador Jesus Cristo. A ele seja a glória, agora e para sempre! Amém."

2 Pedro 3:18

A Ti rendo graças, ó Deus, porque o Senhor é bom e sempre me ouve.

Eu estou pronto para, a partir de hoje, tirar todas as máscaras que eu estava usando até aqui.

Hoje eu vou reconhecer todos os meus bloqueios, enfrentar todos os meus medos e tudo o que for preciso para viver o exponencial.

O meu crescimento só depende de mim, do quanto eu estou disposto a abrir mão do ego para fazer aquilo que é preciso, do quanto eu estou disposto a encarar as minhas dores sem correr.

O Senhor já me deu tudo para crescer e prosperar.

Eu não mais correrei daquilo que me traga crescimento.

Eu hoje me coloco à serviço do crescimento independente do quanto isso possa me doer. Estou disposto a passar pela dor para ser mais forte.

Que eu possa crescer hoje como pessoa.

Que eu seja digno da minha família e que o meu crescimento eleve também o crescimento deles.

Já é!

Quantas vezes você correu de situações que iriam elevar o seu crescimento? Liste as situações que ainda geram temor em seu coração e enfrente-as.

09 de abril

SERVO BOM E FIEL

"O senhor respondeu: 'Muito bem, servo bom e fiel! Você foi fiel no pouco, eu o porei sobre o muito. Venha e participe da alegria do seu senhor!'"

Mateus 25:23

A Ti rendo graças, ó Deus, porque o Senhor é bom e sempre me ouve.

Hoje é dia de multiplicar os talentos.

Como na parábola dos talentos, eu mentalizo agora três pessoas.

A pessoa número um tem um saco com dez moedas, a pessoa número dois tem um saco com quatro moedas e a pessoa número três tem um pedaço de chão de terra nas mãos, onde escondeu sua moeda.

Chega agora o Rei da Glória para fazer o acerto. Ele senta e olha para os três. Aos dois primeiros, que dobraram os talentos, Ele entrega mais e diz a cada um: "Servo bom e fiel".

O último, que não multiplicou, ficou fora da rodada de investimentos. Ele não foi um servo bom e fiel.

Senhor, eu quero ser aquele que multiplica os talentos.

Eu sou um servo bom e fiel e irei honrar o investimento que o Senhor faz na minha vida.

Cada talento é uma vida que estou resgatando, e à medida que multiplico, o Senhor me entrega mais e mais!

Não é sobre dinheiro, é sobre estar na presença dele e ser chamado de "servo bom e fiel".

Eu estou pronto para dobrar o que está aqui dentro e isso é muito bom.

Já é!

O Senhor tem entregado inúmeros talentos em suas mãos, não os desperdice. Reflita hoje sobre quais talentos você pode multiplicar e assim estar mais perto dEle.

10 de abril

ENERGIA RENOVÁVEL

"Aos cansados ele dá novas forças e enche de energia os fracos."

Isaías 40:29

A Ti rendo graças, ó Deus, porque o Senhor é bom e sempre me ouve.

Obrigado pelo Seu amor, pela Sua graça e misericórdia que não tem fim.

Assim como Cristo foi antifrágil e pujante na cruz, eu também serei, dentro das minhas limitações.

Eu não conheço a força que eu carrego, mas eu imagino como ela seja.

Estou pronto para destravar e descobrir essa bomba nuclear!

Sou como uma usina de energia, transferindo para muitas pessoas uma energia de média, longa e curta distância.

Essa força descomunal que está chegando é uma força que vem dEle, e eu não posso atrapalhar.

Eu declaro que vou crescer em força, transbordar e transformar esta nação.

Já é!

Ao ser preenchido da força do alto, que renova as energias dentro de você, faça a experiência de tentar algo novo no dia de hoje. O que você gostaria de já ter feito, mas, porque se sentiu fraco, não fez? Esse é o momento! Faça!

ENTREATOS

"Não se amoldem ao padrão deste mundo, mas transformem-se pela renovação da sua mente, para que sejam capazes de experimentar e comprovar a boa, agradável e perfeita vontade de Deus."

Romanos 12:2

A Ti rendo graças, ó Deus, porque o Senhor é bom e sempre me ouve.

Senhor, me conecte com pessoas novas e abra o meu coração para enxergar a próxima fase. Preciso de novos atos!

Declaro que novos hábitos poderosos serão inseridos em minha vida, como a leitura, a negociação e a realização de perguntas.

Eu vou cuidar do meu corpo, me alimentar melhor e ler a Palavra todos os dias.

Serei uma máquina de desbloqueio.

Instalarei hábitos saudáveis, que me farão progredir rápido e destravar muitas pessoas.

Meus amigos de dez anos atrás vão dizer: "eu não consigo te enxergar, que transformação foi essa?". Eu irei rir e responder: "não foi só teoria, mas muita prática. A constância nunca me abandonou e eu nunca a abandonei."

Todos os hábitos ruins são eliminados da minha vida e fico apenas com o que é bom.

Já é!

Qual chave ainda precisa virar para que você adquira novos hábitos? Não espere mais nenhum minuto para implementar essas mudanças.

COMO UM JARDIM BEM REGADO

"E o Senhor te guiará continuamente, e fartará a tua alma em lugares áridos, e fortalecerá os teus ossos; e serás como um jardim regado, e como um manancial, cujas águas nunca faltam."

Isaías 58:11

A Ti rendo graças, ó Deus, porque o Senhor é bom e sempre me ouve.

Mentalizo agora que sou um jardim e milhares de borboletas azuis chegam até mim, mesmo sem eu fazer esforço.

O meu jardim é tão belo, tem tanta vida, que as borboletas vêm aos milhares. É assustador! Mas, em certo momento, eu olho e penso: "Vou parar de investir energia nesse jardim. Vou começar a investir energia em casa", e então o jardim começa a se perder.

É difícil, pois as borboletas param de vir ao meu encontro. Então eu começo a suar, me fadigar e reconheço: "Eu não quero caçar borboletas, eu não quero viver no esforço. Vou fazer a gestão do jardim e as borboletas virão até mim!"

O jardim é a minha vida, então vou investir nela. Quando eu decidir e fizer isso, atrairei coisas boas, pessoas incríveis e muitas bençãos em minha vida. Entendo que meu valor não está no esforço que emprego, mas em quem eu sou.

Já é!

Olhe para você e perceba como está o seu interior. Você tem sido um jardim bem regado ou tem feito tanto esforço para alcançar as borboletas (as oportunidades), que tem deixado de cuidar de si mesmo?

13 de abril

PROSPERANDO SOLUÇÕES

"Porque sou eu que conheço os planos que tenho para vocês, diz o Senhor. Planos de fazê-los prosperar e não de causar dano, planos de dar a vocês esperança e um futuro."

Jeremias 29:11

A Ti rendo graças, ó Deus, porque o Senhor é bom e sempre me ouve.

Eu quero pedir ao Senhor que eu tenha amor nas soluções.

Eu sou o maior problema do mundo, só que eu também sou a solução!

A partir de hoje, eu vou para cima de todos os problemas, porque eles precisam de mim.

Eu não abro mão de confrontar qualquer situação que precisa ser resolvida, porque, a cada nova solução, eu vou crescer.

Sou eu quem estou colocando a pressão nos problemas, não eles em mim.

Eu governo sobre qualquer problema que surgir no meu caminho, pois nasci para isso.

Já é!

Você tem sido um criador de problemas ou um solucionador? Reflita no dia de hoje como você deseja ser conhecido nesta Terra. Comece hoje! Olhe para a sua vida e encontre problemas que precisam ser resolvidos e seja a solução. Você dá conta de fazer isso?

MOVIDO POR GRATIDÃO

"Sabemos que Deus age em todas as coisas para o bem daqueles que o amam, dos que foram chamados de acordo com o seu propósito."

Romanos 8:28

A Ti rendo graças, ó Deus, porque o Senhor é bom e sempre me ouve.

O Senhor realmente é bom! Obrigado, simplesmente obrigado!

Gratidão pela minha saúde, pelo acesso ao Trono.

Gratidão por ser um mordomo de tamanha riqueza.

Gratidão por todo o meu crescimento.

Gratidão por tudo o que tens feito e tudo que irás fazer, Senhor.

Gratidão pelas pessoas que compartilham a vida comigo, porque elas vão prosperar muito, elas vão explodir e será muito divertido fazer parte disso.

A minha casa é tomada por esse sentimento.

Eu determino que todas as coisas vão cooperar para o meu bem, basta que eu continue grato.

Eu não me desvio nem para esquerda, nem para a direita. Eu sou grato!

Eu sou grato, absolutamente grato. Daqui não sai reclamação.

Já é!

Liste 10 coisas pelas quais você tem sido grato e explique porque escolheu cada uma delas. Compartilhe a sua experiência com outras pessoas, assim, você irá ajudá-las a serem gratas também.

MUDANÇAS SIGNIFICATIVAS

"Quanto à antiga maneira de viver, vocês foram ensinados a despir-se do velho homem, que se corrompe por desejos enganosos, a serem renovados no modo de pensar e a revestir-se do novo homem, criado para ser semelhante a Deus em justiça e em santidade provenientes da verdade."

Efésios 4:22-24

A Ti rendo graças, ó Deus, porque o Senhor é bom e sempre me ouve.

Obrigado pelo Seu amor, pela Sua graça e misericórdia que não tem fim.

Neste dia, as pessoas vão descobrir aquilo que eu carrego.

O que eu carrego é único e eu preciso potencializar isso, mas, antes que essas pessoas descubram, *eu* preciso descobrir, *eu* preciso me amar, *eu* preciso investir em mim mesmo.

O Senhor diz que é preciso amar o próximo como a si mesmo.

Sabendo disso, eu me proponho a olhar para mim com outro olhar.

Eu me abro a toda mudança que o Senhor quiser fazer em meu interior.

Mesmo que eu fique desconfortável, mesmo que doa, eu me permito mudar de nível.

Eu amo mudanças, porque só muda quem está em movimento.

Já é!

Quais são as mudanças que você precisa fazer em cada área da sua vida? Reflita sobre elas e defina uma data limite para colocar esse plano em ação.

16 de abril

ASSUMINDO UM REINADO PRODUTIVO

"Ó preguiçoso, até quando ficarás deitado? Quando te levantarás do teu sono?"

Provérbios 6: 9

A Ti rendo graças, ó Deus, porque o Senhor é bom e sempre me ouve.

Hoje já é o dia mais produtivo da minha vida! Posso, por um momento, visualizar todos os inimigos da minha produtividade: o celular, a televisão, os vícios... Mas irei vencer todos eles!

Quando o Senhor me criou, não me deu o comando de me curvar para nada nem para ninguém. É por isso que a minha cervical nunca se curvará para nenhum ser humano, a não ser o próprio Criador. Isso não é arrogância, é individualidade, é identidade!

Declaro que eu dou prioridade às coisas que são prioritárias. Afirmo que ninguém toma conta da minha agenda. Eu não preciso ser compreendido por ninguém. Eu só preciso fazer o que Deus me pede! Então, na manhã deste dia, enquanto muitos dormem, eu já acordei antes de todos e decidi em meu coração ser uma pessoa altamente produtiva.

Já é!

Você foi feito para produzir coisas novas inspirado pelo Espírito de Deus e para reinar sobre todas as coisas desta Terra. Mapeie tudo aquilo que está sugando sua produtividade e elimine da sua vida ainda hoje.

17 de abril

EM TI RENOVO O MEU ESPÍRITO

"Todavia, como está escrito: Olho nenhum viu, ouvido nenhum ouviu, mente nenhuma imaginou o que Deus preparou para aqueles que o amam."

1 Coríntios 2:9

A Ti rendo graças, ó Deus, porque o Senhor é bom e sempre me ouve.

Eu bendigo o Seu nome e aproveito esse momento do meu dia para acessar aquilo que é infinito dentro de mim.

Diante do Senhor eu coloco aquilo que nenhum coração humano conhece.

Eu agradeço, porque eu sei que, aconteça o que acontecer, o Senhor nunca desistirá de mim, assim como de nenhum filho Seu.

Mentalizo agora a renovação das minhas forças com uma energia sobrenatural.

Vejo-me transbordando na vida de novas pessoas que querem avançar para um próximo nível.

Eu consigo sentir uma chuva de prata caindo sobre mim, simbolizando o canal de sabedoria aberto para que eu receba as palavras e o discernimento do alto.

A partir de hoje, eu não paro mais de ouvir o meu coração.

Eu renovo meu espírito, assim como ouço e obedeço a Sua voz, pois quem ama, ouve, obedece e põe em prática, tendo resultados para si e para os outros.

Já é!

Se você tem se sentido fraco, sem esperanças e almeja a renovação do seu espírito, lembre-se de que Cristo é a Fonte de renovação. Para que haja restauração da sua alegria, do seu ânimo e do seu propósito de vida, busque se conectar com o Espírito Santo no dia de hoje. Tire um tempo de qualidade com o Autor da vida, Ele está esperando de braços abertos e tem o melhor reservado para você.

18 de abril

VIDA, GRATIDÃO E FORÇA

"Pois em ti está a fonte da vida; graças à tua luz, vemos a luz."

Salmos 36:9

A Ti rendo graças, ó Deus, porque o Senhor é bom e sempre me ouve.

Obrigado por me fazer próspero e governante.

Um novo dia se levanta e, com ele, uma nova chance de governar.

Hoje eu sou grato pela vida.

Quando meus pulmões se enchem de ar, uma força do alto invade todo o meu ser e sei que a misericórdia do Senhor me alcançou.

Neste momento eu visualizo coisas novas acontecendo em minha vida.

Bênçãos que meus olhos ainda não tinham visto são derramadas em mim e no meu lar.

A partir de hoje, eu decido investir mais tempo no meu relacionamento com o Senhor, pegando os códigos mais cabulosos da Terra.

Eu invisto ainda mais na minha família, a base de tudo.

E invisto também no meu templo, que é a morada do Espírito Santo.

Obrigado por nunca desistir de mim e me permitir andar debaixo do Seu favor.

Sua graça me basta, Senhor.

Esse é o melhor dia da minha vida até então.

Já é!

Hoje é dia de agradecer ao Senhor por tudo aquilo que Ele fez por nós, mesmo sem merecermos. Celebre o dom da vida e repita: "Esse é o melhor dia da minha vida até então!".

A SABEDORIA MORA NA PERGUNTA

"Quando o viu deitado e soube que ele vivia naquele estado durante tanto tempo, Jesus lhe perguntou: Você quer ser curado?"

João 5:6

A Ti rendo graças, ó Deus, porque o Senhor é bom e sempre me ouve.

Obrigado pelo Seu amor, pela Sua graça e misericórdia que não têm fim.

No dia de hoje, perguntas abrirão portais no meu coração e na minha mente.

O Senhor me ensina que não há nada sofisticado em fazer perguntas, é simples!

A pergunta revela a intenção do coração e quero fazer todas as perguntas que puder ao Senhor e às pessoas.

A minha constância em fazer as perguntas para Deus e para o próximo me levarão para um próximo nível.

Eu mentalizo agora em minhas mãos uma folha A4 e uma caneta e, como nunca antes, eu começo a preencher essa folha com todas as perguntas que eu já deixei de fazer na minha vida, seja por medo, vergonha, insegurança ou por achar que não eram necessárias.

O meu cérebro virou uma máquina de transferir pressão por meio das perguntas e eu não temo mais, pois descobri que o que interessa não são as respostas, mas a capacidade de fazer novas perguntas.

Eu não tenho orgulho, não tenho problema com meu ego a ponto de sempre achar que estou certo, o que importa é que eu seja capaz de fazer perguntas, pois é esta capacidade que me levará para o próximo nível.

Eu faço perguntas e acesso portais.

Já é!

Hoje você vai treinar fazer perguntas. Devolva cada pergunta que lhe fizerem com uma nova, transferindo a pressão.

SEU AMOR DURA PARA SEMPRE

"O Senhor é compassivo e misericordioso, muito paciente e cheio de amor."
Salmos 103:8

A Ti rendo graças, ó Deus, porque o Senhor é bom e sempre me ouve.

Todos os dias, o Senhor me diz: "Filho, estou dando a você uma nova chance!".

Hoje eu decido contemplar Seu amor.

Um amor perseguidor, que não me invade, mas está perto o tempo todo.

Eu me mentalizo agora recebendo todo o amor incondicional, puro e verdadeiro do Criador.

Esse amor inunda meu ser.

Eu não desperdiço mais meu precioso tempo – o presente – com coisas fúteis, mas mantenho o meu coração no alvo, que é o Reino.

O Senhor me permitiu ver o quanto o amor do homem é falho e limitado para que eu pudesse entender o quão grande é o Seu amor por mim!

Seu amor nunca me abandona e, neste instante, eu me sinto muito amado!

Já é!

Leia e medite 1 Coríntios 13, até entender o que é o verdadeiro amor.

21 de abril

O SENHOR NOS ENTREGA OS RECURSOS

"Não andem ansiosos por coisa alguma, mas em tudo, pela oração e súplicas, e com ação de graças, apresentem seus pedidos a Deus."

Filipenses 4:6

A Ti rendo graças, ó Deus, porque o Senhor é bom e sempre me ouve.

Muitas vezes eu não entendia por que as coisas não funcionavam para mim, mas o Senhor, com sua infinita compaixão, repete todos os dias com muita paciência: "Acalme-se, filho, nós vamos vencer isso juntos."

A partir de agora, eu começo a entender que preciso viver um dia de cada vez e me concentrar naquilo que está ao meu alcance. Eu preciso fazer o melhor que eu puder com o recurso que eu tenho nas minhas mãos hoje.

Eu mentalizo, neste momento, o Senhor entregando em minhas mãos novos recursos para que eu entre em um novo nível de desenvolvimento. Eu uso os recursos naturais disponíveis e, com essa ação, desbloqueio os sobrenaturais.

Já é!

Utilizar os recursos naturais disponíveis é o primeiro passo para acessar os sobrenaturais. Quais são os recursos que estão à sua volta que você ainda não está utilizando?

QUEM NÃO TESTA, NÃO PROSPERA

"E te lembrarás de todo o caminho, pelo qual o Senhor teu Deus te guiou no deserto estes quarenta anos, para te humilhar, e te provar, para saber o que estava no teu coração, se guardarias os seus mandamentos, ou não."

Deuteronômio 8:2

A Ti rendo graças, ó Deus, porque o Senhor é bom e sempre me ouve.

Como é bom me levantar e aprender coisas novas todos os dias.

Como é bom transbordar.

Como é bom e agradável ensinar.

Como é bom testar coisas novas.

A partir de agora, eu já não tenho mais medo de testar coisas novas.

Eu testo, potencializo e multiplico tudo aquilo em que toco minhas mãos e que me proponho a fazer.

Meu interesse é gerar e potencializar habilidades, conexões, moldes para governo.

Quem não testa, não prospera.

Eu fui chamado para governar e aquilo que eu não estou governando é porque eu não testei e não validei.

A partir de agora eu vou testar coisas novas, sem orgulho, sem vaidade e sem medo de errar.

Já é!

Que tipos de testes você pode fazer para buscar novos resultados?

23 de abril

CCC

"Dá força ao cansado, e multiplica as forças ao que não tem nenhum vigor."

Isaías 40:29

A Ti rendo graças, ó Deus, porque o Senhor é bom e sempre me ouve.

Não existe energia mais poderosa do que o Senhor.

O Senhor é luz, e não há treva nenhuma que seja mais forte do que a luz.

No dia de hoje, eu assumo o governo da minha vida.

Não há energia que não possa ser dominada por mim.

Tudo o Senhor colocou debaixo da minha gestão.

A minha alma governa meu corpo, meu corpo governa tudo que é físico aqui na Terra e desfruta de tudo. O meu corpo é submisso àquilo que a minha alma manda.

Eu sou energia.

Eu sou aquilo que o Senhor quiser, não o que me agrada.

Eu vou captar toda energia e, depois de convertê-la, vou canalizá-la para avançar na direção do meu propósito.

Já é!

CCC é capturar, converter e canalizar energia. Todos os dias antes de dormir, reavalie acontecimentos do seu dia e reaproveite até mesmo a energia que você julga ser ruim. Exemplo: inveja, fofoca e crítica.

24 de abril

TEMPO É VIDA

"Os dias do homem estão determinados; tu decretaste o número de seus meses e estabeleceste limites que ele não pode ultrapassar."

Jó 14:5

A Ti rendo graças, ó Deus, porque o Senhor é bom e sempre me ouve.

Obrigado por mais um dia.

Obrigado, porque as Suas misericórdias se renovam a cada manhã, Seu amor não tem fim, a Sua graça é infinita.

Nessa manhã eu renovo meu espírito, minha alma e meu corpo. Renovo o meu relacionamento com o Senhor, minha identidade e meu propósito.

Renovo o meu governo sobre todas as energias que estão debaixo dos céus.

A vida é um vapor e hoje eu entendo que tempo não é dinheiro. Tempo é vida!

Eu não aceito passar mais um segundo que seja sem transbordar, criar e ter novos resultados.

Sinto uma grande revolta pelo tempo que foi perdido, mas agora vou usá-lo de forma inteligente.

Eu domino no tempo.

Eu sei gerir meu tempo para trabalhar, estudar, estar com minha família e desfrutar.

Eu não me canso, mas entro em descanso o tempo todo.

Tempo é vida e jamais me esquecerei disso.

Já é!

Liste 10 coisas que têm tomado seu tempo e energia. Veja o que é prioridade, o que pode ser delegado e o que não faz mais sentido.

ADAPTAÇÃO É A CHAVE

"[...] pois aprendi a adaptar-me a toda e qualquer circunstância."

Filipenses 4:11

A Ti rendo graças, ó Deus, porque o Senhor é bom e sempre me ouve.

Obrigado pela Sua graça e pela Sua misericórdia que dura para sempre, ela não tem fim.

Acesso o dia de hoje e canalizo energia para produzir.

Não sou idólatra de fases, não permaneço em fases ruins, nem em fases boas.

Estou disposto e adaptado o tempo inteiro.

Continuo avançando e adaptando, até chegar na minha soberana vocação e cumprir o propósito.

Eu estou pronto para adaptar a minha vida à próxima fase. Nada pode me parar.

Eu aprendi que o que prova o mais forte é a adaptação, não a força ou a inteligência.

Mentalizo agora um plug novo cuja adaptação traz aquilo de que preciso.

Recebo uma caixa com todos os plugs necessários para acelerar meus resultados.

Cada plug é uma das chaves que eu preciso continuar virando até a energia funcionar.

Eu sou uma fonte de energia que regula voltagem e amperagem.

Eu regulo completamente a potência e a atenção.

Encontro os adaptadores que faltam e sou o adaptador que muitas pessoas procuram.

Já é!

Liste 3 novos 'plugs' que você precisa adquirir para gerar a energia necessária à sua fase atual.

VENCENDO A ESCASSEZ

"Honra ao Senhor com os teus bens, e com a primeira parte de todos os teus ganhos; e se encherão os teus celeiros, e transbordarão de vinho os teus lagares."

Provérbios 3: 9-10

A Ti rendo graças, ó Deus, porque o Senhor é bom e sempre me ouve.

Obrigado por esta manhã.

Obrigado porque, a partir de hoje, a escassez não vai mais me bloquear.

As dificuldades que vivi na infância não determinam quem sou.

O Senhor é abundante em riqueza, graça e misericórdia, portanto, o bloqueio de escassez nunca mais rodeará o meu lar e a minha vida.

A cada novo passo que eu der, a escassez ficará mais longe de mim.

Todas as pessoas ao meu redor serão desbloqueadas só de verem ou ouvirem sobre o meu desbloqueio.

Visualizo-me agora crescendo e prosperando de forma absurda, porque esse bloqueio, que me paralisava, está sendo desviado de mim e nunca mais me encontrará.

Eu sou a pessoa mais próspera e abundante da Terra.

Eu venci mais um nível de escassez.

Já é!

A escassez é vencida por níveis e está relacionada às crenças que você carrega sobre dinheiro, prosperidade e abundância. Liste suas crenças sobre esses assuntos e ressignifique-as. Se quiser saber mais sobre o assunto, busque meus conteúdos no YouTube e outros livros.

RESULTADO PRODUZ CONFIANÇA

"É melhor buscar refúgio no Senhor do que confiar nos homens."

Salmos 118:8

A Ti rendo graças, ó Deus, porque o Senhor é bom e sempre me ouve.

Obrigado pela Sua misericórdia e confiança do alto, pois o Senhor confiou em mim muito antes de eu chegar aqui na Terra.

Eu não desmereço a confiança que o Senhor colocou em mim.

Confio naquilo que o Senhor confia e então entro em ação.

Eu sou uma pessoa de confiança, enviada pelo Senhor para que mais pessoas tenham vida.

Eu confio naquilo que carrego, a minha identidade e o meu propósito.

Visualizo-me agora batendo pequenos resultados, e isso traz uma crescente construção dentro de mim.

Eu sou grande, doador, generoso, amoroso e atencioso.

Eu amo transbordar e, quanto mais transbordo, mais confiante me torno.

Sou transbordante e generoso o tempo inteiro e, por isso, prospero em todas as áreas.

Eu sou alguém que confia no que vem do alto.

Já é!

Sua confiança aumenta à medida que você gera resultados. Qual é o próximo passo que você precisa dar que lhe trará um novo resultado? Confie no Senhor e entre em ação.

28 de abril

A MÃO DO SENHOR

"Porque o Senhor dos Exércitos o determinou; quem o invalidará? E a sua mão está estendida; quem pois a fará voltar atrás?"

Isaías 14:27

A Ti rendo graças, ó Deus, porque o Senhor é bom e sempre me ouve.

Seu amor, Seu cuidado, Sua misericórdia e o tanto que o Senhor me ama é impressionante. Assim como as suas misericórdias não têm fim, eu me renovo diante do Senhor.

Eu me conecto direto na Fonte, que é a sabedoria.

Essa Fonte começa a fluir tão poderosamente através de mim que eu não posso ficar calado, eu não posso ser omisso nesta geração, existe um despertar de generais.

Tudo que não for legítimo, que possa se desprender da minha vida agora.

Eu entrego nas suas mãos todos os dias a minha vida, meus negócios, meus filhos, meu casamento.

Eu reconheço Sua mão poderosa em todas as coisas.

Minha capacidade não representa 1% daquilo que o Senhor vai fazer.

Obrigado pela liberdade.

Obrigado por tudo que o Senhor me deu e por tudo que o Senhor me ensinou.

Obrigado porque em cada detalhe eu percebi o Senhor me mostrando o novo degrau.

Já é!

Reconheça os momentos em que a mão de Deus esteve presente em sua vida e seja grato por isso.

29 de abril

A SERVIÇO DO REINO

"O maior entre vocês deverá ser servo."

Mateus 23:11

A Ti rendo graças, ó Deus, porque o Senhor é bom e sempre me ouve.

Obrigado pelo Seu amor, Sua graça e Sua misericórdia.

Hoje, Senhor, é dia de limpar todos os terrenos improdutivos que as pessoas conquistaram na minha mente e no meu coração.

Que esses terrenos sejam desocupados para que eu recupere aquilo que ficou para trás e, uma vez desocupados, que eu levante novas construções edificadas no Senhor.

Senhor, ensina-me a servir e a gerar valor, a fim de que eu conquiste espaço para o Reino nos corações das pessoas.

Ensina-me a chamar a atenção delas para que eu possa comprar esses terrenos e pegar o alvará de construção, ajudando-as a arrancar as ervas daninhas que se alastraram.

Prolifera, Senhor, a arte do Reino de gerar valor, de servir, de amar e de andar em unidade com as pessoas por toda a Terra!

Eu sirvo e conquisto terrenos para implantar o Reino.

Eu gero valor e toco o terror na Terra.

Já é!

Como você pode servir às pessoas hoje com as habilidades e recursos que você tem? Liste maneiras práticas e gere valor.

ESTADO DE PRESENÇA

"Agora, porém, completai também o já começado, para que, assim como houve a prontidão de vontade, haja também o cumprimento, segundo o que tendes."

2 Coríntios 8:11

A Ti rendo graças, ó Deus, porque o Senhor é bom e sempre me ouve.

Obrigado pelo Seu amor e pela Sua graça.

Eu quero entregar meu 100% em tudo o que fizer e, naquilo que não faz sentido, que seja zero a minha atenção e energia.

Que minha sabedoria, prosperidade e desfrute possam ser 100%.

Que meu casamento tenha 100% do meu coração, assim como o treinamento dos meus filhos.

Eu estarei totalmente presente naquilo que o Senhor me chamou, focado em cumprir meu propósito.

Meu coração não irá se distanciar por nem um segundo daquilo que fui chamado a fazer.

Ajuda-me a definir minhas prioridades e a não gastar energia com coisas que não valem a pena.

Já é!

No que você canalizou sua energia no mês de abril? Analise se você esteve 100% presente no cumprimento de seus objetivos ou se foi tomado pelas distrações.

Maio

"Bem sei eu que tudo podes, e que nenhum dos teus propósitos pode ser impedido."

Jó 42:2

QUEM APRENDE NÃO DEPENDE

"O temor do Senhor é o princípio do conhecimento, mas os insensatos desprezam a sabedoria e a disciplina."

Provérbios 1:7

A Ti rendo graças, ó Deus, porque o Senhor é bom e sempre me ouve.

Seu amor é infinito, e é por meio desse amor, dessa misericórdia, dessa graça, que eu acesso a Fonte.

Eu quero coisas novas do Senhor hoje. Quero entregar mais uma parte de mim e aprender coisas novas, pois quem aprende não depende.

Não quero aprender por mim ou para mim, mas para impactar essa geração. Eu quero poder olhar para a natureza e, rapidamente, pegar os códigos dela.

Terei tantas habilidades, aprendizados e resultados novos, que as pessoas terão desejo de aprender comigo. Por mais que eu não me ache um bom professor, eu nasci para ensinar meu cérebro, meus filhos, meu cônjuge e meus colaboradores, pois a graça do Senhor está guardada em mim.

Já é!

Hoje é dia de aprender e ensinar. Transborde para pelo menos três pessoas algo novo que você aprendeu nos últimos dias.

DEIXANDO UMA MARCA

"Porque, quem conheceu a mente do Senhor, para que possa instruí-lo? Mas nós temos a mente de Cristo."

1 Coríntios 2:16

A Ti rendo graças, ó Deus, porque o Senhor é bom e sempre me ouve.

Obrigado pela Sua graça e misericórdia que não tem fim.

Eu fui criado para deixar uma marca nesta geração.

Hoje eu desperto para um novo nível de criatividade e autoralidade. Mesmo eu não estando presente, as pessoas vão falar e se lembrar de mim, mas, principalmente, vão se lembrar do Senhor ao pensarem na minha existência.

Desejo novas expressões, conceitos e frases impactantes. Se antes eu não era um bom comunicador, a partir de agora, será diferente.

Minhas palavras irão gerar vida, cura e transformar pessoas. Não para o meu próprio prestígio, mas para o Seu.

Hoje eu abro mão de tentar copiar o outro e foco na minha própria história.

Tudo que vivi até aqui gerou em mim uma experiência que pode, então, ser dividida com outras pessoas. O que eu estou carregando é muito forte e sei que sou capaz de transformar vidas a partir da minha vivência.

E essa força eu tenho porque reconheço em mim a Sua força.

É essa a autoridade que quero transmitir.

Eu sou a pessoa mais autoral dessa Terra.

Já é!

Quais palavras e expressões fazem parte do seu vocabulário? Qual é sua forma única de se expressar e falar sobre o Reino? Reflita sobre isso e seja mais intencional ao transbordar.

03 de maio

PROSPERANDO NOS NEGÓCIOS

"Ao que retém o trigo o povo o amaldiçoa, mas bênção haverá sobre a cabeça do vendedor."

Provérbios 11:26

A Ti rendo graças, ó Deus, porque o Senhor é bom e sempre me ouve.

Nesse dia quero me aprofundar na arte de negociar, comprar e vender.

A Palavra diz que abomina aquele que retém o trigo, mas abençoa aqueles que liberam e aqueles que precisam. Então, tire de mim todo o espírito que mente, falando que não posso nem comprar nem vender. Eu sou próspero, sou filho, sou governante.

Que eu possa crescer, aprender e ter maturidade para fazer com que a mensagem que eu carrego seja disseminada e com que os meus negócios impactem a nossa sociedade e esta geração.

Eu declaro que hoje meus negócios irão prosperar absurdamente, aqueles que já existem e os que não existem também. Eu vou aprender a escalar e serei exponencial como nunca imaginei.

Já é!

Você tem estudado maneiras de escalar seus negócios? Modele pessoas que já chegaram ao nível que você almeja nos negócios e modele-as.

04 de maio

É PRECISO TESTAR

"Examinai tudo. Retende o bem."

1 Tessalonicenses 5:21

A Ti rendo graças, ó Deus, porque o Senhor é bom e sempre me ouve.

Obrigado pelo Seu amor e pela Sua misericórdia que sempre me alcança.

Hoje é dia de testar coisas novas: novas possibilidades, novas conexões e novas frequências que antes eu não acessava.

Atrás de novos testes estão novos negócios, novas fases, novas pessoas, novos lugares, novos sentimentos, novas riquezas.

A minha vida é um teste para a eternidade.

Vou trocar o que faço hoje por coisas novas. Eu sou uma máquina de testar. Vou capturar esses dados, implementar no meu percurso e, aquilo que foi invalidado no teste, ficará para trás.

Eu vou testar coisas novas.

Já é!

Em qual área da sua vida você precisa de novos resultados? Faça testes até chegar lá, avaliando o que foi positivo ou não.

05 de maio

A CRIATIVIDADE É NATURAL

"Porque somos feitura sua, criados em Cristo Jesus para as boas obras, as quais Deus preparou para que andássemos nelas."

Efésios 2:10

A Ti rendo graças, ó Deus, porque o Senhor é bom e sempre me ouve.

Eu anulo toda energia que bloqueou minha criatividade e disrupção. Eu sou criativo, porque o Senhor é criador e eu sou Sua imagem e semelhança.

A criatividade é um estado natural, eu não vou brigar com isso.

Eu não tenho nenhuma responsabilidade de inventar nada, tudo já foi criado. A minha responsabilidade é fazer os downloads do céu.

Eu sou divertido, eu sou ridículo, eu sou a criança que sobreviveu.

Eu sou infantil sem perder a nobreza, mas, a todo tempo, estou estimulando o meu crescimento e o crescimento das pessoas.

Eu me desconecto dessa doença emocional chamada normalidade.

Eu sou anormal, eu sou extraordinário.

Ao olhar-me no espelho, vejo o reflexo de uma pessoa poderosa, que começou a ter resultados disruptivos.

Eu visualizo as inúmeras situações e oportunidades que criei.

A criatividade me faz insuportável, pois não consigo me encaixar no suporte de ninguém. Isso é ser insuportável, isso é ser criativo.

O dia de hoje é o da criatividade e da disrupção. A partir de agora, eu aumento a criatividade na velocidade da minha prosperidade.

Já é!

Liste três coisas criativas que você vai fazer hoje. Só hoje coloque uma música que você mais ama e deixe fluir sua imaginação.

NÃO EXISTE PLANO B

"Quem é o homem que teme o Senhor? Ele o instruirá no caminho que deve seguir."

Salmos 25:12

A Ti rendo graças, ó Deus, porque o Senhor é bom e sempre me ouve.

Obrigado pelo dia de hoje, porque é o único dia em que dá para exercer o governo. No dia de ontem não tem como governar, no dia de amanhã também não há governo, é somente hoje!

Senhor, eu peço que, de forma espiritual, o Senhor traga luz na minha vida e na vida daqueles que passarem por mim.

Que eu possa substituir os códigos, manias e regras que não têm me deixado prosperar. Que a energia do Espírito Santo possa percorrer cada centímetro cúbico do meu corpo.

Eu fui chamado para ser sábio e próspero, então não posso viver de forma aleatória, na preguiça, na procrastinação, preocupado com o que está fora do meu alcance.

Não existe plano B, eu só tenho o plano A, o plano do alto.

Não irei retroceder naquilo que o Senhor me chamou. Lutarei até o fim para que dê certo.

Obrigado, porque cada dia é uma nova oportunidade de fazer dar certo.

Já é!

Acabe hoje com a ideia de que, se não der certo, você tem um "plano B". O plano B é fazer o A dar certo. Ressignifique esse driver.

O IMPOSSÍVEL

"Jesus olhou para eles e respondeu: 'Para o homem é impossível, mas para Deus todas as coisas são possíveis'."

Mateus 19:26

A Ti rendo graças, ó Deus, porque o Senhor é bom e sempre me ouve.

Existe uma caixa no meu cérebro chamada "impossível".

Dentro do "impossível" estão coisas que o Senhor colocou no meu coração e mente, as quais antes eu não me permitia acessar, mas hoje isso vai mudar.

O Senhor mostrou a Eliseu visões que, na realidade humana, não existiam, mas, na realidade do mundo espiritual, sim.

Para Noé, o "impossível" levou cento e vinte anos para se tornar realidade, mas aconteceu, exatamente da forma que o Senhor havia projetado.

Daniel era dez vezes menos sábio do que qualquer pessoa que existisse no império e, mesmo sabendo da ameaça de tirarem sua vida, ele disse: "eu darei a minha vida por aquilo que eu vi". Então desceu para a cova e enfrentou os leões famintos.

Quando eu tenho uma visão, o Senhor tem a provisão.

O Senhor me dá proteção e me dá tudo aquilo que eu preciso para alcançar o que me mostrou.

Já é!

O que parece ser impossível para você hoje? Fique tranquilo, pois o impossível é com Ele. Faça a sua parte confiando no Deus do impossível.

BOCA FECHADA MATA

"O seu falar seja sempre agradável e temperado com sal, para que saibam como responder a cada um."

Colossenses 4:6

A Ti rendo graças, ó Deus, porque o Senhor é bom e sempre me ouve.

Obrigado pelo Seu amor, pela Sua graça e misericórdia que não tem fim.

Senhor, me ensina. Às vezes sou menino demais, criança demais para entender o propósito para o qual o Senhor me chamou, mas, enquanto menino, quero me divertir e não ficar fora da brincadeira.

Que todos aqueles que estão fora do propósito possam entender para quê o Senhor os chamou e que, independente das suas condições, possam abrir a boca, pois abrir a boca não mata, mas fechar a boca, sim.

Eu não preciso ser sofisticado ao falar, nem o melhor orador, só preciso transmitir vida.

A melhor comunicação é transmitida com carinho, zelo e misericórdia.

Se eu não tiver nada para falar, que eu continue estudando e aplicando, mas estou determinado a crescer poderosamente na comunicação.

A partir de hoje, eu vou comunicar o que está no meu coração.

Já é!

É dia de destravar a comunicação. Estude sobre modelação vocal, entonação, linguagem corporal e pratique. Seja em palestras, lives ou encontros pessoais, comunique-se com verdade.

09 de maio

PACIÊNCIA

"Alegrem-se na esperança, sejam pacientes na tribulação, perseverem na oração."

Romanos 12:12

A Ti rendo graças, ó Deus, porque o Senhor é bom e sempre me ouve.

Hoje eu ativo um novo nível de paciência na minha vida. Vou começar a desfrutar de uma nova fase, em que as pessoas não mais me irritarão e, a cada dia, vou subir minha frequência e meu nível de inteligência emocional.

Sou tomado agora por decisões que não vão me abalar no meio da crise.

Eu sou paciente e resistente, eu esperei milênios para vir à Terra.

Eu esperei nove meses para nascer e dezoito anos para ter a maioridade.

Não tem problema algum eu esperar e, enquanto eu espero, eu vou prosperando, porque, desde o ventre da minha mãe, não houve um único dia em que eu fiquei sem prosperar.

Já é!

Quando alguém estiver falando com você, foque nas palavras que a pessoa está dizendo. Isto é, não deixe que a impaciência e os pré-julgamentos atrapalhem a conversa.

REPETIÇÃO PROGRESSIVA

"Tu, porém, permanece naquilo que aprendeste, e de que foste inteirado, sabendo de quem o tens aprendido."

2 Timóteo 3:14

A Ti rendo graças, ó Deus, porque o Senhor é bom e sempre me ouve.

Obrigado pelo Seu amor, pela Sua graça e misericórdia que não tem fim.

Eu me desconecto agora de toda repetição inconsciente do meu cérebro.

Desconecto de todo tipo de rotina falida, tudo que tem me prendido ao passado.

Estou progredindo e sendo transformado pela renovação da minha mente.

Eu abro mão daquilo que parece estabilidade na minha vida.

Estou pronto para todo tipo de mudança, todo deslocamento geográfico e tudo aquilo que me faz prosperar.

Eu preciso ser agressivo na higienização do meu cérebro e dou início hoje à repetição progressiva. É uma escada infinita até a eternidade. Eu não aceito morar no degrau, eu vou até o fim.

Já é!

Algumas coisas estão sendo repetidas de forma inconsciente na sua vida. Liste pelo menos 10 coisas que entraram no modo "repetição inconsciente" e mude-as.

AUTOCONHECIMENTO

"E conhecereis a verdade, e a verdade vos libertará."

João 8:32

A Ti rendo graças, ó Deus, porque o Senhor é bom e sempre me ouve.

Obrigado por mais um dia, por mais uma oportunidade.

Um dia o Senhor ficou de frente com Abraão e disse: "Descubra quem você é. Eu não vou te dar uma missão sem você descobrir suas funções internas." Abraão era um dos homens mais medrosos da Terra, só que o final da história dele foi impressionante. Depois de errar, ele ficou conhecido como o Pai da Fé. Como que o medroso é conhecido como o Pai da Fé em todas as gerações?

Paulo era conhecido como caçador de cristãos, assassino, um homem poderoso na lei, mas hoje é conhecido pela sua graça e sabedoria.

O autoconhecimento muda tudo!

Eu sou aquilo que o Senhor diz e eu não abro mão de fazer aquilo para o qual fui chamado.

Já é!

Faça, a partir de hoje, uma das maiores declarações do universo: "Eu sou imagem e semelhança do Criador, sou muito amado e nasci para dominar a Terra."

DIA DE TOMAR DECISÕES

"Esta é a confiança que temos ao nos aproximarmos de Deus: se pedirmos alguma coisa de acordo com a vontade de Deus, ele nos ouvirá."

1 João 5:14

A Ti rendo graças, ó Deus, porque o Senhor é bom e sempre me ouve.

O Senhor tomou a decisão de ser meu pai e me fazer forte e corajoso.

As minhas decisões, a partir de hoje, serão simples e eficazes.

Eu me conecto a decisões que são desconfortáveis, mas que me fazem prosperar e me desconecto de opções que são colocadas para mim.

Eu criarei as minhas opções e tomarei decisões cada vez mais assertivas. Essas decisões mudarão a minha realidade.

Eu sou alguém que dá muito resultado e toma boas decisões.

Já é!

Tão importante quanto saber o que a gente quer é saber também o que não quer. Quando você sabe o que não quer, as decisões ficam mais rápidas e nítidas. Faça uma lista do que você não deseja/aceita em sua vida. Isso ajudará na tomada de decisões.

13 de maio

O RIO DO SENHOR

"No último e mais importante dia da festa, Jesus levantou-se e disse em alta voz: "Se alguém tem sede, venha a mim e beba. Quem crer em mim, como diz a Escritura, do seu interior fluirão rios de água viva."

João 7:37-38

A Ti rendo graças, ó Deus, porque o Senhor é bom e sempre me ouve.

Eu imagino agora a maior montanha do mundo e uma fonte eterna, poderosa e pujante de águas cristalinas, a qual vem do chão até o topo da colina com a maior pressão que eu já pude ver.

Começo a enxergar uma cachoeira invertida que sobe aos céus – é uma das cenas mais lindas que os meus olhos já viram. Essa cachoeira sai do chão, sobe ao cume da montanha mais alta da Terra, atravessa os céus e chega ao trono de Deus, me conectando a Ele.

Quando essa água bate em mim, ela me inunda para sempre e eu nunca mais conseguirei viver sem ela. Assim como as corças suspiram por águas, minha alma suspira pelo Criador.

Assim como em várias medicinas milenares não existe remédio, existe tratamento por água, agora estou sendo tratado com essa água perfeita, purificadora e cristalina. Essa água me dá certeza de quem eu sou e o Senhor me diz: "libere as águas e viverás em abundância".

Já é!

Libere as águas que estão dentro de você. Transborde nas suas redes sociais e entre as pessoas do seu convívio o que o Senhor tem feito em sua vida. Deixe o rio fluir!

14 de maio

CRISTO ME LIBERTOU

"Foi para a liberdade que Cristo nos libertou. Portanto, permaneçam firmes e não se deixem submeter novamente a um jugo de escravidão."

Gálatas 5:1

A Ti rendo graças, ó Deus, porque o Senhor é bom e sempre me ouve.

Eu me abro hoje para o entendimento, para o discernimento e recebo uma chuva de graça.

Eu entendo que o Senhor desceu do trono, veio aqui para me dar liberdade e me deixou no comando da minha vida.

Não retrocederei. Manterei-me firme.

Se eu larguei a CLT para empreender, mesmo com o medo dos resultados querendo me sondar, não retrocederei.

Se eu comecei a buscar a minha liberdade emocional, por mais que eu esteja no caos, não darei um único passo para trás, nem para pegar impulso.

Me lançarei somente para frente.

Começo a me imaginar próspero de tal forma que eu posso investir tempo nisso: em libertar pessoas.

Começo a imaginar, experimentar e a viver libertando os outros.

Foi para a liberdade que Cristo me libertou.

O Senhor irá libertar pessoas pelas minhas falas, pela minha escrita, pela minha presença e pela presença do Deus vivo que eu carrego.

Já é!

Você que ficou preso uma, duas ou três décadas em algum vício, não tenha medo de compartilhar o que aconteceu com você, pois o mundo espiritual fica assombrado quando você tem coragem de tratar isso e é libertador: para você e para quem está nessa situação.

15 de maio

EXECUTOR

"As mãos das testemunhas serão as primeiras a proceder à sua execução, e depois as mãos de todo o povo. Eliminem o mal do meio de vocês."

Deuteronômio 17:7

A Ti rendo graças, ó Deus, porque o Senhor é bom e sempre me ouve.

Não existe melhor executor do que o Senhor.

O Senhor fez o céu, criou a vegetação e o homem em sete dias. Quem pode ser mais executor do que o Senhor?

Eu sou Sua imagem e semelhança, então sou um exímio executor.

Me ajude a executar minha identidade, propósito, sabedoria e prosperidade.

Quanto mais executor eu for, menos eu vou fazer.

Irei aprender mecanismos de trabalho automático e modos de tornar minha execução mais suave.

Isso é uma ordem para meu cérebro: funcionar sempre com mais leveza, mais resultados e mais retorno.

Já é!

Fale assim: "Vou executar as tarefas, as atividades, o plano de sabedoria, o plano de prosperidade e o plano de riqueza". Mas, não apenas fale, parta para a ação. Seja um executor. Dê o seu máximo em tudo o que fizer.

EM FASE DE CRESCIMENTO

"Cresçam, porém, na graça e no conhecimento de nosso Senhor e Salvador Jesus Cristo. A ele seja a glória, agora e para sempre! Amém."

2 Pedro 3:18

A Ti rendo graças, ó Deus, porque o Senhor é bom e sempre me ouve.

Hoje é dia de crescer.

Crescer como ser humano, como cônjuge, como pai, como filho, como Seu filho.

Também é dia de entender sobre comportamento, sobre sentimentos e emoções, sobre recrutar pessoas, treinar pessoas e sobre dar feedback de todas as coisas que forem discutidas.

Nesse tempo eu vou governar e treinar as pessoas que estiverem perto de mim.

Juntos, iremos prosperar de forma inexplicável.

Eu já sou um treinador, mas serei o melhor treinador para meus filhos, colaboradores e pessoas que buscam minha orientação.

Senhor, me dê as estratégias mais eficientes, de acordo com a individualidade de cada um.

Não me cansarei de treinar as pessoas até que elas sejam melhores do que eu.

Já é!

Você é um treinador e tem o papel de fazer as pessoas ao seu redor crescerem. Modele um líder/treinador que você admira e aplique o que achar necessário no treinamento das pessoas ao seu redor.

17 de maio

O DIGITAL

"Do fruto de sua boca o homem se beneficia, e o trabalho de suas mãos será recompensado."

Provérbios 12:14

A Ti rendo graças, ó Deus, porque o Senhor é bom e sempre me ouve.

Hoje eu vou entrar para o digital de forma exponencial.

Bem sei que o digital não é nada impressionante, nem foi o homem que inventou, mas o Senhor ensinou a dominar sobre todas as coisas, e é isso que farei.

Eu não admito pessoas e empresas quebrando por não estarem dominando o digital.

Eu sou digital, eu penso de forma digital, eu tenho uma identidade digital, meus negócios estão no digital e o digital vai importar o tempo de esforço.

É hora de investir na minha conta do Instagram, investir nas minhas redes sociais, pois elas são apenas ferramentas para eu cumprir meu propósito.

A vergonha vai embora e tudo aquilo que me impede, também.

Eu sou uma pessoa influente no digital.

Já é!

Use o digital para propagar a mensagem que queima em seu coração. Se você ainda não tem, crie um canal no YouTube e um perfil no Instagram. Comprometa-se a todos os dias transbordar algo.

SEJA INTENCIONAL

"E não nos cansemos de fazer o bem, pois no tempo próprio colheremos, se não desanimarmos."

Gálatas 6:9

A Ti rendo graças, ó Deus, porque o Senhor é bom e sempre me ouve.

Até ontem eu posso ter vivido de forma aleatória, sem me preocupar com a intenção das minhas ações e relacionamentos, mas hoje me torno uma pessoa 100% intencional.

A minha intenção número um é ser imagem e semelhança do Criador.

A número dois é destravar pessoas e resgatar uma geração.

Já a terceira é treinar meus filhos para que eles tenham famílias mais fortes que a minha.

Chega de viver de forma aleatória.

Chega de andar com pessoas que não fazem sentido no meu crescimento.

Chega de gastar energia com besteiras.

A intenção vai me fazer prosperar e serei intencional em tudo a partir de agora.

Já é!

O que você fazia sem intenção e agora vai investir energia para aumentar o nível de intencionalidade naquilo?

19 de maio

ATÉ QUANDO?

"Senhor, tu me sondas e me conheces. Sabes quando me sento e quando me levanto; de longe percebes os meus pensamentos."

Salmos 139:1-2

A Ti rendo graças, ó Deus, porque o Senhor é bom e sempre me ouve.

Teus planos são perfeitos e não quero que minha vida aqui seja em vão.

Que a minha vida esteja a serviço de outras vidas e que essas vidas possam sentir o mesmo amor que eu sinto pelo Senhor.

Hoje sinto em meu coração um desejo urgente de avançar.

Por isso, determino que este é o dia do "até quando?".

Até quando vou continuar acima do peso?

Até quando vou ficar preso à CLT?

Até quando não vou morar na casa dos sonhos?

Até quando vou ser apenas uma pessoa mediana?

Colocarei uma data limite para cada uma das coisas que quero superar e não vou parar até mudar de nível.

Já é!

Em quais situações você precisa dar um basta? Coloque uma data limite para resolver cada uma delas.

A MAIOR RIQUEZA

"'Dá, pois, ao teu servo um coração cheio de discernimento para governar o teu povo e capaz de distinguir entre o bem e o mal. Pois quem pode governar este teu grande povo?' O pedido que Salomão fez agradou ao Senhor."

1 Reis 3:9-10

A Ti rendo graças, ó Deus, porque o Senhor é bom e sempre me ouve.

Obrigado, porque Sua misericórdia não tem fim e o Seu amor dura para sempre.

Hoje eu acesso a maior riqueza que existe: a sabedoria.

A sabedoria é uma pessoa e, em toda a criação, ela esteve presente.

Ela é o princípio.

A sabedoria é Deus em mim.

Assim como Salomão respondeu para o Senhor que queria sabedoria, eu também tenho esse desejo.

Eu vou amar a sabedoria de tal forma que irei me conectar de forma absurda àquilo para o que o Senhor me chamou para fazer.

A riqueza não está nos bens materiais, mas em acessar a sabedoria todos os dias.

Já é!

Você tem agido como Salomão? O que você tem pedido ao Senhor? O nosso coração necessita de sabedoria para fazermos a obra dEle. Como você tem se preparado para isso? Largue as coisas deste mundo e adquira sabedoria.

ESPÍRITO SANTO

"Pedro respondeu: 'Arrependam-se, e cada um de vocês seja batizado em nome de Jesus Cristo para perdão dos seus pecados, e receberão o dom do Espírito Santo'."

Atos dos Apóstolos 2:38

A Ti rendo graças, ó Deus, porque o Senhor é bom e sempre me ouve.

Seu amor é infinito, a Sua graça não é medida e é um grande favor que eu não mereço.

Que se afaste de mim tudo aquilo que tem tentado me travar, tudo o que tem tentado atrasar o propósito que o Senhor colocou no meu coração.

Eu peço um renovo completo do meu espírito, da minha alma e do meu corpo. Inclusive, o único Espírito a que eu me submeto é o Espírito Santo.

Os nossos dons vêm pelo Espírito Santo.

É através dEle que muitas vezes sou avisado de algo.

Ele me traz o fruto do amor, da alegria, da paz, da paciência, da amabilidade, da bondade e da fidelidade.

É Ele quem quebranta meu coração e me faz sentir a parte emocional da minha relação com Deus.

O Espírito Santo é sensível.

E eu quero estar sensível para senti-Lo.

Já é!

Você tem sentido o Espírito Santo perto de você? Você tem estado sensível na presença do Senhor? O Espírito Santo é o meio para acessarmos outras profundidades do Reino. Crie um relacionamento com Ele e desfrute do melhor de Deus.

MAIS UM DIA DE GRATIDÃO

"Como é bom render graças ao Senhor e cantar louvores ao teu nome, ó Altíssimo; anunciar de manhã o teu amor leal e de noite a tua fidelidade."

Salmos 92:1-2

A Ti rendo graças, ó Deus, porque o Senhor é bom e sempre me ouve.

Obrigado por mais um dia.

Como é incrível levantar uma geração.

Como é incrível ter pequenos resultados diários.

Eu quero louvar ao Senhor por cada pequeno avanço.

Eu quero agradecê-lo, Pai, porque tens despertado pessoas para mudarem de vida.

Quero agradecer, pois o Senhor tem ajudado os líderes a se encontrarem e a transbordarem na vida dos outros.

Agora eu agradeço, porque se não fosse pelo Senhor, o renovo em mim não iria acontecer. Todas as coisas do passado ficaram no passado e tudo se faz novo.

Eu me curvo diante do maior dos espíritos, que é o Espírito Santo de Deus.

E presto gratidão ao Senhor hoje.

Já é!

Seja grato pelos mínimos detalhes, pois somos totalmente dependentes de Cristo. Tudo o que acontece em nossa vida é porque o Senhor permitiu por causa da graça. Não somos merecedores de absolutamente nada. Por isso, hoje, tome consciência disso e separe um tempo para agradecer ao Senhor por tudo.

23 de maio

UM GRANDE TEMPO

"Espere no Senhor. Seja forte! Coragem! Espere no Senhor."

Salmos 27:14

A Ti rendo graças, ó Deus, porque o Senhor é bom e sempre me ouve.

Obrigado pelo Seu amor, graça e misericórdia.

Eu declaro agora que este tempo será um tempo de governo, no qual eu saberei o que fazer, no qual eu irei me soltar e gastar energia com as coisas do Reino.

Eu vou direto na Fonte e vou direto ao ponto.

Eu assumo hoje um novo hábito de riquezas, conexões, posicionamento e virtudes.

Que a cada novo hábito eu possa ser transformado, trabalhado à imagem do Criador.

Que assim minhas ações transformem muitas pessoas e que elas sejam elevadas por meio da minha vida.

Nesta manhã troco o esforço pela força, a força certa para prosperar.

Não gastarei a minha vida inteira suando para viver.

A cada dia que passa, faço menos esforço.

Este é um grande tempo.

Já é!

Espere no Senhor o Seu grande tempo, pois uma hora ele chegará. Deus é fiel para cumprir suas promessas. Enquanto espera, seja fiel todos os dias.

ABRA MÃO

"Compre a verdade e não abra mão dela, nem tampouco da sabedoria, da disciplina e do discernimento."

Provérbios 23:23

A Ti rendo graças, ó Deus, porque o Senhor é bom e sempre me ouve.

Todos os dias eu acesso a Sua graça, Sua misericórdia e o Seu amor.

Eu abro mão de tudo aquilo que não faz parte do meu propósito.

Mesmo que custe caro, não irei regredir, pois irá me destravar em várias coisas.

Só não abro mão daquilo que o Senhor me pediu para fazer.

Serei obediente e meu coração estará em sintonia com o Seu.

Abrir mão é aceitar as Suas promessas.

Diferente de mim, o Senhor já conhece toda a minha vida e sabe o que é melhor.

Já é!

Agora fale: "Eu vou plantar, custe o que custar, pela minha família, por essa geração e pelas pessoas que precisam da minha ajuda. Eu vou voltar daqui um ano com mais sabedoria, mais graça e mais entendimento". Em seguida, defina três tarefas para cumprir com esse objetivo. Coloque pressão para agir.

INTELIGÊNCIA EMOCIONAL

"O conselho da sabedoria é: procure obter sabedoria; use tudo o que você possui para adquirir entendimento."

Provérbios 4:7

A Ti rendo graças, ó Deus, porque o Senhor é bom e sempre me ouve.

O Seu amor é infinito, a Sua graça é inexplicável, a Sua misericórdia é maravilhosa e se renova a cada manhã.

Eu entrego esse dia mais uma vez nas Suas mãos.

Assim como as misericórdias se renovam a cada manhã, todo o meu organismo e meu corpo se renova neste exato momento.

O meu corpo nasceu para desfrutar do melhor desta Terra. O meu corpo simplesmente obedece ao que a minha alma e o meu espírito ordenam.

O dia de hoje será um destravar da inteligência emocional. Essa é uma das áreas mais poderosas que o ser humano deve desenvolver.

Eu vou entender, vou canalizar energias, fazer gestão de ambientes e de pessoas que são incapazes de fazer gestão de si mesmas.

Minha inteligência emocional supera todas as coisas.

Já é!

A inteligência emocional é fruto do autogoverno. Quais são as situações sobre as quais você não consegue ter domínio? Reflita sobre elas e determine uma tarefa para resolver cada uma.

ACESSO À RIQUEZA

"Comigo estão riquezas e honra,prosperidade e justiça duradouras."

Provérbios 8:18

A Ti rendo graças, ó Deus, porque o Senhor é bom e sempre me ouve.

Senhor, quero acessar todas as riquezas disponíveis para Seus filhos.

Eu estou pronto para dedicar minha vida e meus bens, até os que ainda não tenho, ao Reino.

Eu sou depositário e mordomo daquilo que o Senhor colocou de riqueza na Terra.

Sou um mordomo de todo tipo de riqueza: espiritual, física e emocional.

Eu vou usufruir, transbordar e multiplicar, porque sou um servo bom e fiel.

Pai, eu sou próspero, sábio e rico.

Eu usarei as ferramentas, os armamentos e tudo o que for preciso para combater qualquer coisa que me afaste disso.

Declaro que não irei perder meu coração e reconheço que, hoje, uma das maiores riquezas que tenho é a salvação. Sem ela, as outras riquezas não fazem sentido.

Já é!

Leia meu livro "8 caminhos que levam à riqueza" e entenda como ser verdadeiramente rico.

CAPACITA-ME

"Agora, Senhor, considera as ameaças deles e capacita os teus servos para anunciarem a tua palavra corajosamente."

Atos dos Apóstolos 4:29

A Ti rendo graças, ó Deus, porque o Senhor é bom e sempre me ouve.

Obrigado, Deus, pelo Seu amor, pela Sua graça e misericórdia, que não têm fim.

As Suas misericórdias se renovam a cada manhã.

Capacita-me, Senhor, a falar o que é bom, agradável e da Sua vontade, pois todas as coisas cooperam para o bem daqueles que amam a Deus e são chamados segundo o Seu propósito.

Eu acredito no Senhor, lavo o meu coração, a minha alma, a minha mente para que todas as coisas sejam feitas de acordo com a Sua vontade.

Que eu me reconheça como um general do Reino e ative novas pessoas, porque isso é fazer a Sua vontade.

Eu nasci para edificar as coisas terrenas com as que são do Reino e para falar coisas poderosas.

Eu sou um general do Reino e fui chamado para destravar uma geração.

Já é!

Tenha coragem! Seja um general do Reino. Peça ao Senhor capacidade para ativar outras pessoas e cumprir seu chamado.

É TEMPO DE SE POSICIONAR

"Você diz: 'Estou rico, adquiri riquezas e não preciso de nada'. Não reconhece, porém, que é miserável, digno de compaixão, pobre, cego, e que está nu."

Apocalipse 3:17

A Ti rendo graças, ó Deus, porque o Senhor é bom e sempre me ouve.

Obrigado pelo Seu amor, pela Sua graça e misericórdia, que não têm fim.

Desde a eternidade é hora de eu me posicionar.

Paro de querer agradar as pessoas e ter a aprovação delas. Sei que só preciso da aprovação do Senhor.

É tempo de me ajoelhar.

É tempo de clamar pelas vidas perdidas.

É tempo de jejuar em favor da minha família.

É tempo de buscar o Senhor todos os dias.

É tempo de me posicionar como filho de Deus.

Não vou mais me vitimizar e me posicionarei hoje.

Já é!

Em que você tem faltado? Em qual área você tem colocado poucos esforços? O Senhor nos chamou para sermos ativos e nos posicionarmos como filhos dEle. Veja: não temos qualquer pai, temos O Pai! Valorize isso e parta para a ação.

O PERCURSO

"Por isso, tenham o cuidado de fazer tudo como o Senhor, o seu Deus, ordenou a vocês; não se desviem, nem para a direita, nem para a esquerda. Andem sempre pelo caminho que o Senhor, o seu Deus, ordenou a vocês, para que tenham vida, tudo vá bem com vocês e os seus dias se prolonguem na terra da qual tomarão posse."

Deuteronômio 5:32-33

A Ti rendo graças, ó Deus, porque o Senhor é bom e sempre me ouve.

Meu propósito é a rota, não o destino.

Estou reajustando o próximo rumo e acabo com a confusão de achar que o destino é o propósito. Nunca foi o destino, mas sim o percurso.

Faço o plano de voo e te peço, ó Deus, que me ajude.

Que eu seja um detector de Jonas, pessoas que me tiram do propósito e me fazem entrar em turbulência no dia.

Esses Jonas vão ter que ficar para trás.

E, nesse ajuste de rota, aparecem pessoas novas que elevam a minha frequência.

Eu não abro mão de ajustar a rota.

Alguns tripulantes e passageiros vão ter que sair, mas serei corajoso e irei me posicionar.

É hora de avançar.

Já é!

Deus disse para não nos desviarmos nem para a direita nem para a esquerda. Atente-se a isso. Muitas vezes, não somos nós que desviamos, mas alguém que nos desvia. Avalie quem são as pessoas que andam ao seu lado e com quem você partilha a vida.

A PROSPERIDADE É NATURAL

"O meu Deus suprirá todas as necessidades de vocês, de acordo com as suas gloriosas riquezas em Cristo Jesus."

Filipenses 4:19

A Ti rendo graças, ó Deus, porque o Senhor é bom e sempre me ouve.

Obrigado pelo Seu amor, pela Sua graça e misericórdia, que nunca tem fim e dura para sempre.

Eu renovo minha identidade hoje e reativo o meu propósito.

Aquilo que não tem a ver com o que o Senhor tem para mim, que fique para trás na minha vida.

A prosperidade é obrigatória para quem é governante.

Ela é natural, a pobreza é resistência.

Se o que me impedia de prosperar era o bloqueio de escassez, hoje eu decido me destravar em relação a esse mal.

O Senhor é abundante em riqueza, graça e misericórdia, portanto, o bloqueio de escassez nunca mais rodeará o meu lar e a minha vida.

A cada novo passo que eu der, a escassez ficará mais longe de mim.

Todas as pessoas ao meu redor serão desbloqueadas só de verem ou ouvirem sobre o meu desbloqueio.

Visualizo-me agora crescendo e prosperando de forma absurda, porque esse bloqueio, que me paralisava, está sendo desviado de mim e nunca mais me encontrará.

Eu sou a pessoa mais próspera da Terra e nada vai me impedir de viver isso.

Já é!

Faça uma lista de quais obstáculos estão impedindo você de prosperar. Estabeleça uma tarefa para cada um deles.

ASSUMIR A RESPONSABILIDADE

"Não posso levar todo esse povo sozinho; essa responsabilidade é grande demais para mim."

Números 11:14

A Ti rendo graças, ó Deus, porque o Senhor é bom e sempre me ouve.

Obrigado pelo Seu favor, pois ele dura para sempre.

Hoje eu me livro de todas as desculpas e assumo a responsabilidade pela minha vida e ações.

Eu sou o único responsável pelas minhas escolhas e quero que o Senhor esteja comigo em tudo o que eu fizer.

Não quero ser alguém que cria desculpas, porque quem é bom em desculpas, não é bom em mais nada.

Eu encontro soluções, faço as perguntas certas e prospero de forma assustadora.

Crianças dão desculpas; generais assumem a responsabilidade e fazem acontecer.

Eu sou um general.

Eu dou resultados.

Desculpa nenhuma vai atrapalhar meu crescimento.

Já é!

Pare e pense por um minuto em todas as desculpas que você costuma usar no seu dia a dia e, na próxima vez que pensar em uma, abandone-a antes de falar e parta para a ação! Não precisa se explicar, só resolva o problema.

Junho

"Jesus os chamou e disse: 'Vocês sabem que os governantes das nações as dominam, e as pessoas importantes exercem poder sobre elas. Não será assim entre vocês. Ao contrário, quem quiser tornar-se importante entre vocês deverá ser servo, e quem quiser ser o primeiro deverá ser escravo; como o Filho do homem, que não veio para ser servido, mas para servir e dar a sua vida em resgate por muitos'."

Mateus 20:25-28

AUTOGOVERNO

"Tu o fizeste dominar as obras das tuas mãos; sob os seus pés tudo puseste."
Salmos 8:6

A Ti rendo graças, ó Deus, porque o Senhor é bom e sempre me ouve.

Hoje será um dia poderoso e vou prosperar em todos os meus caminhos.

Senhor, me ensine a andar no autogoverno.

O Senhor me confiou a governança da minha vida neste tempo e eu vou prosperar ainda mais.

Que nada possa me parar: nem desculpas, nem governos e nem bloqueios.

Ninguém tem a capacidade de parar quem tem a capacidade para governar, aquele que foi chamado para isso.

Eu peço, Senhor, que no dia de hoje eu internalize isso: que eu possa prosperar sobremaneira e avançar de forma absurda.

Eu governo sobre o meu corpo, eu governo sobre a minha mente, eu governo sobre os ambientes, eu governo sobre as energias.

Eu governo sobre tudo o que há na Terra, porque o Senhor me deu esse domínio.

Eu assumo o governo sobre todas as coisas e, assim, acesso o sobrenatural.

Já é!

Reflita sobre qual área da sua vida você tem entregado o governo a outras pessoas ou situações. Decida assumir as rédeas e parta para a ação.

02 de junho

MEU BATALHÃO

"Durante a colheita, três chefes do batalhão dos Trinta foram encontrar Davi na caverna de Adulão, enquanto um grupo de filisteus acampava no vale de Refaim."

2 Samuel 23:13

A Ti rendo graças, ó Deus, porque o Senhor é bom e sempre me ouve.

Obrigado por ser o meu batalhão.

Obrigado pelo Seu amor, Sua graça e Sua misericórdia, que não tem fim.

O Senhor é bom!

Eu fui chamado para levantar milhares e milhões de outras pessoas. Não me resta ficar esperando nada.

Agora o Senhor me levanta como general neste tempo e eu não olho para trás. Não existe essa possibilidade.

O Senhor está comigo e sei que o desejo dEle é me fazer prosperar. Para isso, preciso fazer a minha parte. Preciso me agarrar a Ele e, mesmo sem vontade, colocar no meu coração as ações certas.

Eu me levanto e enfrento todas as batalhas, todas as dificuldades, situações e ventos contrários, porque a minha força e a minha coragem emanam do Senhor.

Ele é o Senhor dos recursos e me concede tudo o que eu preciso. Quanto mais eu uso as ferramentas que tenho, mais armamento, poderio e coragem Ele me dá. Ele aumenta a minha capacidade e a cada batalha eu me fortaleço.

Eu governo sobre todas as coisas aqui na Terra e o Senhor governa sobre mim.

Já é!

Quanto mais você usa as ferramentas, mais forte você se torna. Quais armas o Senhor lhe concedeu que ainda estão subutilizadas?

0 3 d e j u n h o

VÁ "PRA CIMA"!

"Tudo o que fizerem, seja em palavra seja em ação, façam-no em nome do Senhor Jesus, dando por meio dele graças a Deus Pai."

Colossenses 3:17

A Ti rendo graças, ó Deus, porque o Senhor é bom e sempre me ouve.

Obrigado pelo Seu amor, graça e misericórdia, que não têm fim. Simplesmente obrigado.

Eu olho para trás e penso: "Dava para ter feito mais".

Mas, agora, decido olhar para esses 10% que avancei e digo: "Obrigado, meu Deus, porque 10% vai fazer toda a diferença. E agora eu vou remir o tempo".

Neste momento eu renovo as minhas energias, fortaleço as minhas crenças e amplio meu campo de ataque. Hoje eu vou tocar o terror na Terra.

Só hoje eu vou confrontar aquilo que eu sei.

Só hoje eu vou buscar novos aprendizados.

Só hoje eu vou buscar novas conexões e fazer o que precisa ser feito para a glória do Senhor.

Eu libero essa central de comando para prosperar em coisas novas. Ninguém vai me segurar, nem eu mesmo. Sou obrigado a prosperar!

Já é!

Liste as três principais ações que você estava procrastinando e vai colo-car em ação hoje. Vá "pra cima"!

04 de junho

DEUS NOS FAZ SIMPLES

"Seja a atitude de vocês a mesma de Cristo Jesus, que, embora sendo Deus, não considerou que o ser igual a Deus era algo a que devia apegar-se; mas esvaziou-se a si mesmo, vindo a ser servo, tornando-se semelhante aos homens."

Filipenses 2:5-7

A Ti rendo graças, ó Deus, porque o Senhor é bom e sempre me ouve.

Como é bom e agradável entender a simplicidade da criação e a simplicidade da palavra do Seu coração.

O Senhor me faz simples e me ensina a exercitar a simplicidade até que ela se torne um hábito.

Que meu coração continue correto e sendo pesado na Sua balança todos os dias.

Que, independente de riquezas, nada tire a minha simplicidade.

Eu me vejo ocupando lugares altos na sociedade e mantendo meu coração alinhado ao do Senhor.

O próprio Deus me convidou para assentar no Trono e isso me encanta todos os dias.

Enquanto eu estiver na Terra, vou exercer o Reino com simplicidade.

Já é!

Não permita que nenhum cargo, posição ou sentimento afete seu coração e sua simplicidade. Analise o que lhe afasta da simplicidade do Senhor e defina tarefas para romper com esses comportamentos.

05 de junho

PRINCÍPIOS E REGRAS

"Em vão me adoram; seus ensinamentos não passam de regras ensinadas por homens."

Mateus 15:9

A Ti rendo graças, ó Deus, porque o Senhor é bom e sempre me ouve.

Obrigado pela Sua misericórdia, que não tem fim.

Obrigado por mais um dia.

Declaro que os problemas serão resolvidos e aqueles que não são de hoje serão transferidos automaticamente para o dia de amanhã.

Eu tenho a obrigação de desfrutar, pois nasci para isso.

Tudo o que eu já tenho e tudo o que o Senhor fez foi para o desfrute.

Mentalizo agora um fardo de uma tonelada de regras saindo das minhas costas. Olho para o alto e vejo os princípios caindo do céu como uma pena de uma ave: liberdade, autogoverno, soberania, individualidade, unidade, exponencialidade, mordomia, família, honra, transbordo...

Os princípios não são pesados, mas as regras, sim, então eu me desfaço delas.

Eu ativo em meu coração os princípios e eles se tornam um hábito, são parte de mim.

Configuro a minha mentalidade para viver por princípios e não por regras. Eu não preciso me curvar para a regra de ninguém além da que vem do Senhor, eu só preciso ativar os princípios que o Criador fez e assim minha vida será transformada.

Hoje eu substituo todas as regras por princípios e caminho com leveza.

Já é!

Dentre os princípios citados no boot, qual deles você mais precisa ativar? Liste formas práticas de colocá-lo em ação.

06 de junho

ESCAVAR AS RIQUEZAS

"Ó profundidade da riqueza da sabedoria e do conhecimento de Deus! Quão insondáveis são os seus juízos e inescrutáveis os seus caminhos!"

Romanos 11:33

A Ti rendo graças, ó Deus, porque o Senhor é bom e sempre me ouve.

Obrigado pelo Seu amor e pela Sua graça, que não têm fim.

Senhor, ensina-me a escavar as riquezas escondidas em mim e na terra.

Eu me curvo de maneira absoluta debaixo da Sua soberania, mesmo tendo a liberdade de fugir, de querer ser o que eu quiser, porque o Senhor me deu tal liberdade, mas eu escolho buscar mais do Seu conhecimento, da riqueza que há em Ti.

Senhor, me dê prazer na sabedoria, naquilo que o Senhor me chamou a fazer.

Aumente o meu prazer em conhecer cada dia mais o Senhor.

Mostra-me o caminho da sabedoria e me faz acessar os Seus tesouros.

Que tudo o que me impede de chegar até o Senhor e descobrir a Sua riqueza, seja o pecado, seja o desânimo, seja pensamentos errados, tudo o que estiver entre nós, que o Senhor me mostre.

Dá-me entendimento e discernimento para que eu encontre a sabedoria.

Eu quero trocar as vestes de escravo e receber a coroa da realeza.

Assumo o governo e cumpro aquilo que o Senhor me ordenou: reinar sobre a Terra.

Já é!

É dia de buscar a sabedoria. Reserve um momento de intimidade com o Senhor e peça que Ele lhe dê entendimento para tomar decisões com sabedoria.

07 de junho

ELE É BOM E FIEL

"Sei que a bondade e a fidelidade me acompanharão todos os dias da minha vida, e voltarei à casa do Senhor enquanto eu viver."

Salmos 23:6

A Ti rendo graças, ó Deus, porque o Senhor é bom e sempre me ouve.

Obrigado pelo Seu amor e pela Sua misericórdia.

Obrigado por tudo o que o Senhor tem feito por mim e eu nem sei.

Obrigado por mais um dia de instrução.

Tenho um coração quebrantado diante do Senhor e reforço a cada segundo: obrigado.

Rendo graças ao Senhor, porque a Sua fidelidade dura para sempre. Mesmo eu não merecendo, o Senhor continua fiel e justo.

O que seria da minha vida sem as maravilhas do Senhor?

Ajuda-me, Deus, a ser cada vez mais grato e poder, mesmo que minimamente, agir em Seu favor.

O Senhor é bom e fiel o tempo todo.

Eu me sinto muito amado!

Renovo o meu relacionamento com o Senhor e, todos os dias, provo da sua fidelidade para comigo.

Já é!

Quanto da bondade de Deus você está experimentando? Entenda que o relacionamento parte de duas pessoas dispostas. Você está disposto?

0 8 d e j u n h o

O PERDÃO LIBERTA

"E, quando estiverem orando, se tiverem alguma coisa contra alguém, perdoem-no, para que também o Pai celestial perdoe os seus pecados. Mas, se vocês não perdoarem, também o seu Pai que está nos céus não perdoará os seus pecados."

Marcos 11:25-26

A Ti rendo graças, ó Deus, porque o Senhor é bom e sempre me ouve.

Pai, em nome de Jesus, eu Lhe agradeço por tudo.

Agradeço, também, porque hoje é um dia de perdão.

Meu coração precisa estar leve para receber Jesus. Carregar mágoas não me leva a lugar algum e só me impede de seguir.

Por isso, hoje eu escolho me reunir com pessoas de quem eu possa ter falado mal ou que falaram mal de mim

Quero abraçá-las e deixar para trás as coisas passadas.

Quero sentar à mesa e desfrutar com elas. Tudo se fez novo!

Eu perdoo meus amigos, meus vizinhos, meus parentes, meus pais.

Eu perdoo todos aqueles que carreguei no meu coração e os libero para prosperar.

Já é!

É dia de se libertar. Liste as pessoas de quem você ainda carrega mágoa no seu coração. Escreva em um papel todos os seus motivos e declare: "Eu te perdoo, você está liberado para prosperar." Rasgue o papel em seguida.

09 de junho

ADMINISTRADOR DE RIQUEZA

"'Tanto a prata quanto o ouro me pertencem', declara o Senhor dos Exércitos."

Ageu 2:8

A Ti rendo graças, ó Deus, porque o Senhor é bom e sempre me ouve.

Obrigado pelo Seu amor, pela Sua graça e pela Sua misericórdia.

Obrigado pela sabedoria e pela mordomia.

Eu ativo a minha mentalidade de mordomo nesta manhã, sabendo que a maior riqueza que tenho é o Senhor, a Fonte eterna infinita.

A segunda maior riqueza que existe sou eu.

O Senhor me deu uma terra próspera e rica para que eu possa administrar.

O Senhor me deu recursos para gerir e pessoas para liderar. Ele colocou no meu caminho pessoas maravilhosas para que entendam quem Deus é e abandonem a escassez.

Eu administro o tempo, o dinheiro, as palavras, as energias, as ações e várias empresas.

Eu administro as riquezas e faço aumentar a prosperidade.

Eu sou um administrador das riquezas do Reino.

Já é!

Um bom mordomo administra bem os recursos que estão sob sua responsabilidade e desfruta deles. Você tem feito isso com sabedoria?

10 de junho

EU VEJO

"Pois a visão aguarda um tempo designado; ela fala do fim e não falhará. Ainda que demore, espere-a; porque ela certamente virá e não se atrasará."

Habacuque 2:3

A Ti rendo graças, ó Deus, porque o Senhor é bom e sempre me ouve.

Mentalizo agora um novo tempo de governo.

Mentalizo eu acessando uma frequência celestial, do trono.

Eu me vejo apaixonado pelo Senhor, desfrutando por horas da Palavra.

Eu vejo claramente o espírito de miséria saindo de dentro da minha casa.

Eu vejo o Senhor me dando multinegócios e eu perco a vergonha de ser próspero.

Eu vejo pessoas querendo ser amadas por mim e querendo honrar a minha vida com a vida delas. Eu as amo, mas sei que elas não são minhas, e sim do Senhor.

Se minha mente viu, meu corpo é obrigado a chegar.

Já é!

O Senhor está treinando você para desenvolver novas habilidades. Declare que novas habilidades são liberadas, novos dons são desenterrados e há um ânimo novo pela vida.

CORAÇÃO APAIXONADO POR GENTE

"Se vocês de fato obedecerem à lei do Reino encontrada na Escritura que diz: "Ame o seu próximo como a si mesmo", estarão agindo corretamente."

Tiago 2:8

A Ti rendo graças, ó Deus, porque o Senhor é bom e sempre me ouve.

Hoje eu renovo a visão que eu tenho sobre as pessoas.

Não importa se elas me fizeram mal ou me feriram, eu as perdoo e libero para prosperar.

Assim como o Senhor, eu quero amar e investir no principal recurso: gente.

Eu quero ser honrado por todos os discípulos que o Senhor me der e ajudá-los a crescer e prosperar cada vez mais.

Pai, coloque em mim um coração apaixonado por gente, um coração incansável por ativar e transformar vidas.

Faz de mim reflexo da Sua glória.

Eu me sinto muito amado pelo Senhor e faço transbordar esse amor para as outras pessoas.

Já é!

Comece a sentir amor pelas pessoas que lhe fizeram mal. Essa é a justiça do Reino. Sinta sua frequência subindo, pois você não mais se ofende por coisas da Terra, mas transborda em amor.

EIS-ME AQUI, SENHOR

"Então ouvi a voz do Senhor, conclamando: 'Quem enviarei? Quem irá por nós?' E eu respondi: 'Eis-me aqui. Envia-me!'"

Isaías 6:8

A Ti rendo graças, ó Deus, porque o Senhor é bom e sempre me ouve.

Eu fui chamado para acelerar o tempo e o resultado.

Eu sou o trabalhador da última hora. Não me apego às pequenas coisas, mas sim à Palavra poderosa do Senhor.

É hora de assumir o que Ele colocou dentro de mim.

É hora de eu deixar de ser superficial.

Eu não preciso carregar o peso da culpa, da condenação e da mentira. Jogo tudo isso fora. Homens não carregam aquilo que eu procuro, somente o Senhor, e eu posso buscar direto nEle, na Fonte.

O Senhor tem olhado para mim por toda a minha vida.

Ele me deseja mais que tudo, mas Ele decidiu, na fundação do mundo, me dar liberdade.

Eu escolho ter liberdade para viver uma vida transbordante.

Eu transbordo e não atrapalho o mover.

Eu abro a minha casa e o meu coração.

Eu disponho o meu coração para o Senhor e Ele coloca novos sonhos, novos impulsos e, a cada resposta, Ele me mostra o que fazer na próxima fase.

Eis-me aqui, Senhor! Envia-me!

Já é!

Entregue sua vida ao Senhor e desfrute do governo, da liberdade e da sabedoria que Ele lhe oferece.

13 de junho

NÃO ME FALTA NADA

"Noite e dia insistimos em orar para que possamos vê-los pessoalmente e suprir o que falta à sua fé."

1 Tessalonicenses 3:10

A Ti rendo graças, ó Deus, porque o Senhor é bom e sempre me ouve.

Eu me conecto a uma obra maior nesta geração: a Fonte. E é por isso que não me falta nada.

Ensina-me, Deus, a ler os códigos do óbvio: a Sua vontade e as Suas ordenanças. Ensina-me a ler os tempos.

Seja o que for que estiver me travando, que saia de mim agora. Até mesmo as pessoas que não estiverem no mesmo propósito que eu, mesmo que doa, que sejam arrancadas da minha vida agora.

Esse movimento é do Senhor!

Eu me preparo e me ativo.

Imagino-me agora em um pasto bem verde, onde estou sendo treinado para o exército! É o treinamento do exército do Senhor, e não meu.

Recebo agora a minha patente para levantar o meu exército. Eu fui chamado para ser um General e para treinar um batalhão.

O Senhor libera para mim todos os recursos, todos os armamentos, e não me falta nada.

Eu sou um General do Reino!

Já é!

O que falta para que você entregue a mensagem que Deus colocou no seu coração? Ore ao Senhor e Ele lhe concederá.

LIBERDADE COM O ESPÍRITO SANTO

"Ora, o Senhor é o Espírito e onde está o Espírito do Senhor, ali há liberdade."
2 Coríntios 3:17

A Ti rendo graças, ó Deus, porque o Senhor é bom e sempre me ouve.

Obrigado por Seu amor, Sua misericórdia e Sua graça, que não têm fim.

O Senhor está me guardando o tempo inteiro conforme a Sua Palavra.

Eu me achego diante do Senhor e renovo minha identidade e o meu propósito.

O meu espírito entra em unidade com o Santo Espírito e é guiado por Ele. O meu corpo desfruta do melhor da Terra. Eu alinho as esferas corpo, alma e espírito, porque sou trino.

Somente hoje vou tocar o terror na Terra e vou produzir.

Passe longe de mim tudo o que não convém, qualquer coisa que venha a tomar o meu coração ou o meu tempo de qualidade.

O que não vem do Senhor, que saia da minha vida.

Eu não tenho medo de tomar prejuízo. Eu só tenho medo de sair do Seu mover, de andar longe da coluna de fogo.

Que seja colocado por terra tudo aquilo que ameaça a minha liberdade, a liberdade que somente encontro no Senhor.

O Senhor me chamou para ser livre e eu desfruto da liberdade do Seu Santo Espírito.

Já é!

Desfrute da liberdade que Deus lhe concede. Hoje você vai curtir a vida adoidado debaixo dos princípios. Faça um excepcional dia.

O VINGADOR

"Ó Senhor, Deus vingador; Deus vingador! Intervém!"

Salmos 94:1

A Ti rendo graças, ó Deus, porque o Senhor é bom e sempre me ouve.

Obrigado, porque o Senhor nunca me deixou.

Eu acesso agora o segundo e o terceiro céu, porque o meu objetivo é chegar ao trono.

Deus Pai, o todo poderoso, é chamado de vingador, mas me olha com tamanha doçura que nada se compara.

Ele olha para mim e me dá a mão. Eu sou amado. Como é bom e agradável ter certeza desse amor.

Vingar tem dois sentidos: prejudicar o outro e dar frutos.

Eu decido não fazer justiça por minhas próprias mãos nem me vingar de mal algum.

Irei reinar sobre todas as situações e ser frutífero.

Eu entrego tudo ao Senhor, pois Ele é o Juiz, a fonte da justiça.

O Senhor exerce o Seu poder sobre todas as coisas.

Diante do mal, não me desesperarei, porque a vingança pertence ao Senhor.

Já é!

Limpe do seu coração os desejos negativos de vingança e peça a intervenção do Senhor nas circunstâncias que o afligem. Foque em dar frutos, somente isso.

16 de junho

O SEU OLHAR

"Os que agora me veem, nunca mais me verão; puseste o teu olhar em mim, e já não existo."

Jó 7:8

A Ti rendo graças, ó Deus, porque o Senhor é bom e sempre me ouve.

Eu me concentro no Senhor e em Sua bondade.

A forma como o Senhor olha para mim é indescritível.

É por meio do Seu olhar que as pessoas têm sido salvas.

Esse dia é o dia do olhar.

Eu sinto pessoas buscando o favor do Senhor, e Ele me diz que a pessoa que pode ajudá-las sou eu.

O Senhor tem me dado novos investimentos e tem me chamado para fazer parte disso.

Ele me reveste com armamentos espirituais para ver as pessoas pelo que são e não pelo que fazem.

O Senhor não quer somente eu, quer um povo, pois a benção não é individual.

Não é sobre mim, mas sim sobre o Reino.

O acesso é individual, mas o resultado é coletivo.

E eu estou aqui para acionar muitas pessoas.

Já é!

Nossa missão é fazer as pessoas serem maiores do que nós. O que você tem feito para isso? É um novo tempo, nada mais está oculto, escolha alguém e transborde algo em sua vida hoje.

17 de junho

É UM ACESSO

"De acordo com o eterno plano que ele realizou em Cristo Jesus, nosso Senhor, por intermédio de quem temos livre acesso a Deus em confiança, pela fé nele."

Efésios 3:11-12

A Ti rendo graças, ó Deus, porque o Senhor é bom e sempre me ouve.

Eu Lhe agradeço, porque o Senhor é muito bom. Ao Seu amor e à Sua misericórdia não tem nada que se compare na Terra.

Que eu possa acessá-Lo agora.

Eu me achego a essa Fonte. Ela está em uma caverna de riquezas sem limites e, quando se pega algo dela, não se pode subtrair, ela se multiplica cem vezes mais. Então eu pergunto ao Senhor: "Que fonte é essa que mais se multiplica quando subtraída? E o que o Senhor vai fazer com toda essa riqueza?" e o Senhor diz: " Eu sou a Fonte, leve o quanto der conta".

Estou nu diante desse lugar e não consigo levar mais que o necessário.

Então o Senhor me diz: "Descarregue aqui os seus medos, angústias e coisas desnecessárias, meu filho, e leve tudo o que precisa para dar o acesso a mim a outras vidas."

Assim como o Senhor me deu livre acesso para gozar da Sua glória, outras vidas serão chamadas para acessar essa fonte multiplicadora.

Já é!

Você tem acessado a Fonte todos os dias? Faça agora uma mentalização de você se achegando ao Senhor e desfrutando do livre acesso a Ele e da companhia dEle.

PESCADOR DE HOMENS

"Quando Simão Pedro viu isso, prostrou-se aos pés de Jesus e disse: 'Afasta-te de mim, Senhor, porque sou um homem pecador!' Jesus disse a Simão: 'Não tenha medo; de agora em diante você será pescador de homens'."

Lucas 5:8

A Ti rendo graças, ó Deus, porque o Senhor é bom e sempre me ouve.

Como me sinto amado pelo Senhor!

Eu sou filho amado e, por isso, chego a lugares sem ser chamado, porque o Senhor me chamou antes da fundação do mundo.

Eu estou sendo chamado e capacitado pelo Senhor, assim como Simão Pedro, para ser um pescador de homens nesta Terra.

Tudo aquilo que me faltava para realizar essa missão, agora é completado. A minha falta de discernimento foi suprida e o Senhor me enche de coragem, perseverança e humildade para fazer a Sua vontade.

Todas as oportunidades que chegarem até mim são para que eu lance a rede e pessoas sejam transformadas no amor de Cristo. Se eu pensar em desanimar, o amor do Senhor me sustentará, se eu sentir dificuldade de falar, o Senhor colocará as palavras em minha boca, mas a Sua mensagem não morrerá.

Já é!

Como você tem pescado homens? Uma das maiores ferramentas que temos hoje para cumprir esse propósito é o digital. Abra hoje uma live ou grave um vídeo para o YouTube falando sobre o Reino e o amor de Deus.

SUJEIRA INDO EMBORA

"E isso é representado pelo batismo que agora também salva vocês - não a remoção da sujeira do corpo, mas o compromisso de uma boa consciência diante de Deus - por meio da ressurreição de Jesus Cristo."

1 Pedro 3:21

A *Ti rendo graças, ó Deus, porque o Senhor é bom e sempre me ouve.*

Como é bom andar com o Senhor!

Obrigado por Seu amor, Sua graça e Sua misericórdia.

Seu amor não tem fim, Sua misericórdia se renova neste dia e Sua graça está sempre comigo.

Eu renovo minhas energias no Senhor.

Hoje é dia de fazer grandes feitos, é um dia memorável, é dia de governar e me achegar à Fonte.

Eu tinha muita sujeira no coração, mas agora vejo o Senhor limpando tudo.

Meu corpo vai desfrutar do melhor da Terra em obediência ao propósito.

Ele é o escravo do meu propósito e vejo toda a sujeira sendo levada.

Vejo essa sujeira indo embora e pessoas sendo constrangidas por essa santidade.

Já é!

Não faça diferenciação de pessoas. Dê o seu melhor. Continue transbordando. Agora você entende que não consegue guardar esses códigos e precisa multiplicar isso. Entre em um processo de multiplicação de talentos.

20 de junho

LIVRA MEU CORAÇÃO

"Acima de tudo, guarde o seu coração, pois dele depende toda a sua vida."

Provérbios 4:23

A Ti rendo graças, ó Deus, porque o Senhor é bom e sempre me ouve.

Acesso Sua graça, Seu amor, Seu carinho e Sua misericórdia.

Obrigado, porque o Senhor me ouve e esquadrinha o meu coração.

Nesta manhã eu renovo minhas energias, minha disposição e minha identidade.

Livro meu coração de fazer coisas que não fazem sentido e não vêm do Senhor.

Que meu coração esteja comprometido com o transbordo.

Esse transbordo vem do Senhor e, passando por mim, chega aos outros.

Que eu possa acionar mais pessoas.

Eu já as vejo falando a multidões e generais sendo alinhados em toda a Terra.

É um despertar para a vida e vejo pessoas se levantando e ganhando forças, falando sobre as obras do Senhor.

Meu coração é preservado e guardado de toda maldade.

Ele está alinhado ao do Senhor e assim irá permanecer.

Já é!

O que ocupa lugar em seu coração hoje? Medos, inseguranças, mágoas, inveja, falta de perdão? Entregue tudo isso ao Senhor e guarde seu coração.

21 de junho

ELE FALA COMIGO

"Então Jesus declarou: 'Eu sou o Messias! Eu, que estou falando com você'."

João 4:26

A Ti rendo graças, ó Deus, porque o Senhor é bom e sempre me ouve.

Obrigado por Seu amor, Sua misericórdia e Sua graça.

Obrigado, porque o Seu olhar não muda e o Senhor não é como os meus amigos que viram a cara quando estão chateados comigo.

Obrigado por todos os livramentos que eu nem imagino que recebi e pelo cuidado com a minha família.

Obrigado, porque eu O busco e o Senhor me responde, o Senhor ouve as minhas súplicas e atende as minhas orações.

Ensina-me, Senhor, a ter mais foco a cada dia e a canalizar todas as coisas para o Reino. Não deixe meus olhos se desviarem, nem meu coração.

Eu acesso a Fonte e tudo o que não me pertence vai embora.

Não me faça sair de nenhum lugar sem o Senhor, nem me conectar a pessoas que não fazem parte do Seu propósito, porque eu quero estar em todo o tempo com o Senhor, em toda situação.

Eu renovo a minha identidade, o meu propósito, minha energia e minha disposição.

Eu busco o Senhor e ouço Sua voz.

Já é!

Busque relacionar-se com o Senhor para ouvir os códigos d'Ele. Você é templo do Espírito Santo e pode conectar-se à Fonte a qualquer momento.

22 de junho

SOMOS BRASAS

"Pois o nosso Deus é fogo consumidor!"

Hebreus 12:29

A Ti rendo graças, ó Deus, porque o Senhor é bom e sempre me ouve.

O Seu amor é infinito, Sua graça é incondicional e a Sua misericórdia se renovou nesta madrugada. Como é bom saber disso!

A Palavra diz: aos seus ministros, Ele dá ordem; dos seus ministros, Ele faz labaredas de fogo.

Eu sou fogo e sinto-me agora em chamas.

Eu me achego à presença Santa do Senhor e o meu coração incendeia.

Eu me encho do fogo que consome a miséria, a escassez, a doença e a timidez.

Sou tomado por um fogo que consome bloqueio por bloqueio; um fogo que derrete o ouro, que evapora a água; um fogo que derrete o aço, que destrói o concreto, o barro, o que for.

A alta temperatura corrói coisas que não fazem o menor sentido estarem na minha vida.

É um fogo que não se apaga, que limpa, que purifica, que cura.

Esse fogo queima o vitimismo, a mentira, o adultério e consome todos os vícios nojentos que estavam em mim.

Eu sou esse fogo.

Meu coração é brasa.

Já é!

Reserve um momento de intimidade com o Senhor. Derrame sobre Ele suas angústias e deixe o fogo do Espírito incendiar o seu coração.

23 de junho

O SEU AMOR NÃO TARDA

"Vejam como é grande o amor que o Pai nos concedeu: sermos chamados filhos de Deus, o que de fato somos! Por isso o mundo não nos conhece, porque não o conheceu."

1 João 3:1

A Ti rendo graças, ó Deus, porque o Senhor é bom e sempre me ouve.

Eu renovo minha disposição e tudo o que há em mim para entrar neste dia diante da Sua presença.

Hoje eu invisto minha energia na construção de um novo estilo de vida.

Abro meu lar e a minha boca para falar sobre o Criador e o Seu amor.

Reconheço-me agora como filho de Deus e sei que o Seu amor por mim não falha.

Deleito-me em Suas maravilhas e, tomado por esse amor, semeio e colho pessoas para Ele.

Eu sou absurdamente amado pelo Senhor e não posso reter isso para mim, preciso transbordar e levar essa mensagem às pessoas.

Já é!

Como você pode transbordar o amor de Deus hoje? Escolha três pessoas do seu convívio e diga a elas o quanto são amadas por você e pelo Senhor.

24 de junho

EU ME RECUSO

"Se ele se recusar a ouvi-los, conte à igreja; e, se ele se recusar a ouvir também a igreja, trate-o como pagão ou publicano."

Mateus 18:17

A Ti rendo graças, ó Deus, porque o Senhor é bom e sempre me ouve.

Eu me recuso a ter apenas experiências racionais ou emocionais.

Eu quero viver coisas poderosas numa dimensão que meus olhos não conseguem ver e minha pele não consegue sentir.

Eu mentalizo coisas sobrenaturais para restaurar emoções.

Declaro que um novo portal está se abrindo.

Sinto, a princípio, um pouco de medo, mas eu conseguirei viver as experiências.

O sobrenatural é natural e eu começarei a viver isso.

Começo a ver o extraordinário, o qual não funciona na força do meu braço.

Fluem do meu interior rios de águas vivas que curarão muitas pessoas.

Essa água límpida me inunda e faz minha ansiedade diminuir até acabar.

Eu me desconecto do passado e acesso uma camada superior.

Agora eu vejo o mundo sob uma das óticas de Deus.

Eu me sinto poderoso e começo a perceber o quanto eu ignorava os dias, o quanto eu vivia no raso e superficial.

Eu me recuso a ficar na superfície.

Já é!

Pessoas comuns não vivem o extraordinário, porque não conseguem mergulhar em águas mais profundas. Peça a Deus para viver essa experiência com Ele e acesse coisas novas.

25 de junho

QUERO AVANÇAR

"Contigo posso avançar contra uma tropa; com o meu Deus posso transpor muralhas."

2 Samuel 22:30

A Ti rendo graças, ó Deus, porque o Senhor é bom e sempre me ouve.

Eu cresço, amadureço, prospero e transbordo na vida dos outros.

Quero enxergar o que meus olhos não conseguem ver, mas que é algo pelo qual minha alma vive sedenta.

Quero viver experiências espirituais novas, as quais estão fluindo do trono de Deus.

Tudo o que quer tirar a minha paz sai da minha vida agora. Quero avançar, e não ficar preso em fases.

Eu me conecto com a rede de energia eterna e quero crer que neste dia novos caminhos estão fluindo do trono de Deus.

Começo a me expor e me vejo ensinando e instruindo pessoas.

Muitas pessoas não quiseram ouvir.

As poucas que quiseram estão tendo sua transformação e gerado novos fatos em seus corações.

Meu corpo desfruta da Terra em obediência para que outras pessoas se levantem, famílias sejam restauradas, pessoas se destravem e abandonem jugos, escravidão, alienação e tudo o que desconfigura a imagem e semelhança do Senhor.

Conecto-me agora com as causas eternas; não com os feitos deste século, mas com toda a eternidade, e sigo avançando.

Já é!

Avançar requer exposição. Você tem feito isso? Liste três formas práti-cas de como você pode fazer isso hoje mesmo e "caia pra dentro"

26 de junho

SOU O FILHINHO QUERIDO

"O próprio Espírito testemunha ao nosso espírito que somos filhos de Deus."
Romanos 8:16

A Ti rendo graças, ó Deus, porque o Senhor é bom e sempre me ouve.

Obrigado por Seu amor, Seu carinho e Seu zelo.

Obrigado, porque o Senhor sempre me pega no colo. Eu sou amado, sou um filhinho querido.

Eu acesso a Fonte no meu coração.

Agradeço ao Senhor que, em Sua bondade, mediante o sacrifício de Jesus, me concedeu o poder e a honra de ser chamado de filho de Deus.

Diante desse amor que me constrange, eu decido abandonar meus instintos egoístas e mortifico a minha carne para viver segundo o Seu Espírito.

À medida que minha fé é aumentada no Senhor a paz e a serenidade reinam sobre mim e meu espírito se regozija.

Do meu coração ecoa uma alegria sem fim.

Eu sou herdeiro de Deus e co-herdeiro de Cristo, querido e amado por Ele.

Eu sou filho da promessa e adoto o espírito de santidade para a honra e glória do Senhor.

Já é!

Medite no amor que Deus tem por você. Ele o chama de filho e quer relacionar-se com você.

27 de junho

SEJA OUSADO

"Pois Deus não nos deu espírito de covardia, mas de poder, de amor e de equilíbrio."

2 Timóteo 1:7

A Ti rendo graças, ó Deus, porque o Senhor é bom e sempre me ouve.

Obrigado por Seu favor, Sua graça e misericórdia, que já foi renovada nesta manhã.

Acesso a Fonte através do Espírito, pois Ele guia a minha alma e governa sobre tudo debaixo do céu.

Com ousadia, ordeno que tudo o que não fizer parte do propósito de Deus para a minha vida seja desconectado de mim hoje.

Continuo no caminho e sigo firme, na certeza de que o Senhor me capacita todos os dias, pois eu me disponho para isso.

O Senhor não me dá um espírito de tristeza ou de desânimo, pelo contrário: me dá ousadia para viver o sobrenatural e o extraordinário que Ele tem para a minha vida.

Eu coloco à disposição tudo o que tenho e o que sou e me empenho naquilo que o Senhor me chamou para fazer.

Peço apenas que me dê clareza para o próximo passo.

Com um espírito de coragem e ousadia, eu ando na verdade, pois ela habita em mim, me liberta e liberta quem está à minha volta.

Já é!

Quais planos você ainda não pôs em prática por medo ou desânimo? Ouse fazer aquilo que o Senhor colocou no seu coração e colha bons resultados.

28 de junho

O SENHOR É COMIGO

"Por isso não tema, pois estou com você; não tenha medo, pois sou o seu Deus. Eu o fortalecerei e o ajudarei; eu o segurarei com a minha mão direita vitoriosa."

Isaías 41:10

A Ti rendo graças, ó Deus, porque o Senhor é bom e sempre me ouve.

Obrigado pelo dia de hoje, obrigado pela respiração e obrigado pela vida.

O Senhor é realmente muito bom.

Eu acesso essa bondade e essa misericórdia neste dia.

Eu me sinto amado diante do Senhor.

Eu posso todas as coisas no Senhor, que me fortalece.

Visualizo agora as diversas situações e problemas para os quais parece não haver solução e tudo aquilo que parece pesado demais para eu dar conta.

Então, o Senhor fala ao meu coração: "Eu estou com você em todos esses momentos. Eu sou maior do que todos os seus problemas. Não há nada impossível para mim."

O Senhor renova minha mente nesta manhã para pensar diferente, agir diferente e me conectar com soluções diferentes.

Sem medo, sigo em frente, porque o Senhor está comigo e a Sua mão me sustenta.

Já é!

Pense em uma situação que você está com medo de enfrentar. Resolva isso hoje. Deus lhe dá forças e se mantém ao seu lado.

29 de junho

COMECE A VISUALIZAR

"Mas agora, tenham a bondade de olhar para mim. Será que eu mentiria na frente de vocês?"

Jó 6:28

A Ti rendo graças, ó Deus, porque o Senhor é bom e sempre me ouve.

Seu amor não tem fim.

Eu acesso meu espírito e meu espírito acessa o Espírito Santo de Deus.

Eu renovo minha identidade e propósito nesta manhã.

E eu peço que o Senhor me dê clareza de tudo aquilo que não faz parte do meu propósito.

Começo a visualizar um vento forte me levando para uma nova direção.

Eu estou voando nas asas do Espírito. Como é bom andar no espírito!

Mentalizo agora os frutos do Espírito aniquilando todas as concupiscências da carne.

Vícios são substituídos por hábitos positivos.

Vejo-me pegando novos códigos do Reino.

Captei o código cultural do Reino e agora não há doutrina que me segure, a não ser a do Reino.

Sinto uma paz que excede todo o entendimento e inauguro uma nova fase. Pessoas têm suas vidas transformadas simplesmente por que eu abri a boca.

Olho em volta, vejo muitas outras pessoas voando e eu tenho sido uma testemunha viva disso.

O Senhor me diz que eu tenho sido um ótimo professor. Isso é muito bom!

Já é!

Visualize todos os dias a vida que você deseja construir. Sustente esse quadro mental e aja com todos os seus recursos para alcançá-lo.

30 de junho

SÃO POUCOS OS TRABALHADORES

"Então disse aos seus discípulos: 'A colheita é grande, mas os trabalhadores são poucos'."

Mateus 9:37

A Ti rendo graças, ó Deus, porque o Senhor é bom e sempre me ouve.

Eu renovo nesta manhã a minha identidade, o meu propósito e as minhas energias no Senhor.

Pai, eu sou um influenciador nesta Terra. O Senhor me deu uma semente e é chegada a hora de frutificar.

Eu serei canal da Sua graça e modificarei a vida de, ao menos, uma pessoa.

Essa pessoa será canal na vida de outra e, assim, multiplicaremos os trabalhadores na Terra.

As pessoas vão querer se levantar contra mim, mas não darei ouvidos, pois maior é Aquele que me chamou para completar a boa obra neste tempo.

A mensagem que o Senhor colocou dentro de mim somente eu posso entregar e ela não morrerá aqui dentro.

Já é!

Os trabalhadores da última hora precisam ser levantados neste tempo. Escolha ser um desses trabalhadores e comece imediatamente a influenciar pessoas. Pegue o seu celular, grave um story, programe uma live, faça um grupo no WhatsApp ou converse com alguém, mas não deixe de entregar a mensagem que está queimando dentro do seu coração.

Julho

"Bendito o homem que confia em Javé, e em Javé deposita a sua segurança. Ele será como a árvore plantada à beira d'água e que solta raízes em direção ao rio. Não teme quando vem o calor, e suas folhas estão sempre verdes; no ano da seca, não se perturba, e não para de dar frutos."

Jeremias 17: 7-8

01 de julho

CRESCER EM TODAS AS ÁREAS

"Antes, seguindo a verdade em amor, cresçamos em tudo naquele que é a cabeça, Cristo."

Efésios 4:15

A Ti rendo graças, ó Deus, porque o Senhor é bom e sempre me ouve.

Obrigado, Senhor, porque eu já venci e, neste segundo semestre, percorrerei meu caminho numa velocidade histórica.

Obrigado pelas missões nas quais estou entrando, pelas pessoas que estou modelando, pelos novos hábitos, pelos vícios que estão ficando para trás e pelo peso aniquilado.

Mentalizo uma paz que excede todo entendimento e toda ansiedade saindo agora da minha mente e coração.

Vejo pessoas chegando à minha casa e eu fazendo networking como nunca antes.

Minhas amizades mudaram e meus acessos mudaram.

A prosperidade tem sido avassaladora, tanto que eu já não me reconheço mais. Agora minha conversa e minha frequência são outras.

Eu me posiciono e me manifesto nesta última hora para a governança do Reino, crescendo e multiplicando talentos.

Já é!

O primeiro semestre deste ano já passou. Reflita sobre as áreas nas quais você mais cresceu e aquelas que você deixou para trás. Liste os hábitos que precisa cultivar e defina tarefas para instalá-los desde já. É tempo de crescer absurdamente!

UM TEMPO MISERICORDIOSO

"Então Pedro aproximou-se de Jesus e perguntou: 'Senhor, quantas vezes deverei perdoar a meu irmão quando ele pecar contra mim? Até sete vezes?' Jesus respondeu: 'Eu digo a você: Não até sete, mas até setenta vezes sete'."

Mateus 18:21-22

A Ti rendo graças, ó Deus, porque o Senhor é bom e sempre me ouve.

Eu me visualizo tendo paz e amor.

A partir de hoje, eu terei um olhar e um coração misericordioso, assim como ouvidos e boca misericordiosa.

Mesmo que as pessoas percam a paciência, eu simplesmente continuarei misericordioso. Eu entenderei o que é ser guiado pelo Espírito. Perguntarei para Ele como (re)agir e não para o meu cérebro.

Eu tenho agora uma mente misericordiosa de alguém que, de fato, ama e exala o perfume do Criador. Alguém que tem misericórdia das pessoas. O Senhor é muito bom, então, que hoje eu possa crescer em graça, sabedoria e misericórdia.

Que eu tenha paciência comigo mesmo, com meu cônjuge, filhos e pais, com todos aqueles com quem tenho convívio direto e, principalmente, com aqueles que erraram comigo.

Hoje é dia de perdoar aqueles que têm me ofendido e me decepcionado.

Já é!

Perdoe alguém que o magoou. Demonstre misericórdia pela vida dessa pessoa, mesmo que ela tenha errado.

03 de julho

MULTIPLIQUE SEUS TALENTOS

"A um deu cinco talentos, a outro dois, e a outro um; a cada um de acordo com a sua capacidade."

Mateus 25:15

A Ti rendo graças, ó Deus, porque o Senhor é bom e sempre me ouve.

Hoje eu me torno um multiplicador da mensagem do Reino.

Eu vou liderar um grupo de transbordo em que as pessoas amam a vida, largam a depressão, deixam a ansiedade, a tristeza e a preguiça.

Visualizo-me em um cemitério e eu sou aquele que quebra a tampa dos caixões. Eu multiplico a mensagem do Pai e vejo pessoas saindo aos milhares, pessoas sendo acionadas no Reino, focadas na Palavra.

As pessoas estão mudando a realidade delas, seus casamentos e estão sendo renovadas. Empresas quebradas estão se reestruturando, pessoas estão gerindo novas ideias, a nação está em movimento de crescimento.

Por menor que eu seja, sou gigante no Reino.

Eu vou multiplicar o talento que o Senhor me deu.

Eu não quero ser o servo que esconde o talento, mas o que multiplica e exponencializa tudo aquilo que o Senhor coloca em minhas mãos.

Chegou a hora de eu avançar poderosamente e não olhar para trás!

Já é!

Qual é o seu talento? Saiba que é por meio dele que você multiplica a mensagem do Reino. A partir de hoje, decida transbordar utilizando suas habilidades para impactar a vida das pessoas. Identifique qual é a mensagem que você carrega e defina formas de expressá-la utilizando o seu talento.

04 de julho

FORTIFICAR-SE NA FONTE

"Portanto, você, meu filho, fortifique-se na graça que há em Cristo Jesus."

2 Timóteo 2:1

A Ti rendo graças, ó Deus, porque o Senhor é bom e sempre me ouve.

Eu ativo o meu espírito, eu ativo a minha alma e o meu corpo.

Pai, eu renovo a minha identidade nesta manhã, renovo o meu propósito nesta manhã, renovo a pureza do meu coração nesta manhã e me conecto diretamente à Fonte infinita, que é o Senhor.

Não mais ando segundo a força do meu braço ou sobre o meu entendimento, mas segundo a força do Seu braço. Eu estou debaixo das Suas asas.

Mentalizo hoje o melhor dia da minha vida e sinto meu corpo, mente e espírito sendo tomados por uma força sobrenatural.

Eu tenho hoje uma clareza na mente como nunca antes, pois eu saí do automático.

Hoje o meu coração se conecta absurdamente à Fonte e eu não nego o transbordo.

Eu me conecto à Fonte e renovo as minhas energias, não andando mais segundo a minha força ou meu entendimento. Eu acesso a força do Senhor todos os dias.

Já é!

Você tem se sentido sobrecarregado? O quanto você tem agido no automático, contando somente com a força do próprio braço? Busque conectar-se à Fonte, confie no Senhor e renove suas forças nEle. Além disso, faça uma análise das tarefas que você pode delegar e busque pessoas para ajudá-lo com isso.

MINHA ARMADURA É DEUS

"Revesti-vos de toda a armadura de Deus, para que possais estar firmes contra as astutas ciladas do diabo."

Efésios 6:11

A Ti rendo graças, ó Deus, porque o Senhor é bom e sempre me ouve.

Obrigado pelo Seu amor, pela Sua graça e pela Sua misericórdia, que não tem fim.

Hoje eu me revisto da armadura da fé e vou para a guerra pela liberdade.

Todos os dias completo essa armadura com os pedaços que faltam. Ela é pesada, mas eu desejo descobrir como ficar mais leve com ela.

Mentalizo agora um fortalecimento dessa armadura. Tomo o capacete e a espada. Sou realmente forte e corajoso.

Depois de hoje, eu vou ajustar a armadura para a guerra. Eu não vou levar a minha vida na brincadeira.

Vejo agora os frutos da guerra da liberdade que estou conquistando em todas as áreas: financeira, espiritual, almática, conjugal, sentimental e intelectual.

Só tem uma coisa mais importante do que a vida: a liberdade.

Eu me revisto de toda a armadura que vem de Deus. Meu espírito, minha alma e meu corpo estão revestidos neste dia.

Já é!

Leia Efésios 6, versículos de 11 a 20 e medite até internalizar que sua armadura é Deus!

06 de julho

É TEMPO DE COLHER

"E não nos cansemos de fazer o bem, pois no tempo próprio colheremos, se não desanimarmos."

Gálatas 6:9

A Ti rendo Graças, ó Deus, porque o Senhor é bom e sempre me ouve.

Obrigado pelo Seu amor, pela Sua graça e pela Sua misericórdia, que não tem fim.

Mentalizo agora um tempo de fartura. Eu sou uma ceifeira debulhadora e produzo em um mês o que uma pessoa comum leva um ano para produzir.

Eu sou uma máquina impressionante de resultados.

Faço boot todos os dias, leio a Palavra todos os dias, faço exercício físico diário, tomo banho natural, sorrio, desfruto absurdamente, ouço músicas que tocam o meu coração, faço tudo o que precisa ser feito.

Eu domino sobre a comida, sobre as emoções e as situações.

Eu domino sobre as tarefas, sobre o fazer e o não fazer. De fato, eu domino sobre todas as coisas.

Eu sou uma ceifeira debulhadora e faço a colheita mil vezes mais rápido do que eu fazia com as minhas mãos.

Já é!

Liste três coisas que você não colheu porque deixou passar da hora da colheita e que, agora, precisa colher.

Depois disso, identifique algo que você não plantou, cuja colheita alguém abandonou, e colha no lugar dessa pessoa.

DESAPEGAR DOS FARDOS

"[...] esquecendo-me das coisas que ficaram para trás e avançando para as que estão adiante, prossigo para o alvo, a fim de ganhar o prêmio do chamado celestial de Deus em Cristo Jesus."

Filipenses 3: 13-14

A Ti rendo graças, ó Deus, porque o Senhor é bom e sempre me ouve.

Obrigado pelo Seu amor, pela Sua graça e pela Sua misericórdia.

Obrigado, porque o Senhor tem um zelo assustador por mim.

Mentalizo um barco chegando para checagem de cargas. Há muita carga pesada, e essa checagem é necessária, porque se eu não desapegar do excesso, não ganharei velocidade.

Visualizo agora as cargas que não faz sentido eu continuar levando. Eu não sou apegado, não insisto em carregar esses fardos. Eu me desapego deles agora.

E com Sua força eu navego em um grande oceano de infinitas possibilidades e vejo que há muito à minha espera.

Eu me abro para navegar por outros mares, para viver novas experiências e chegar onde jamais pensei que fosse capaz.

Eu me reconheço como capitão da minha tripulação e hoje me coloco a serviço de novas descobertas.

Sinto-me cada vez mais leve e veloz.

Já é!

Liste doze coisas que você precisa eliminar da sua vida.

Depois que você fizer essa lista, repita o boot mencionando as 12 coisas das quais você está desapegando: "eu desapego da preguiça, eu desapego do vitimismo, eu desapego do orgulho...".

08 de julho

GOVERNAR NO AGORA

"As coisas antigas já passaram; eis que surgiram coisas novas!"

2 Coríntios 5:17b

A Ti rendo graças, ó Deus, porque o Senhor é bom e sempre me ouve.

Obrigado pelo Seu amor, pela Sua graça, pela Sua misericórdia.

Tudo se fez novo hoje, e eu me desconecto do passado, eu me desconecto do futuro e eu me reconecto no agora.

As energias que eu estava gastando com o passado e com o futuro são canalizadas agora para o presente.

Eu estou produzindo no agora.

Eu dou ordem ao meu cérebro para concentrar toda a energia no presente, no novo, no agora. 70% da minha energia está no hoje, 20% no futuro e 10% no passado.

Hoje eu me conecto somente com aquilo que é real. No fundo, tudo que tenho para transbordar é o meu agora.

O fruto que eu colherei amanhã se dará pela mudança que eu produzo hoje.

Eu ajo no presente e governo.

Já é!

Quais são as três coisas que estão no passado e as três coisas do futuro que você precisa resolver hoje, para a sétima coisa começar a ser plena e funcionar? Qual é a única coisa em que você vai focar toda sua energia agora?

Após definir, volte e refaça o boot, construindo cenas novas.

O SÁBIO ACATA CONSELHOS

"Ouve o conselho, e recebe a correção, para que sejas sábio nos teus últimos dias."

Provérbios 19:20

A Ti rendo graças, ó Deus, porque o Senhor é bom e sempre me ouve.

Obrigado pelo Seu amor, pela Sua graça, pela Sua misericórdia, que não tem fim.

Eu busco a sabedoria e, como sábio, escuto os conselheiros e ajusto minha rota.

Mentalizo agora sete pessoas que são minhas conselheiras.

Elas estão sentadas comigo na sala da minha casa, elas têm liberdade para me dar feedbacks, para me mostrar o que tenho feito até agora, aonde cheguei, como cheguei. Elas me apontam processos de melhoria e eu confio nelas e sigo seus conselhos.

E agora elas estão sorrindo para mim, porque elas acreditam em mim, acreditam no meu potencial e veem o que não vejo.

Eu me conecto com os meus conselheiros agora com alma, espírito e corpo. Eu aceito essas correções, porque feliz é aquele que ama a correção, a põe em prática e produz frutos de justiça.

Já é!

Encontre seus conselheiros e lhes peça feedback. Peça que avaliem tudo o que você fez até agora e apontem os pontos de melhoria (não é sobre o que você vai fazer, é uma retroalimentação acerca das suas ações). Aceite a correção e ajuste a rota.

GUARDAR A LÍNGUA

"Guarda a tua língua do mal e os teus lábios, de falarem enganosamente."
Salmos 34:13

A Ti rendo graças, ó Deus, porque o Senhor é bom e sempre me ouve.

Eu renovo as minhas energias, renovo as minhas forças, renovo meu propósito e a minha identidade no Senhor. Obrigado!

Eu sei que tenho três inimigos: os impulsos químicos do meu cérebro, o pecado no pó da terra e a minha língua. Declaro que hoje vencerei todos eles.

Hoje eu quero levantar as pessoas que machuquei, mesmo sem querer, por meio da minha língua.

Mentalizo eu me retratando com essas pessoas e elas estão aceitando meu pedido de perdão.

Agora eu sou uma pessoa que edifica a vida dos outros.

A minha boca só abre para fazer perguntas ou para edificar a vida de alguém, seja a minha ou a de terceiros.

Já é!

Liste três palavras que você trouxe de maldição para si, falando mal de você mesmo e anule-as, trocando-as por sentenças positivas. Não admita falar mal ao seu respeito nem a respeito de seu próximo.

O PRINCÍPIO DA HONRA

"Dediquem-se uns aos outros com amor fraternal. Prefiram dar honra aos outros mais do que a vocês."

Romanos 12:10

A Ti rendo graças, ó Deus, porque o Senhor é bom e sempre me ouve.

Obrigado pelo Seu amor, pelo Seu carinho, pelo Seu zelo, pela Sua graça, pela Sua sabedoria e pela Sua misericórdia. Obrigado, Senhor!

Declaro que vou chegar a lugares onde nunca sonhei, aonde falaram que eu nunca chegaria, mas o Senhor já havia falado ao meu respeito antes da fundação do mundo. Nesses lugares existe um princípio chamado honra que eu preciso cumprir agora.

Mentalizo agora doze pessoas que me fizeram chegar nesse lugar e começo a ativar agora um espírito de gratidão por elas. Eu vivo uma experiência de devolução de energia para elas.

Eu preciso honrá-las e, por isso, eu decido nunca parar, nunca travar, nunca retroceder naquilo que elas me ensinaram, e eu decido levar o que aprendi para outras pessoas também.

Já é!

Liste doze pessoas a quem você deve honra. Mande uma mensagem para cada uma delas agradecendo pelo que lhe ensinaram. Mesmo que você hoje tenha problemas com uma delas, honre sua vida praticando a gratidão. Se alguma dessas pessoas já morreu, faça uma oração agradecendo ao Senhor por ela ter passado em sua vida.

Quanto mais você praticar isso, mais a atmosfera de autoridade e governança no mundo espiritual se abrirá em relação a você.

O SENHOR NÃO ME ABANDONA

"Nunca o deixarei, nunca o abandonarei."

Hebreus 13:5

A Ti rendo graças, ó Deus, porque o Senhor é bom e sempre me ouve.

Mesmo em meio à tempestade, o Senhor não solta as minhas mãos.

Obrigado pelo Seu amor e pela Sua misericórdia, ela dura para sempre.

Eu crio uma trilha de autoconfiança, de acreditar em mim como o Senhor acredita, de acreditar no Senhor, assim como o Senhor é.

Eu estou passando por tempestades, vales sombrios, tenebrosos, mas o Senhor é comigo, não me abandona, não solta a minha mão.

No Senhor deposito amor, fé e honra e me entrego para ser um instrumento na manifestação das Suas obras.

Por mais difícil que seja a minha caminhada, o Senhor está comigo e nunca estou só.

Em Deus permaneço seguro e nEle me sinto amado.

Já é!

Reflita sobre os livramentos que o Senhor lhe deu e liste três vezes em que isso ocorreu. Você parecia estar desamparado, mas o Senhor estava com você.

SENTIR-SE AMADO

"Assim conhecemos o amor que Deus tem por nós e confiamos nesse amor. Deus é amor. Todo aquele que permanece no amor permanece em Deus, e Deus nele."

1 João 4:16

A Ti rendo graças, ó Deus, porque o Senhor é bom e sempre me ouve.

O Senhor me ama muito e eu sinto esse amor de forma assustadora!

Assim como as corças suspiram pelas águas, assim como as árvores suspiram pelos ribeiros, a minha alma suspira pelo Senhor.

Eu me sinto amado, porque o Senhor criou a Terra para mim. O Senhor criou o Éden, me deu a salvação, me deu o Reino… O Senhor me deu tudo aquilo de que eu preciso!

A mochila recheada de medo, que eu costumava carregar nas costas, fazendo peso em minha coluna, me prendendo em tudo o que eu queria fazer, eu solto do meu corpo agora.

Eu não preciso carregar essa bagagem, o medo não é meu, pois eu sou muito amado pelo Senhor. Eu sinto nojo do medo, a partir de agora, ele não é mais meu companheiro.

Eu me sinto amado, e o verdadeiro amor lança fora todo o medo.

Eu aceito o amor do Senhor, eu me amo e eu não retenho esse amor. Eu o transbordo para outras pessoas.

Já é!

Liste três coisas que lhe causam desespero, pavor ou um temor desnecessário. Você enfrentará esse medo, se de fato se sentir amado.

PROSPERE EM TUDO O QUE FIZER

"Sigam fielmente os termos desta aliança, para que vocês prosperem em tudo o que fizerem."

Deuteronômio 29:9

A Ti rendo graças, ó Deus, porque o Senhor é bom e sempre me ouve.

Obrigado pelo Seu carinho, pelo Seu amor, pelo Seu zelo, por todos os momentos de cuidado que o Senhor tem comigo.

Obrigado, porque o Senhor realmente é bom, o Seu amor não tem fim.

Eu decido não voltar atrás.

Pai, se eu tentar desistir, que o Senhor me encontre com o amor perseguidor, que o Senhor levante pessoas ao meu redor para me ajudarem. Que, acima de tudo, eu possa amar a sabedoria, a execução, ser praticante e não só ouvinte, crescendo em tudo o que eu me dispuser a fazer e que o Senhor me ordenar.

Começo a ver agora eu e minha família crescendo. Todas as coisas em que eu coloco as minhas mãos começam a prosperar de forma absurda. Coisas que antes estavam enferrujadas, agora estão brilhando; coisas que estavam cheias de poeira, agora têm vida; coisas que estavam escondidas, agora estão expostas.

Luz, sal, água e fogo começam a fluir.

Vejo sementes que estavam no meu bolso sendo colocadas na terra para gerarem riqueza.

O Senhor é a minha maior grandeza.

Já é!

Você tem fechado sua boca ou está multiplicando, entrando na frequência da prosperidade? O Senhor o chama para acessar o exponencial. Qual recurso você vai parar de reter e vai distribuir, vender para as pessoas que precisam?

15 de julho

OUVIR A FREQUÊNCIA DO ALTO

"A voz do Senhor é poderosa; a voz do Senhor é majestosa."

Salmos 29:4

A Ti rendo graças, ó Deus, porque o Senhor é bom e sempre me ouve.

Eu ajusto, neste momento, meu equipamento de radiofrequência.

Antes eu ouvia frequências e vozes que não edificavam nem as pessoas nem a minha própria vida e, agora, começo a ouvir frequências do alto.

Ouço frequências de guerra, frequências do Trono, frequências por meio das quais o Senhor fala coisas novas ao meu coração.

Eu troquei as frequências baixas e, aquilo com que eu me importava, já não me importo mais.

Eu vejo uma malharia de frequência bem baixa, a qual eu não capto mais. Olho para frente e vejo uma malharia de frequência maior, mais larga, mais potente, cujo sinal chega a aumentar a temperatura do ambiente. Essa eu capto.

Eu pego códigos novos, situações novas e, a partir de agora, não retrocedo, pois eu governo sobre as frequências e os ambientes.

Apenas ouço coisas da parte de Deus e me conecto com novas pessoas.

Já é!

Liste três frequências baixas que incomodam você: uma de ansiedade, uma de uma pessoa ou de uma opinião e uma de necessidade de aprovação. Defina três novas frequências que você quer ouvir e experimentar. Mentalize você se desconectando das três frequências baixas e se conectando com as três novas.

AMIZADES QUE ELEVAM

"Quem tem muitos amigos pode chegar à ruína, mas existe amigo mais apegado que um irmão."

Provérbios 18:24

A Ti rendo graças, ó Deus, porque o Senhor é bom e sempre me ouve.

O Senhor ama a comunhão. Uma das melhores coisas que há na vida é saber que o Senhor ama relacionamentos, que o Senhor é um Deus alegre, que o Senhor é um Deus que curte os Seus filhos e as bênçãos dos Seus filhos. O Senhor abençoa a comunhão entre os irmãos.

Mentalizo agora amizades com pessoas com as quais eu posso ser verdadeiro. Esses amigos não olham para mim com indiferença, não olham para os meus defeitos, eles me curtem e têm liberdade para falar coisas absurdas para mim.

Juntos curtimos a vida adoidado.

Eu, de fato, não preciso de títulos, não preciso de capa, de máscara, nem de postura, porque tenho verdadeiros amigos.

Como é bom viver a verdadeira unção do Senhor.

Como é bom ser visto e amado pelo Senhor.

Como é bom viver em Sua graça, Senhor.

Como é bom ter amigos mais chegados que irmãos!

O Senhor é bom em todas as instâncias e é o meu melhor amigo!

Já é!

Pratique a comunhão. Marque para hoje um momento agradável de desfrute com três amigos com quem você pode se abrir completamente, com quem você ri e pode ser você.

Marque também um momento com três amigos que você deixou pelo caminho e há coisas pendentes que precisam ser resolvidas. Entrem em comunhão.

NÃO DAR OUVIDOS A CRÍTICAS

"Não vale a pena conversar com o tolo, pois ele despreza a sabedoria do que você fala."

Provérbios 23:9

A Ti rendo graças, ó Deus, porque o Senhor é bom e sempre me ouve.

Obrigado pelo dia de hoje. Obrigado, porque existem pessoas que me criticam, que debocham, que me perseguem e, agora, eu mentalizo uma subida de frequência desse assunto na minha vida.

Começo a ver pessoas que estão debochando, me perseguindo e me criticando como bebês pequenos. Em volta de mim, há vários carrinhos de bebês, são bebês que estão se manifestando contra mim. Que engraçado!

Dos adultos que estão balançando os carrinhos, nenhum está falando mal de mim, porque eles não perdem tempo com isso, são nobres.

Eu não me importo com críticas, deboches ou perseguições.

Quando alguém me ataca ou tenta parar aquilo que está no meu coração, eu dobro a quantidade de energia, dobro a aposta.

Eu sou maduro e não carrego ninguém!

Já é!

Quais foram as últimas três críticas, deboches ou perseguições que paralisaram você? Converta essa energia e vá em frente, sorrindo daqueles que querem parar você. Você será respeitado no mundo espiritual.

18 de julho

VIVER UMA NOVA FASE

"Esqueçam o que se foi; não vivam no passado. Vejam, estou fazendo uma coisa nova! Ela já está surgindo! Vocês não a reconhecem?"

Isaías 43:18-19a

A Ti rendo graças, ó Deus, porque o Senhor é bom e sempre me ouve.

Obrigado pelo Seu amor, pela Sua misericórdia, pela sabedoria que vem do alto.

Eu mentalizo nesta manhã algo novo acontecendo, o início de uma nova fase.

O Senhor me dá agora uma nova frequência e, com essa nova fase, vem um pacote: pessoas novas, ambientes novos, linguagens novas, coisas novas acontecendo, experiências novas e eu consigo visualizá-las.

O Senhor é o Criador e não precisa repetir o mover.

Assim como o Senhor é criativo, eu também sou, porque eu sou filho do Criador.

Mentalizo agora algo novo e poderoso acontecendo na minha vida, na minha casa e na minha família, um novo momento, um novo nível. Sinto isso!

Viverei essa nova etapa em plenitude para depois viver outra nova fase, sempre apaixonado pelo propósito.

As fases passarão, por mais que eu esteja chorando. Uma hora dessas, o choro também vai passar. Mesmo que eu sinta angústia, ela também vai passar. Porém, a fase não determina quem eu sou, a fase mostra o caminho que estou seguindo.

Meu caminho é reinar, governar sobre a Terra.

Já é!

Qual é a sua próxima fase? Defina isso para a área sentimental, financeira e espiritual. Depois volte a fazer esse boot com os três novos drivers.

19 de julho

MELHOR É O FIM DAS COISAS

"O fim das coisas é melhor do que o seu início."

Eclesiastes 7:8

A Ti rendo graças, ó Deus, porque o Senhor é bom e sempre me ouve.

Obrigado pelo hoje, obrigado pelo Seu amor, obrigado pela Sua graça, pela Sua misericórdia, obrigado pela Sua sabedoria.

Mentalizo agora o fim. Salomão já dizia: o fim é melhor do que o começo. Há três mil anos, essa verdade é proclamada na Terra, o fim da vida é o acesso à eternidade.

A vida é uma fase.

Eu respeito o princípio da ordem, não pulo as fases, mas as acelero.

É tempo de acelerar fases, de dar a resposta certa mais rápida, de chegar mais rápido à próxima fase.

Eu acelero e vejo tudo se realizando de maneira rápida. E eu me sinto feliz, porque melhor é o final de todas as coisas, melhor é o fim de cada fase do que o início delas.

Eu estou pronto para desfrutar de tudo o que já é meu.

O fim é melhor, muito melhor que o começo.

Já é!

Escreva sobre a fase que você deseja acelerar em alguma área da vida. Descubra cinco formas diferentes de fazer essa etapa avançar. Teste, ponha em prática e esse será um molde para acelerar as demais áreas.

Quando finalizar, escolha outra etapa da sua vida e repita o processo. Acelere e desfrute disso.

20 de julho

O GENEROSO PROSPERA

"O generoso prosperará; quem dá alívio aos outros, alívio receberá."

Provérbios 11:25

A Ti rendo graças, ó Deus, porque o Senhor é bom e sempre me ouve.

Obrigado pelo Seu amor, pela Sua graça, pela Sua misericórdia.

Com alegria no coração, me conecto com pessoas que estão na minha frequência e querem crescer junto comigo. O Senhor me conecta a pessoas novas e abro minha casa para elas.

Olho para minha empresa e vejo o quanto ela é vantajosa. Ela não precisa de depósito, ela só tem saque, pois fiz uma máquina que produz riqueza. Eu estou destravando, estou abrindo mão do salário para viver de lucro, eu saco da minha própria empresa.

Meu patrimônio se oxigena e me dá renda passiva todos os meses. Dinheiro não é mais preocupação e eu posso usar 100% do meu tempo para transbordar tudo o que o Senhor coloca no meu coração.

Eu rentabilizo meu propósito, o Senhor me quer em período integral com múltiplos negócios e me destrava para isso.

Eu sou livre para prosperar, eu amo transbordar e, quanto mais eu transbordo, mais eu prospero.

Eu sou livre para prosperar, eu acesso as riquezas celestiais, eu governo sobre a Terra.

Já é!

Liste três formas de monetizar o conhecimento que você possui hoje. Teste-as, coloque-as em prática sem perfeccionismo. Crie mentorias, escreva um livro, grave uma aula. Monetize o seu propósito. Entregue a mensagem do Reino que está no seu coração. Quanto mais você entrega a mensagem, mais pessoas você ajuda e mais próspero você se torna.

21 de julho

DECISÃO

"Assim, quer vocês comam, quer bebam, quer façam qualquer outra coisa, façam tudo para a glória de Deus."

1 Coríntios 10:31

A Ti rendo graças, ó Deus, porque o Senhor é bom e sempre me ouve.

Obrigado pelo Seu amor, pela Sua graça e misericórdia, obrigado pela forma como o Senhor me olha todos os dias.

Eu não tenho mais dificuldade de tomar decisões rápidas.

Quanto mais tempo levo para tomar uma decisão, mais caro o imposto fica, gasto mais energia e me desgasto emocionalmente.

As novas decisões me mostrarão a próxima rota e me aproximarão daquilo para que fui chamado, mesmo que eu faça a escolha errada, pois não se trata de acertar.

As minhas decisões não precisam ser assertivas, elas precisam me tirar do nível anterior. Ainda que eu tome a decisão errada, eu não tenho compromisso com o erro, eu continuo tomando decisões até chegar naquilo que o Senhor tem para mim.

Agora eu tomo uma decisão dura, uma decisão que estou postergando, mas que eu resolvo rápido.

Eu desfruto e acesso a recompensa.

Já é!

Liste três decisões que você está postergando há algum tempo e precisa tomá-las, ou terá prejuízos. Qualquer que seja sua decisão, faça para a glória de Deus. Não tenha medo de errar e, se o fizer, não demore, continue tomando novas decisões.

MÚLTIPLAS RENDAS

"Comigo estão riquezas e honra, prosperidade e justiça duradouras."

Provérbios 8:18

A Ti rendo graças, ó Deus, porque o Senhor é bom e sempre me ouve.

O Senhor é bom e Suas misericórdias duram para sempre.

Mentalizo, no dia de hoje, minhas energias sendo renovadas.

Esta semana eu crio estratégias novas, abro meus olhos para novas receitas, novas rendas, novas formas de não gastar meu corpo.

Eu uso estratégias para me conectar com energias que produzem energia de volta para mim.

Mentalizo agora três, quatro, cinco fontes de renda. Eu crio renda passiva e ela trabalha enquanto eu desfruto, me devolvendo energia para que eu possa fazer outras coisas.

Eu me conecto com pessoas que me ajudam com isso, levando-me a destravar nessa área, e eu desfruto disso agora. Eu durmo e acordo em paz, porque tenho renda, múltiplas rendas.

Tomo decisões sem me importar com o preço, janto em locais com minha família que estão além daquilo que acho que mereço. Faço viagens, tenho carros, casas para morar, tudo mudou, porque tenho variadas formas de renda.

Eu crio múltiplas rendas para o meu desfrute e não perco meu coração.

Já é!

Liste pelo menos cinco formas de gerar renda a partir do conhecimento e das habilidades que você possui hoje.

Refaça o boot visualizando suas formas de renda a partir do que listou.

INVISTA EM PESSOAS

"Cada um cuide, não somente dos seus interesses, mas também dos interesses dos outros."

Filipenses 2:4

A Ti rendo graças, ó Deus, porque o Senhor é bom e sempre me ouve.

No dia de hoje, eu mentalizo sobre a renda eterna: pessoas.

Senhor, coloque em mim a paixão pelas pessoas, que eu possa amá-las, gostar delas, me apaixonar, me envolver com empolgação com elas.

Mentalizo eu tendo compaixão por pessoas das quais antes até sentia nojo; por pessoas que estão indo para o inferno sem saber, na ignorância.

Eu crio situações e momentos para que outras pessoas possam ser alcançadas por mim.

Eu não meço esforços para fazer o meu melhor.

De dentro de mim, saem livros, métodos, conhecimento, sabedoria, frequência e pessoas estão sendo salvas, porque elas estão aprendendo comigo.

Eu construo renda eterna.

A minha vida está a serviço de outras vidas e o Senhor me patrocina em tudo!

Já é!

Liste sete pessoas que precisam de apoio ou suporte em alguma área da vida e ajude três delas. Lembre-se que ajudar alguém vai além da parte financeira. É ser amigo, ouvinte, dar boas ideias e ativar a pessoa. Invista energia nessas pessoas, ajude-as no que necessitarem e faça-as se sentirem amadas.

24 de julho

A FONTE DO AMOR

"Nós amamos porque ele nos amou primeiro."

1 João 4:19

A Ti rendo graças, ó Deus, porque o Senhor é bom e sempre me ouve.

Obrigado pelo Seu amor, pela Sua graça e misericórdia, que não tem fim.

Só sente medo quem não se sente amado.

Eu acesso a Fonte do amor eterno.

Essa Fonte jorra com muita força, é mais forte que qualquer coisa que meus olhos já viram. Eu me encosto nela e me sinto amado.

O amor que sinto agora começa a expulsar o medo; o verdadeiro amor lança fora todo medo.

Eu me sinto amado, eu sou uma pessoa destemida, eu sou imparável e eu me encho desse amor.

Meus pés agora estão sendo lavados por uma água limpa. Essa água sobe no meu tornozelo, joelho, quadril, umbigo, tórax, pescoço, boca, nariz, olhos, vai até o topo da minha cabeça, me invade e eu me sinto amado. E, agora, o transbordo desse amor alcança qualquer pessoa que está à minha volta.

Visualizo agora pessoas que estavam secas, mortas, destruídas, e elas estão tocando nessa água que flui por cima de mim. Eu compartilho com a maior alegria, porque a água não é minha, é dEle e, quanto mais eu entrego, mais prosperidade eu tenho, mais do coração dEle eu acesso, mais riqueza eu experimento, mais sabedoria eu vivo.

Já é!

Há algum impedimento entre você e Deus que faz você não se sentir amado por Ele? Identifique três desses possíveis impedimentos e os resolva em cada esfera: na forma que você considera que Ele o ama, na forma que você se ama e na forma como você libera esse amor para os outros.

25 de julho

LIMPAR O CORAÇÃO

"Bem-aventurados os puros de coração, pois verão a Deus."

Mateus 5:8

A Ti rendo Graças, ó Deus, porque o Senhor é bom e sempre me ouve.

Como é bom andar com o Senhor, ser Seu amigo, como é bom não viver das minhas condições, mas daquilo que o Senhor colocou dentro do meu coração.

A decisão está aqui dentro. Para prosperar eu não preciso usar o meu cérebro como governante, ele tem que ser um escravo da minha alma.

Mentalizo agora as pessoas que não são da minha confiança, as que têm inveja e as que estão contra mim de todas as formas. Essas pessoas estão absolutamente querendo me fazer perder o coração. Se eu perder meu coração, então perco tudo.

Vejo pessoas tentando jogar tralhas dentro do meu coração, que é como um bebê que acabou de nascer.

Meu coração é um neném que não cresce, que precisa de cuidado. Do lado de fora, ele precisa ficar forte como um valente, mas, do lado de dentro, ele continua sendo um bebê.

Meu coração é puro, eu o limpo e cuido dele, pois nele está aquilo que o Senhor colocou.

Agora o meu coração está no governo. Ele está limpo e eu não permito que nada nem ninguém o suje com palavras ou ações lançadas somente para atingi-lo.

Já é!

Coloque para fora três coisas que estão machucando e atacando o seu coração: palavras pesadas, passado, ansiedade, tudo o que está tomando espaço no seu coração. Purifique-o e, antes de dormir, mentalize de novo o seu coração puro.

26 de julho

DESFRUTE EM TODOS OS MOMENTOS

"Pois, de que lhe valeria viver dois mil anos, e não poder desfrutar a sua prosperidade?"

Eclesiastes 6:6

A Ti rendo Graças, ó Deus, porque o Senhor é bom e sempre me ouve.

Obrigado, Jesus, por este dia, esta semana, este tempo de crescimento, de mudanças tão fortes.

Eu não sou daqueles que desistem. Eu renovo as minhas forças e entro no desfrute hoje. Eu invisto tudo o que tenho na minha família, nos meus filhos, no meu cônjuge.

Hoje é dia de desfrutar, dia de entrar em comunhão com as pessoas que eu amo e respeito.

Estou curtindo absurdamente hoje, me divertindo em uma frequência acima daquilo que já vivi até então.

Vejo minha família e eu tendo tempo de qualidade. Nós estamos em uma frequência de alegria, comunhão e gratidão pela vida um do outro.

Uso a energia do hoje para fazer as pessoas felizes, para fazê-las alegres.

Hoje é o dia oficial do desfrute!

Já é!

Curta sua família e amigos no dia de hoje. Encontre tempo para vocês desfrutarem juntos, seja em uma refeição, um passeio ou uma boa conversa.

O MAIOR INVESTIDOR

"Feliz é o homem que empresta com generosidade e que com honestidade conduz os seus negócios."

Salmos 112:5

A Ti rendo graças, ó Deus, porque o Senhor é bom e sempre me ouve.

Obrigado, porque meu coração é ensinável.

Obrigado, porque eu aprendo uma coisa nova todos os dias e ensino tudo o que aprendo a outras pessoas.

Eu mentalizo agora que sou um grande investidor. Por mais que eu ainda não tenha visto o resultado e que ninguém tenha me validado como tal, eu sou um grande investidor.

Eu não entro na pressão de especuladores, eu realmente vou crescer degrau por degrau nos investimentos, com honestidade e generosidade.

Eu vou começar a valer muito!

Antes eu era um bobo nesse assunto e, agora, sou luz, alguém que governa sobre os investimentos.

Eu escrevo sobre isso e dou mentorias.

Eu dou aulas que não estão em livros, mas que saíram de dentro da minha cabeça.

Eu invisto em vidas e dou muito retorno para o Reino.

Eu sou o maior investidor de todos os tempos.

Já é!

Liste três coisas nas quais você vai investir. Experimente a sensação dessas três atividades prontas e desfrute da recompensa.

MENTALIZE E TOME POSSE

"Se você pode acreditar, todas as coisas são possíveis para quem crê."

Marcos 9:23

A Ti rendo graças, ó Deus, porque o Senhor é bom e sempre me ouve.

Mentalizo nesta manhã minha família na casa linda que sempre sonhei.

Vejo os carros que sempre quis ter na garagem dessa casa.

Eu chamo meus filhos pelos nomes e sinto a alegria que eles trazem no olhar.

Meu cônjuge me olha com admiração e desfrutamos um da companhia do outro.

Centenas de famílias prosperam junto a mim, nas minhas empresas e nos projetos que tocamos juntos. Como é bom ver milhares de pessoas sendo alcançadas simplesmente porque eu obedeci e confiei no Senhor!

Obrigado, Senhor, porque eu vivo essa realidade desde já.

Se a minha mente já viu, é porque já existe.

Se a minha mente decidiu, eu sou obrigado a chegar lá, não interessa o "como".

Eu uso esse poder dado por Deus para criar a minha realidade e materializar o que desejo.

Mentalizo, parto para a ação e tomo posse. Eu realizo grandes coisas nesta geração!

Já é!

Escolha algo para você atrair, ativar energia e trazer essa coisa para você. Mentalize criando uma imagem mental vívida. Para acelerar a realização, siga os seguintes passos: escreva com riqueza de detalhes, verbalize, visualize e parta para ação.

SEJA AMOR

"Ainda que eu fale as línguas dos homens e dos anjos, se não tiver amor, serei como o sino que ressoa ou como o prato que retine."

1 Coríntios 13:1

A Ti rendo graças, ó Deus, porque o Senhor é bom e sempre me ouve.

Obrigado pelo Seu amor.

O amor é caridade. Conforme registrado pelo apóstolo Paulo na primeira carta aos Coríntios, se eu tiver todas as coisas na vida e não tiver amor, de nada adianta.

O amor consegue sofrer, o amor é benigno, ele não inveja.

O amor não trata com leviandade, não se ensoberbece, não busca os seus interesses, não se irrita e nem suspeita mal. Não folga com a injustiça, mas folga com a verdade. Tudo sofre, tudo crê, tudo espera.

O amor nunca falha. Profecias podem ser aniquiladas, línguas podem cessar, toda a ciência da Terra também pode desaparecer, mas a fé, a esperança e o amor são poderosos, sendo o amor o maior deles.

Ainda que eu entregue todos os meus bens, que eu doe tudo o que tenho para sustentar os pobres, se em mim não houver amor, se eu não me aceitar e não transbordar nesta geração, de nada adianta.

Eu sou amor!

Sinto-me amado e desejoso por transbordar a presença do Deus Vivo, que é o Amor.

Já é!

Ponha uma música e leia 1 Coríntios 13 em voz alta. Pense em uma pessoa e mentalize você transbordando amor a ela. Crie uma oportunidade para fazê-la se sentir amada.

30 de julho

É TEMPO DE GOVERNAR

"[...] Melhor é o que governa o seu espírito do que o que toma uma cidade."

Provérbios 16:32

A Ti rendo graças, ó Deus, porque o Senhor é bom e sempre me ouve.

Eu acesso a dimensão do terceiro céu e governo sobre todas as energias e frequências debaixo do segundo céu. Eu quero acesso livre, completamente livre, à Fonte.

Se alguém faz um mal contra mim, eu uso essa energia e a reciclo.

Se alguém faz algo de errado comigo, pego essa energia com a mão direita e lanço-a fora com força, como se jogasse um papel no triturador.

Eu ordeno que os inimigos saiam de perto de mim.

Não mentalizo o mal para eles, mas mentalizo-os prosperando em outro lugar.

Tudo que alimentei em minha cabeça e coração começa a acontecer.

Eu, de fato, me tornei um governante.

Já é!

Reserve cinco minutos do seu dia para ter intimidade com o Senhor em oração profunda. Ponha uma música de fundo, respire e faça essa oração, rasgando seu coração para Ele. Mentalize você acessando o trono, chegando diante do Deus Vivo, do Criador assentado no Trono Branco de marfim, revestido de ouro.

MINHA FAMÍLIA

"Que todas estas palavras que hoje lhe ordeno estejam em seu coração. Ensine-as com persistência a seus filhos. Converse sobre elas quando estiver sentado em casa, quando estiver andando pelo caminho, quando se deitar e quando se levantar."

Deuteronômio 6:6-7

A Ti rendo graças, ó Deus, porque o Senhor é bom e sempre me ouve.

Pai, entrego-Lhe a minha família, a minha casa e me entrego, para que, pelo Senhor, possamos ser transformados.

Ao Senhor, peço proteção para que jamais permita entrar em minha casa a mentira, a discórdia, a desunião, a hipocrisia, a fofoca e qualquer outro tipo de maledicência.

A minha casa é blindada pela sabedoria do Senhor, nela se reflete Seu amor e luz, pois diante da minha casa e da minha família eu sou o sacerdote.

Honro o meu cônjuge e inculto no coração dos meus filhos a perfeita vontade do Senhor.

A minha casa é inundada de bençãos todos os dias.

Aqui somente a ordem, o amor e a beleza estão presentes, trazendo cor à nossa vida e iluminando os nossos dias.

Que a Sua glória, Pai, se faça viva na minha família. Eu reconheço em nós o amor de Deus.

Já é!

A sua família e a sua casa são os bens mais preciosos que existem. Cite cinco comportamentos que você tem que alimentam a sua família das coisas eternas e defina novas ações para que vocês sejam ainda mais nutridos do Senhor.

Agosto

"Fazei todas as coisas sem murmurações nem contendas; para que sejais irrepreensíveis e sinceros, filhos de Deus inculpáveis no meio duma geração corrompida e perversa, entre a qual resplandeceis como astros no mundo; retendo a palavra da vida."

Filipenses 2:14-16

01 de agosto

PALAVRAS QUE EDIFICAM

"Nenhuma palavra torpe saia da boca de vocês, mas apenas a que for útil para edificar os outros, conforme a necessidade, para que conceda graça aos que a ouvem."

Efésios 4:29

A Ti rendo graças, ó Deus, porque o Senhor é bom e sempre me ouve.

Hoje eu decido cortar todo tipo de palavra negativa, tudo aquilo que tem amaldiçoado a minha vida.

Eu mentalizo agora o fechamento do sepulcro. Ele representa a boca aberta que fala palavras de maldição sobre a minha vida e a dos outros, sobre a vida dos filhos desta geração.

Não há como tratar o que está morto, então eu fecho o sepulcro com concreto e malharia de aço e, da minha boca, apenas saem palavras de edificação.

Primeiro eu aprendo a ficar calado e, logo em seguida, eu aprendo a fazer perguntas.

Quando abro minha boca, saem palavras de benção e de vida.

As minhas palavras edificam pessoas, lares, famílias, empresas e todos os lugares em que eu me apresentar, pois a minha boca proclama palavras do Senhor.

A minha voz é semelhante à Sua: firme de sabedoria e suave de bondade.

A minha voz alcança horizontes e em infinitos lugares eu edifico o Seu nome.

Já é!

É hora de levantar e plantar em pessoas novas. Escolha sete pessoas que estão desanimadas, necessitando de uma palavra para prosperar e declare palavras de edificação sobre elas. Faça-o pelo WhatsApp, por ligação ou pessoalmente. Você é um governante que levanta pessoas, que faz as pessoas sorrirem!

02 de agosto

HONRA AOS PAIS

"Honra teu pai e tua mãe", este é o primeiro mandamento com promessa: "para que tudo te corra bem e tenhas longa vida sobre a terra."

Efésios 6:2-3

A Ti rendo graças, ó Deus, porque o Senhor é bom e sempre me ouve.

Eu quero estar 100% conectado à Sua promessa de longevidade e prosperidade, que está relacionada a honrar os pais.

Se existe algo em mim que é contra os meus pais, que isso acabe agora!

Senhor, examine o meu coração e tudo no meu cérebro que possa repudiar alguma coisa que os meus pais me fizeram.

Eu não vou contra os meus pais, porque eu sei que, se eu fizer isso, estarei contra o Senhor e continuarei no mesmo lugar, então eu me arrependo agora.

Ainda que alguns momentos tenham sido terríveis, com certeza eles são os melhores pais que eu poderia ter e deram o seu melhor.

Mentalizo agora meu pai e minha mãe tendo um orgulho assustador de mim. Eles me pegam no colo e eu me sinto constrangido com tamanho carinho e amor que eles me entregam. Eu desfruto disso.

Acesso neste momento a minha infância e me desconecto daquilo que rouba os meus dias. Construo uma nova memória dos meus pais hoje. Honro-os e desfruto deles.

Eu não abro mão da minha bênção.

Já é!

Patrocine seus pais em algo. Surpreenda-os com um presente inesperado, agradeça pelo que fizeram por você e declare o seu amor por eles.

Caso seus pais já tenham morrido ou tenham abandonado você, escreva uma carta de despedida e agradecimento honrando-os.

03 de agosto

RESGUARDE-SE DA AMBIÇÃO E DA GANÂNCIA

"Inclina o meu coração para os teus estatutos, e não para a ganância."

Salmos 119:36

A Ti rendo graças, ó Deus, porque o Senhor é bom e sempre me ouve.

Obrigado pelo Seu amor, pela clareza de quem eu sou e por tudo o que o Senhor tem me dado neste dia.

Eu me desconecto agora da ambição e da ganância, das coisas que não representam nada para mim e que deixam meu coração atribulado, confuso. Não vou dormir nem acordar um único dia ambicionando nada, porque quem tem propósito não tem ganância nem ambição.

Situações não são nada para mim perto do que as pessoas representam. Eu nasci para amar e servir pessoas.

Mentalizo agora uma marreta destruindo uma prataria inteira de cristal cuja marca é ambição. Vejo também uma jarra poderosa de cristal sendo explodida, ela representa a ganância. Eu sou livre disso, eu não preciso ser ganancioso nem ambicioso!

O meu propósito vai me conectar ao próximo lugar, ao próximo nível, à próxima situação e à próxima pessoa de quem eu preciso. É impossível eu não conseguir, eu estou pronto para viver as riquezas dos céus, porque elas proporcionam o governo aqui na Terra.

Eu abro mão em definitivo da ambição e da ganância!

Já é!

Qual é o próximo passo que você precisa dar para se livrar da ambição e da ganância? Liste três ações que o farão avançar e execute-as. Não se trata de dinheiro, é sobre governar e obedecer àquilo que o Senhor ordenou. Refaça o boot e visualize-se dando esse passo.

04 de agosto

ESTEJA EM MOVIMENTO

"Disse-lhes Jesus: 'Meu Pai continua trabalhando até hoje, e eu também estou trabalhando'."

João 5:17

A Ti rendo graças, ó Deus, porque o Senhor é bom e sempre me ouve.

Obrigado porque o Senhor é um Deus sábio, próspero e rico.

O Senhor me fez à Sua imagem e semelhança!

Mentalizo agora toda a criação. O Senhor criou todas as coisas em movimento e todas as coisas que foram criadas se movem.

Saio de dentro da Terra e olho para o lado de fora. A Terra está girando a 1.675 km por hora. A velocidade é gigante.

Os movimentos não estão parados, as águas não estão paradas, todas as partículas se movem, os átomos se movem.

Contemplo a natureza nos detalhes e percebo que ela se move para se reposicionar e continuar crescendo em um processo infinito.

A estabilidade não existe.

A estabilidade é uma ilusão, eu nunca mais vou buscá-la.

Eu destravo agora o crescimento e não tenho apego a nada, porque o apego é gêmeo siamês da estabilidade.

Eu sou uma pessoa desapegada.

Começo a soltar as coisas preciosas que há dentro de mim.

Eu sou livre para crescer em todas as áreas.

Já é!

O que o prende à estabilidade? O que faz com que você tenha medo de crescer? Liste cada uma dessas coisas e comece a eliminar uma por uma, urgentemente. Esteja em movimento constante.

CAMINHO DA RIQUEZA

"Concedendo riqueza aos que me amam e enchendo os seus tesouros."

Provérbios 8:21

A Ti rendo graças, ó Deus, porque o Senhor é bom e sempre me ouve.

Eu renovo a minha identidade, o meu propósito e as minhas energias no Senhor nesta manhã.

Obrigado, porque, em qualquer caminho que eu siga, se eu estiver conectado ao trono, eu acesso a riqueza. Eu produzo riqueza em todos os caminhos.

Eu adquiro coisas e junto outras. Eu crio vários negócios. Eu me vejo como uma máquina de aquisição de vários conhecimentos, sabedoria e instrução - uma máquina de conexão com pessoas. Eu resolvo problemas, encontro soluções e recompensas.

Empreendo, invisto, crio, produzo, reproduzo, crio história, construo storytelling.

Eu domino a infotecnologia e o digital.

Eu sou um excepcional administrador de recursos e não abro mão do governo.

Eu não abro mão da prosperidade, da aquisição de bens. Eu encontrei o caminho da riqueza e vou honrar minha casa.

Vejo agora minha família sendo honrada por mim, pela riqueza que destravei e acessei e que transbordo na vida de outras famílias.

Eu sigo o caminho da riqueza.

Já é!

Liste cinco formas de construção de riqueza, escolha uma que você ainda não domina e estude-a por, pelo menos, dez minutos todos os dias. À medida que estudar, ponha em prática. Mentalize você dominando, governando, transbordando, explodindo nesse caminho.

VIVA CRISTO

"Porque para mim o viver é Cristo e o morrer é lucro."

Filipenses 1:21

A Ti rendo graças, ó Deus, porque o Senhor é bom e sempre me ouve.

Obrigado, porque, para ser salvo, não dependo do meu comportamento, mas sim dos Seus sacrifícios e da minha obediência.

Eu não sou justificado pelas obras porque, se fosse pelas obras, eu já estaria no inferno; eu sou justificado pela graça, pela fé no Senhor.

A Sua fé vem antes, porque o Senhor teve fé de que esse sacrifício resgataria o mundo e o Senhor me resgatou. A minha fé é exclusiva no Senhor.

Obrigado, porque o Senhor me liberou de um comportamento religioso, me liberou para estar conectado direto à Fonte.

Eu obedeço aos impulsos que o Senhor coloca no meu coração todos os dias. A cada dia, com muita simplicidade, com muita pureza e com muita assertividade, ouço meu coração e imediatamente inclino minha vida para isso.

Eu me pareço com Jesus, eu vivo esse *lifestyle*, porque eu O amo e Ele é o meu estilo de vida.

Eu me liberto de toda a religiosidade e das crenças que me afastam do Senhor. Foi para a liberdade que o Senhor me chamou, e a liberdade está nEle.

Já é!

Deus não usa apenas as pessoas que são da mesma religião que você. Ele não exige de nós o cumprimento de rituais para chegar à presença dEle.

Liste três coisas que você ainda carrega relacionadas à religiosidade e que estão atrapalhando seu *lifestyle*. Abandone-as imediatamente. Viva Cristo e deixe que as pessoas enxerguem Ele em você.

07 de agosto

O MELHOR NEGÓCIO

"Venham a mim, todos os que estão cansados e sobrecarregados, e eu lhes darei descanso."

Mateus 11:28

A Ti rendo graças, ó Deus, porque o Senhor é bom e sempre me ouve.

Como é agradável caminhar com o Senhor! Obrigado, porque o Seu amor não tem fim.

Eu imprimo poderosamente a vida de Cristo no meu *lifestyle*.

Pessoas fracassadas e destruídas, derrotadas e cheias de problemas emocionais vêm até mim e eu começo a imprimir o caráter de Cristo na vida delas também.

Eu sou formador de pessoas, eu sou formador de governantes, eu sou formador de gente rica, eu sou formador de gente independente. Esse é o melhor negócio que existe.

As pessoas à minha volta não são mais dependentes, elas agora governam e são muito gratas a mim. Isso me dá uma enorme paz, porque estou cumprindo aquilo que o Senhor mandou.

Eu sou um formador de pessoas, eu sou um multiplicador de talentos, eu sou bálsamo para quem me procura.

Já é!

Invista energia em três pessoas, ativando-as e mostrando a elas o potencial que possuem. Seja um formador de governantes!

GOVERNE SOBRE O CORPO

"Acaso não sabem que o corpo de vocês é santuário do Espírito Santo que habita em vocês, que lhes foi dado por Deus, e que vocês não são de si mesmos? Vocês foram comprados por alto preço. Portanto, glorifiquem a Deus com o corpo de vocês."

1 Coríntios 6:19-20

A Ti rendo graças, ó Deus, porque o Senhor é bom e sempre me ouve.

O Senhor é Pai, Filho e Espírito Santo, o Senhor é 3 em 1 e 1 em 3.

O Senhor fez todas as coisas com a Sua identidade. Todas as coisas do passado, do presente e do futuro; o próton, elétron, nêutron; a largura, a altura e a profundidade, todas as medidas, todas as coisas representam o Criador.

No dia de hoje eu quero colocar uma das minhas três esferas (corpo, alma e espírito) em ordem: o corpo.

Vou colocar o santuário do Espírito, que é o meu corpo, no lugar.

Hoje eu vou para o ataque, vou fazer um jejum diferente.

Hoje meu corpo irá aprender que eu estou no governo.

É hora de fortalecer o espírito e mostrar para o meu corpo que ele não manda em nada.

É hora de produzir abundantemente e governar sobre nações.

É hora de transbordar na vida de milhares de pessoas.

É hora de multiplicar a Sua graça.

Já é!

Hoje é dia de você se levantar, sacudir a poeira e ir para o ataque.

Pegue seu corpo de surpresa: faça um jejum e esteja em constante oração. Mostre para seu corpo que você está no governo e que, assim como sua alma, ele está debaixo da soberania do Espírito de Deus.

DESCANSAR É DIVINO

"Abençoou Deus o sétimo dia e o santificou, porque nele descansou de toda a obra que realizara na criação."

Gênesis 2:3

A Ti rendo graças, ó Deus, porque o Senhor é bom e sempre me ouve.

Obrigado, meu Deus, porque o Senhor criou todas as coisas numa ordem e, no sétimo dia, criou o desfrute.

Como eu me sinto amado!

Como eu me sinto amado, porque o Senhor poderia ter criado tudo e me colocado para trabalhar. Mas o Senhor parou para pegar com a Sua poderosa mão na minha e assim dançarmos no Jardim, curtindo um ao outro.

Hoje é um dia que eu vou tirar para desfrutar daquilo que o Senhor mais ama que, no caso, sou eu.

Hoje é o dia do amor próprio.

Hoje é o dia em que vou descansar.

Hoje é o dia em que vou desfrutar.

Eu sou amado pelo Senhor e eu aceito esse amor. Eu vou me amar e me respeitar, eu vou desfrutar com o meu coração das graças do Senhor.

Já é!

Hoje é dia de desfrutar ao lado do Senhor. Convide-O a estar com você em todos os momentos do dia, dando graças por Seu amor e misericórdia.

NOVOS AMBIENTES

"[...]Sai-te da tua terra, da tua parentela e da casa de teu pai, para a terra que eu te mostrarei."

Gênesis 12:1

A Ti rendo graças, ó Deus, porque o Senhor é bom e sempre me ouve.

Pai, obrigado, porque o Senhor me deu o melhor ambiente de todos, a galáxia, a Terra, meu país, minha cidade, meu estado, a minha casa e meu quarto, lugar de intimidade com o Senhor.

Se eu não estou no ambiente em que eu deveria estar, que o Senhor toque no meu coração agora e me mostre para onde ir. Eu desejo esse ambiente no meu coração.

Eu desfruto de um ambiente novo, um ambiente de governo, um ambiente de respeito, um ambiente de honra, um ambiente de crescimento.

Eu governo sobre qualquer ambiente e, por governar, é que avanço neste momento para experimentar algo novo.

O Senhor aponta a direção e eu obedeço.

Já é!

Liste ao menos sete ambientes nos quais você deseja ingressar para modelar e transbordar. Lembre-se de que o ambiente é temporário. Mentalize você plenamente inserido nesse local.

11 de agosto

NEGOCIAI

"E chamando dez servos seus, deu-lhes dez minas, e disse-lhes: Negociai até que eu venha."

Lucas 19:13

A Ti rendo graças, ó Deus, porque o Senhor é bom e sempre me ouve.

É tempo de negociar e renunciar ao meu ego.

Eu aprendi a negociar e sei que não preciso ganhar tudo nem alguém precisa levar tudo de mim, nós chegamos em uma terceira via onde os dois abrem mão para um novo nível acontecer.

Eu me vejo agora assinando novos contratos, negociando novas quantias em dinheiro.

Fecho contratos com cifras altíssimas de milhões.

O próximo acordo parece difícil, mas eu já domino a mim mesmo e sei ser intencional.

A partir de agora, só deixo de fechar algum negócio se eu quiser. Eu não corro mais atrás.

Eu sou o sim que as pessoas procuram.

Eu negocio e sigo para o próximo nível.

As minhas negociações são guiadas pelo Senhor em conformidade com o Seu propósito.

A cada nova negociação que faço, eu alcanço inúmeras pessoas e, assim, elas transbordam também na vida de outras pessoas.

Já é!

Estude e se aprofunde mais sobre a arte de negociar. É uma habilidade valiosa que vai te levar além em diversas áreas da vida.

12 de agosto

ANSEIO DA ALMA

"Como a corça anseia por águas correntes, a minha alma anseia por ti, ó Deus."

Salmos 42:1

A Ti rendo graças, ó Deus, porque o Senhor é bom e sempre me ouve.

Eu renovo a minha identidade hoje.

Eu renovo as minhas energias direto na Fonte, que é o Senhor.

Senhor, me coloque em lugares novos, me coloque junto a pessoas que querem aquilo que a minha alma deseja. Senhor, nutra o desejo da minha alma que anseia por Ti.

A minha alma nunca envelhece, mas meu corpo faz força o tempo inteiro por conta do pecado, então eu quero estar conectado às forças do alto, a coisas novas.

Mentalizo coisas novas, dias memoráveis, coisas que achei que não merecia e que agora tenho, as melhores coisas que vêm do Senhor, sem merecimento, mas pela graça.

Minha alma não envelhece, meu espírito não envelhece.

Minha alma tem desejos e se faz plena por meio do Senhor, ó Pai.

Já é!

Reserve cinco minutos neste momento e busque ao Senhor nutrindo a sua alma. Sinta-se preenchido por Seu amor e Sua graça.

13 de agosto

ESPELHO

"Mas todos nós, com rosto descoberto, refletindo como um espelho a glória do Senhor, somos transformados de glória em glória na mesma imagem, como pelo Espírito do Senhor."

2 Coríntios 3:18

A Ti rendo graças, ó Deus, porque o Senhor é bom e sempre me ouve.

Obrigado, porque eu sou um espelho aqui na Terra, o qual reflete a luz que vem do Senhor.

O Senhor é a luz, o Senhor é Aquele que era e que há de vir.

Tudo o que estiver distorcendo a imagem do Senhor dentro de mim, como a vergonha, a escassez e a necessidade de aprovação, está sendo retirado neste momento.

A imagem do Senhor vem nitidamente do alto, ela bate no espelho, que sou eu, e resplandece Sua luz, pois está livre de toda distorção.

A ativação da minha real identidade está acontecendo neste instante pela graça do Senhor, e a luz que emana de mim agora atingirá outras pessoas, por causa do transbordo.

Eu reconheço em mim a Sua imagem.

Eu reconheço em mim a Sua força.

Eu reconheço em mim o Seu clamor

Eu reconheço em mim as Suas promessas.

É nas Suas promessas que me guio e me faço fortalecer.

Eu sou reflexo do alto.

Já é!

Identifique três coisas que estão distorcendo a imagem do Senhor em você e crie uma tarefa para resolver cada uma delas.

14 de agosto

IMAGEM E SEMELHANÇA

"Então disse Deus: "Façamos o homem à nossa imagem, conforme a nossa semelhança [...]"

Gênesis 1:26

A Ti rendo graças, ó Deus, porque o Senhor é bom e sempre me ouve.

Hoje eu me levanto e vejo pessoas abandonando suas camas, suas depressões, suas ansiedades, suas inferioridades, suas rejeições, tudo aquilo que desconfigura a imagem e semelhança do Senhor.

Tudo aquilo que me trava e que trava essas pessoas cai por terra agora.

Eu fui convocado para a guerra. Eu sou um general do Reino e estou conectado ao Marechal.

À minha esquerda e à minha direita, há gente vindo de todas as partes.

Pessoas vêm de todos os lados assustadas com a sabedoria que sai da minha boca.

Eu tenho empresas, riquezas, negócios, posses e tudo serve como armamento para o Reino.

Eu assumi de fato a minha posição e o Senhor me coloca em uma posição de destaque.

Eu me sento com poderosos.

Eu carrego a glória dEle.

Eu domino sobre todas as coisas.

Eu sou imagem e semelhança do Deus dos exércitos e nada pode me parar!

Já é!

Coloque-se no lugar de general! Você é imagem e semelhança do Criador. Seja parecido com Ele e assuma sua identidade. Você dá conta de fazer isso?

15 de agosto

CHAMADO PELO NOME

"[...] eu o convoco pelo nome e concedo-lhe um título de honra [...]"

Isaías 45:4

A Ti rendo graças, ó Deus, porque o Senhor é bom e sempre me ouve.

Eu ativo nesta manhã a minha identidade.

Eu sei quem eu sou, eu sou filho, eu sou um general do Reino e tudo o que o Senhor coloca em minhas mãos – família, sabedoria, bens – é para manifestar o Reino.

Eu sei quem eu sou e eu prossigo para o alvo atendendo ao chamado.

Eu me conecto agora diante do Senhor.

Eu vejo Aquele que era, Aquele que é e Aquele que há de vir, o Rei da Glória, o filho amado.

Eu sei que o Senhor me ama e eu me sinto amado.

O Senhor me chama pelo nome. Fui escolhido, por isso nada temerei.

Já é!

Identifique três coisas que estão lhe impedindo de ter intimidade com o Senhor. Peça ajuda a Ele para identificá-las, quebrante o seu coração e renove neste momento a sua identidade de filho amado.

16 de agosto

A POSTOS

"Bendito seja o Senhor, a minha Rocha, que treina as minhas mãos para a guerra e os meus dedos para a batalha."

Salmos 144:1

A Ti rendo graças, ó Deus, porque o Senhor é bom e sempre me ouve.

Eu sei que muitas vezes sou desobediente.

Eu sei que muitas vezes o Senhor manda eu me expor, enfrentar guerras e batalhas, mas eu sinto medo, porque aquilo para o qual o Senhor me chamou é muito superior ao que eu consigo imaginar.

Mas obrigado, Pai, porque não há nada que eu possa fazer para o Senhor me amar menos ou mais e isso é muito bom.

Eu quero, no dia de hoje, que o Senhor me mande algo novo, uma guerra nova, daquelas que eu tenho medo de encarar. Eu libero o meu coração, porque o Senhor tem pensamentos de paz a meu respeito e eu sei que, para ter paz, preciso passar pela guerra.

Me faz forte e resistente para que nada abale o meu coração.

Eu assumo o governo, enfrento a guerra e desfruto da paz que excede todo o entendimento.

Já é!

Reflita sobre quais batalhas você está evitando enfrentar. Deus quer capacitar você para experimentar um novo nível. Liste as guerras que você precisa lutar e crie um plano de ação para encará-las.

17 de agosto

ÁRVORE QUE DÁ FRUTOS

"Toda árvore que não produz bons frutos é cortada e lançada ao fogo. Assim, pelos seus frutos vocês os reconhecerão!"

Mateus 7:19-20

A Ti rendo graças, ó Deus, porque o Senhor é bom e sempre me ouve.

Como é bom deixar de ser um fardo, um julgador, alguém que não dá frutos.

Como é bom aceitar as pessoas como elas estão e como elas são.

Como é bom, Deus, sentir Seu amor.

Eu só quero que as pessoas entendam quem é o Senhor, e não quem eu sou.

Eu sou tal qual uma árvore que dá frutos e não os retém. Olho para mim e percebo que, das folhas que estavam secas, começam a brotar folhas novas.

Eu sinto o peso da Glória de Deus me dando o triplo de frutos, um recorde.

Meus frutos agora estão disponíveis para alimentar uma geração e eu desfruto de tudo sem reter nada, porque, se eu segurar, os frutos irão apodrecer.

Aqueles que têm medo de pegar os frutos vêm tacar pedras, mas está tudo bem, eles só não têm ainda humildade para reconhecer que querem carregar algo que eu tenho.

Prefiro ser uma árvore que produz frutos e leva pedradas a não produzir e, por isso, levar machadadas para ser cortada e servir de lenha.

Eu sou uma árvore frutífera e o Senhor é quem me sustenta.

Já é!

Identifique quais frutos você tem retido e que pessoas têm procurado para, com eles, poderem se alimentar. Crie meios de ação para entregar tudo aquilo que você produz.

DESENTERRE OS TALENTOS

"A um deu cinco talentos, a outro dois, e a outro um; a cada um de acordo com a sua capacidade [...]"

Mateus 25:15

A Ti rendo graças, ó Deus, porque o Senhor é bom e sempre me ouve.

O Senhor acaba de me entregar uma moeda e eu tenho muito medo, pois não sei como investir isso. Porém, o Senhor toca no meu ombro e diz: "Seja forte e corajoso, não temas, porque eu estou contigo!".

Ele me manda ir fazer o que dou conta, sem ansiedade, sem pensar no dia de amanhã, focando no agora.

Eu não me comparo com outras pessoas, com aquelas que receberam duas ou cinco moedas, pois elas já passaram pela fase em que estou. O Senhor diz que não me vê diferente delas.

Ele me diz para não procrastinar, para parar de me ver de forma distorcida e me fala com calma e paciência: "Vai lá, garoto(a), prospera de acordo com a sua capacidade e, quando a gente se reencontrar, eu vou investir tudo de novo em você."

Então eu escavo de dentro do meu coração tudo o que eu enterrei, todos os talentos que o Senhor me entregou. Eu escavo agora tudo o que foi enterrado por mim mesmo, pelo medo, pela ansiedade, pela procrastinação.

Aquilo que Ele me deu está investido, eu vou buscar o meu retorno.

Já é!

Quais talentos você tem enterrado? Escave dentro de si e traga à superfície os talentos, as habilidades e os recursos que o Senhor lhe entregou. Use-os para servir outras pessoas. O Senhor está com você em todos os momentos!

19 de agosto

VEREDAS DA VIDA

"Reconhece-o em todos os teus caminhos, e ele endireitará as tuas veredas."

Provérbios 3:6

A Ti rendo graças, ó Deus, porque o Senhor é bom e sempre me ouve.

Neste exato momento, eu acesso o Seu amor. Eu me sinto amado pelo Senhor e transbordo na vida das pessoas que se conectam a mim.

Meu corpo viverá o melhor da Terra, mas ficará debaixo da submissão da minha alma.

Minha alma governa minha mente, minhas vontades, minhas emoções e todo tipo de energia que estiver debaixo do céu.

Minha alma está debaixo da direção do meu espírito, e meu espírito está debaixo da direção de Deus.

A minha alma reconhece o Senhor e Ele me guia em Seus caminhos.

Eu estou sob a direção do Senhor e sigo no caminho que Ele me aponta.

O Senhor endireita os meus caminhos e me conduz à estrada da vida.

Que assim sejam feitas as Suas vontades e não as minhas.

Já é!

Hoje é dia de avançar e alcançar mais pessoas. Peça ao Senhor para sondar o seu coração e apontar um novo caminho.

A SEMENTE QUE GERMINA

"Outra ainda caiu em boa terra, germinou, cresceu e deu boa colheita, a trinta, sessenta e até cem por um."

Marcos 4:8

A Ti rendo graças, ó Deus, porque o Senhor é bom e sempre me ouve.

Eu sou uma semente do Reino e vejo milhões de pessoas sendo alcançadas por causa das sementes que foram lançadas na terra, numa boa terra.

Agora entendo que é necessário matar a semente, pois ela precisa germinar. Estendo a minha mão e lanço sementes no chão, as quais caem em solo fértil. Com o pé direito, eu as cubro, piso em cima da terra e declaro: "A semente foi lançada!"

A semente germinou e eu vejo seu crescimento, isso me faz feliz. Olho para baixo e vejo uma plantinha, tal qual um embrião. Ela está crescendo e se tornou uma árvore. Os pássaros que não achavam descanso agora descansam nela.

Eu sou a semente que germinou, cresceu e se tornou uma imensa árvore para dar frutos e servir de descanso aqui na Terra. Eu atraio muitos pássaros, muitas pessoas buscam minha sombra e se nutrem dos meus frutos.

Eu sou o descanso de muitos e estou exponencializando aquilo que Deus colocou dentro de mim. Embora tenha desconfiado da mensagem que carrego, o Senhor confiou em mim. Que bom que isso explodiu no meu coração!

É hora de investir e ser uma semente.

Já é!

Hoje é dia de limpar o terreno, colocar calcário na terra, pegar água e fazer a semente ter coragem de ser sufocada para germinar. Liste todos os processos dos quais você precisa se livrar, as situações das quais você precisa se desconectar, as pessoas que você tem que deixar. Lute com todas as forças para ser uma semente que germina.

21 de agosto

CHAMADO E ESCOLHIDO

"Pois muitos são chamados, mas poucos são escolhidos."

Mateus 22:14

A Ti rendo graças, ó Deus, porque o Senhor é bom e sempre me ouve.

Mentalizo agora eu sentado com Jesus ao lado da Árvore da Vida. Nós estamos em comunhão e todos os dias nos encontramos, pois eu atendi ao Seu chamado.

Não há na criação sorriso mais poderoso do que o do Senhor. Não existe uma presença ou um cheiro tão suave como o dEle. Jesus faz carinho no meu rosto com as mãos e me diz: "Servo bom e fiel, eu sinto alegria em minha alma ao ver você tão ativo na Terra. Continue honrando o povo que eu lhe estou dando, pois aumentarei cada vez mais sua potência. Eu sou o Senhor e tenho guardado você em todos os seus caminhos. Não olhe para trás, não retroceda e não pare. Continue avançando para o alvo, continue amando o Reino."

O Senhor me beija na testa e agora eu volto para a batalha, pois eu fui escolhido. Saio do filme de romance e me transporto para o filme de ação. É hora de arrumar treta e desagradar todos aqueles que estão contra aquilo que o Senhor colocou no meu coração.

Já é!

Peça ao Senhor graça, sabedoria e entendimento e liste situações às quais você está se submetendo porque colocaram você nelas, mas que você sabe que não foi para isso que o Senhor o chamou. Desagrade com nobreza.

ACELERAR A VOLTA

"E no manto e na sua coxa tem escrito este nome: Rei dos reis, e Senhor dos senhores."

Apocalipse 19:16

A Ti rendo graças, ó Deus, porque o Senhor é bom e sempre me ouve.

Obrigado pelo Seu amor, pela Sua graça e pela Sua misericórdia.

É chegado o tempo de entender os códigos do Reino, de entender os códigos de governo, de sacerdócio, os códigos dos últimos dias.

Eu Lhe agradeço, porque estou aqui não para servir um grupo de homens, mas para servir ao Senhor, para transbordar na vida de outras pessoas.

Eu sinto agora palavras novas no meu coração, coisas que não aprendi na escola. O Senhor está me dando palavras de sabedoria, de entendimento, palavras de conhecimento, está me dando um bom senso do mundo espiritual.

O Senhor me dá Seus superpoderes espirituais e me usa poderosamente para a cura, com os dons da Palavra.

Eu desenterro livros, vejo-os saindo de dentro de mim. Da minha boca, saem palavras de sabedoria.

O Senhor me dá um espírito de conselheiro que gosta de ouvir as pessoas fazerem perguntas; Ele me dá um olhar visionário para o Reino, que é estabelecido por meio daquilo que enxergo e de como me posiciono.

Múltiplas empresas, vários negócios começam a surgir, e isso tudo é armamento para o Reino.

Já é!

Crie um momento de intimidade com o Senhor e peça a Ele um novo entendimento sobre o mundo espiritual.

O SENHOR APONTA A DIREÇÃO

"Mostra-me, Senhor, os teus caminhos, ensina-me as tuas veredas; guia-me com a tua verdade e ensina-me, pois tu és Deus, meu Salvador, e a minha esperança está em ti o tempo todo."

Salmos 25:4-5

A Ti rendo graças, ó Deus, porque o Senhor é bom e sempre me ouve.

Nesta manhã eu renovo a minha disposição e renovo a minha identidade.

Tudo aquilo que não fizer parte do meu propósito, eu ordeno que saia da minha frente. Senhor, que eu não entre em coisas que não fazem parte daquilo que eu fui chamado para fazer na Terra! Se há em mim algo que não agrada o Seu coração, eu dou acesso para o Senhor arrancar de mim.

Se existem pessoas que andam comigo hoje, mas que não deveriam andar, coloque-as em meu coração para que eu possa me desconectar delas. Mostre-me se eu estou fazendo algo que não Lhe agrada e tira isso de mim, pois eu não quero sair debaixo do Seu favor nem do Seu mover.

Ao Senhor, eu entrego os meus passos e decido trilhar a Sua vereda, que é coberta pela verdade. Livre-me dos caminhos enganosos.

Já é!

É dia de remover as tralhas das estradas que estão impedindo você de trilhar novos caminhos e fazer novos acessos. Liste todas as situações que você precisa resolver e as decisões que precisa tomar para avançar. Resolva-as uma a uma tendo em mente o caminho que o Senhor aponta para você.

24 de agosto

RENOVAÇÃO

"[...] mas transformem-se pela renovação da sua mente, para que sejam capazes de experimentar e comprovar a boa, agradável e perfeita vontade de Deus."

Romanos 12:2

A Ti rendo graças, ó Deus, porque o Senhor é bom e sempre me ouve.

Senhor, eu peço renovação para que eu possa de fato expandir o Reino.

Se eu precisar nascer de novo, dá-me um odre novo. Eu vejo o Senhor aumentando a minha capacidade de uma forma que eu nem imaginava suportar.

O Senhor me equipa com a mentalidade do Reino, que não é uma mentalidade de trabalhador, não é uma mentalidade escassa, não é uma mentalidade de medo, nem de morte, é de vida eterna.

Minha capacidade mental está superior à minha caixa craniana. A energia está crescendo à minha volta. Minha cabeça está explodindo e meu cérebro se expandiu tanto que ele irradia energia.

As pessoas me olham e se perguntam de onde vem tanta sabedoria.

É um odre novo para muito vinho, esse vinho é para trazer muita alegria para a Terra, para trazer cura, reconciliação de pais com os filhos, de marido e mulher, de amigos e de irmãos.

Eu expando agora, no mundo espiritual, no mundo almático e no físico, a minha capacidade de entendimento, de sabedoria e de graça.

O Senhor expandiu, porque eu pedi vinho novo.

Eu sou um vinho novo nesta geração.

Já é!

Hoje é dia de renovação. Peça ao Senhor que renove sua mentalidade, que lhe conceda a mentalidade do Reino e aumente sua capacidade.

25 de agosto

HOJE

"Este é o dia em que o Senhor agiu; alegremo-nos e exultemos neste dia."

Salmos 118:24

A Ti rendo graças, ó Deus, porque o Senhor é bom e sempre me ouve.

Mentalizo um dia de produtividade e desfrute.

Mentalizo-me governando sobre os meus desejos.

Mentalizo minha casa salva e guardada de toda praga, de toda desgraça, de toda escassez.

Hoje eu vou resolver problemas. Ah, como eu amo problemas!

Hoje eu vou entregar as soluções de que as pessoas precisam.

Hoje eu vou fazer tudo o que precisa ser feito.

Hoje eu vou servir ao Senhor e as pessoas lerão Cristo nas minhas ações. Eu vejo pessoas sendo salvas para Cristo hoje.

Hoje eu vou destravar pessoas para falar aquilo que queima nos seus corações.

Hoje eu não vou me importar com reputação.

Hoje eu não vou me importar com a opinião de ninguém.

Hoje é o dia que o Senhor me deu e eu me alegro.

Já é!

Hoje é dia de se alegrar e de fazer o que precisa ser feito. Defina as três prioridades do seu dia e cumpra-as.

GRANDE BATALHÃO

"Assim diz o Senhor: 'Veja! Um exército vem do Norte; uma grande nação está sendo mobilizada desde os confins da terra'."

Jeremias 6:22

A Ti rendo graças, ó Deus, porque o Senhor é bom e sempre me ouve.

Obrigado pelo Seu carinho, pelo Seu amor, pelo Seu cuidado.

Obrigado, porque o Senhor é o Bom Pastor, o Senhor é o Bom Samaritano e meu maior exemplo.

Eu vejo o Senhor levantando um grande batalhão de pessoas que vêm de todos os lugares, até dos confins da Terra. Esse batalhão vem atraído por mim, porque eu sou um Marechal.

Eu enxergo quem eu sou e minha patente subiu. Eu sou um general que, em dias de guerra, é levantado com altíssima honra.

O Senhor me coloca em um grande governo, me dando ousadia e intrepidez.

Eu continuo crescendo, não olho para trás, não retrocedo, não desisto.

Quanto maior a minha patente, mais gente me persegue.

O Senhor me prepara, me forja, me deixa a ponto de suportar pressões para as quais não fui treinado, mas agora irei suportar.

Eu estou em um nível de autoridade que me assusta, um nível que não fui eu quem construí, mas que o Senhor me deu.

Minha autoridade vem do alto.

Eu sou aquilo que o Senhor diz que eu sou e lidero um grande batalhão!

Já é!

Disponha o seu coração e peça a Deus para lhe mostrar quem é o seu povo. A mensagem que você carrega atrai as pessoas certas, formando um grande batalhão.

MEU CORPO É ESCRAVO

"Mas esmurro o meu corpo e faço dele meu escravo, para que, depois de ter pregado aos outros, eu mesmo não venha a ser reprovado."

1 Coríntios 9:27

A Ti rendo graças, ó Deus, porque o Senhor é bom e sempre me ouve.

Seja bem-vindo, Espírito Santo, quero ouvir Sua doce voz.

Eu ativo meu espírito mais um dia e renovo minha identidade e o meu propósito.

Eu tomo novas decisões e estou em busca de novos desbloqueios.

No dia de hoje, meu corpo busca alta produtividade e não vai retroceder em nada que eu me propuser a fazer, pois ele não manda, só obedece.

Eu governo sobre todas as coisas da Terra. Governo sobre mim mesmo, governo sobre as minhas emoções, governo sobre ambientes, sobre situações, sobre pessoas, governo sobre o meu corpo.

Meu corpo está em obediência para servir minha alma e meu espírito.

Meu corpo é meu escravo, ele está a serviço das outras esferas do meu ser.

Eu desfruto do melhor desta Terra debaixo de princípios, debaixo da gestão da minha alma.

Já é!

É dia de dar ordem ao seu corpo. Tome banho natural, faça 30 minutos de exercício físico e corte uma refeição durante o dia.

A VOLTA DOS FILHOS

"'Pois este meu filho estava morto e voltou à vida; estava perdido e foi achado'. E começaram a festejar."

Lucas 15:24

A Ti rendo graças, ó Deus, porque o Senhor é bom e sempre me ouve.

Como é bom conhecer o Senhor, como é bom saber que o Senhor gosta de festa e que o Seu coração se alimenta de corações contritos e arrependidos.

Ensina-me todos os dias a achar mais filhos pródigos, filhos que têm sacado riquezas do Reino e se destruído.

Meu interesse de vida é ir atrás deles.

Pai, me dê estratégias também para fazer com que os filhos que ficam – os de bom comportamento, os bons, os religiosos – voltem o seu coração para o Reino.

Porque, se não for para ter festa, se não for para viver essa festa, para que serve tudo?

O Senhor me chama de Filho e coloca um anel no meu dedo que me dá poderes sobrenaturais e acesso ilimitado à eternidade.

O Senhor me dá o governo e a responsabilidade de encontrar mais filhos, me concede riqueza, honra e longevidade. Ele me dá Suas sandálias e uma roupa nova, que é da salvação, vestes de linho finíssimo, e me diz: "Prepare seu coração, porque hoje tem festa, e os problemas que você teve serão usados para atrair mais pessoas."

Os filhos estão de volta e foram salvos, não pelo comportamento, mas pela graça de Deus. O Senhor se alegra com qualquer pessoa voltando para o Reino e os recebe de volta. Isso quebranta o meu coração e me faz querer fazer mais.

Já é!

Examine o seu coração em busca de algum vestígio de religiosidade que impede você de participar da festa, de acessar o Reino. Resolva isso.

SEM RETROCEDER

"Nós, porém, não somos dos que retrocedem e são destruídos, mas dos que crêem e são salvos."

Hebreus 10:39

A Ti rendo graças, ó Deus, porque o Senhor é bom e sempre me ouve.

Assim como as misericórdias se renovam a cada dia, eu renovo as minhas forças, renovo a minha identidade, renovo o meu propósito no Senhor e não volto atrás.

Eu lhe peço, ó Deus, que todas as pessoas que estão conectadas a mim comecem a ter novas resoluções de vida.

Que essas pessoas possam avançar, que elas possam mudar seu corpo, alma e espírito.

Que elas possam ser plenas.

Que o Senhor use cada uma delas na sua arte e que o Senhor possa falar poderosamente para que nunca mais voltem ao caixão.

Que elas sejam as pessoas que tocam o terror na Terra sem retroceder.

Eu não sou dos que retrocedem, mas dos que caminham para a salvação.

Já é!

Renove o seu propósito com o Senhor, mentalize as pessoas que estão acordando por causa do seu posicionamento e declare: "Eu não sou dos que retrocedem".

30 de agosto

ACESSO À SABEDORIA

"Se algum de vocês tem falta de sabedoria, peça-a a Deus, que a todos dá livremente, de boa vontade; e lhe será concedida."

Tiago 1:5

A Ti rendo graças, ó Deus, porque o Senhor é bom e sempre me ouve.

Agradeço ao Senhor, porque, independentemente de qualquer coisa, a sabedoria está todos os dias aqui, disponível para mim. Eu desejo-a com meu coração.

Compreendo que o compromisso da sabedoria é trazer riqueza e honra à Terra e peço que o meu coração arda por isso.

Sinto-me acessando uma nova fase cerebral na qual consigo discernir as coisas com sabedoria.

Em vez de ter reações emocionais, tenho canalizações de sabedoria.

Palavras de edificação, ideias e pensamentos novos saem da minha boca.

A Sabedoria vem até mim, eu pego em sua mão e juntos damos uma volta no parque. Somos amigos, e conosco está a Prudência.

Agora eu entro em estado de graça e consigo decifrar as coisas. Não se trata de capacidade lógica, de raciocínio, mas de algo superior a isso. Experimento a sabedoria e vejo a multidão que tenho ajudado. Eu amo a sabedoria!

Já é!

Medite no versículo do início do boot e pratique a auto-observação. Durante todo o dia, peça sabedoria ao Senhor para qualquer decisão que precisar tomar.

31 de agosto

UM NOVO NÍVEL DE ENTENDIMENTO

"Meu é o conselho sensato; a mim pertencem o entendimento e o poder."

Provérbios 8:14

A Ti rendo graças, ó Deus, porque o Senhor é bom e sempre me ouve.

Hoje eu quero sentir algo poderoso que vem do Kairós.

Eu Lhe peço que meu corpo, minha alma e meu espírito estejam plenamente alinhados. Que as minhas energias, a minha identidade, o meu propósito sejam renovados nesta manhã, em nome de Jesus.

Hoje é mais um dia que o Senhor fez e eu não abro mão de dar o meu melhor, de acessar coisas e resultados que eu não conhecia ainda.

Eu Te peço, em nome de Jesus, que o Senhor me dê graça e entendimento.

Eu mentalizo o dia de hoje como oportunidade de crescimento. O Senhor me apontará situações e oportunidades para exercitar o meu entendimento acerca da Sua Palavra.

Eu vejo uma forte luz tomando minha mente, meu coração e o meu espírito, trazendo-me um novo nível de entendimento.

Eu me aconselho com o Senhor para dar todos os passos que dou.

Eu uso todos os meus recursos para adquirir o entendimento que vem do Senhor.

Já é!

Reflita sobre uma situação que você precisa resolver. Peça ao Senhor que lhe dê entendimento para tomar a melhor decisão.

Setembro

"Não estejais apreensivos pela vossa vida, sobre o que comereis, nem pelo corpo, sobre o que vestireis. Mais é a vida do que o sustento, e o corpo, mais do que as vestes."

Lucas 12:22 b-23

01 de setembro

CAMINHO DA SABEDORIA

"Eu o conduzi pelo caminho da sabedoria e o encaminhei por veredas retas."

Provérbios 4:11

A Ti rendo graças, ó Deus, porque o Senhor é bom e sempre me ouve.

Como é bom na primeira hora do dia levantar e aprender, levantar e quebrantar o coração, levantar e avançar na vida… como é bom!

Como é bom poder aprender e, logo em seguida, começar a viver e a transbordar para que outros também tenham vida.

Que, neste dia, o Senhor possa colocar um grande problema diante de mim e que o Senhor me aponte a solução, assim como fez com grandes homens e mulheres sábios de todas as gerações.

Sou pequeno demais, frágil demais e, ainda assim, acesso a sabedoria por este caminho no qual o Senhor me conduz.

Eu acesso Aquele que arquitetou a Terra e edificou os caminhos; eu acesso essa pessoa da sabedoria.

Que, no dia de hoje, eu possa crescer e subir mais um nível em sabedoria e possa transbordá-la.

A sabedoria edificou a minha casa e me convida para estar em comunhão com ela.

Como sou grato, porque eu peço sabedoria ao Senhor e Ele me concede, guiando-me no caminho da retidão!

Já é!

Faça uma reflexão e identifique uma área da sua vida na qual você está agindo como tolo. Peça sabedoria a Deus para se desenvolver nesse aspecto e liste maneiras práticas de fazer isso.

É HORA DE PRODUZIR

"O que as suas mãos tiverem que fazer, que o façam com toda a sua força..."
Eclesiastes 9:10

A Ti rendo graças, ó Deus, porque o Senhor é bom e sempre me ouve.

No dia de hoje, eu mentalizo como se eu fosse um lutador de filme, daqueles que não desistem nunca.

Eu sei que não é algo agradável, mas quero aprender a apanhar na vida para ganhar resistência.

Quero ser resiliente, terminar as coisas que começo e não quero nem começar aquilo que não faz sentido na minha vida. Quero testar coisas novas, mas, a todo tempo, eu quero aprender para continuar avançando.

Nesta manhã eu lhe peço, ó Deus, uma experiência nova de persistência, de conclusão daquilo que faz sentido para mim.

Visualizo as coisas que não fazem sentido na minha vida e as descarto. Já aquelas que fazem sentido, eu "caio pra dentro", com ou sem condições.

Resolvo aquilo que Deus colocou nas minhas mãos e produzo como nunca antes.

Não estou nem aí para o medo e para o que vão dizer sobre mim, o que importa é eu experimentar o que nasci para experimentar, ter os resultados que nasci para ter.

Eu governo meu corpo e dou ordens ao meu cérebro.

É meu dever fluir e transbordar poderosamente neste dia, pois eu fui chamado para isso.

Já é!

Concentre-se em fazer da melhor forma tudo o que precisa ser feito hoje. Analise em quais atividades não faz sentido você empregar energia e descarte-as. Aquelas que você deve realizar, cumpra-as até o fim.

0 3 d e s e t e m b r o

BUSCAR A VERDADE

"E conhecerão a verdade, e a verdade os libertará."

João 8:32

A Ti rendo graças, ó Deus, porque o Senhor é bom e sempre me ouve.

Obrigado por este momento, obrigado porque eu acordei para a vida.

Senhor, eu Lhe peço a verdade, o acesso.

Eu acesso as coisas que o Senhor tem preparado para mim no dia de hoje.

Eu peço que o Senhor me mostre tudo aquilo que for enganoso e que estiver desviando o meu coração.

Não quero nada além da verdade.

Se houver escamas embaçando a minha visão, impedindo-me de enxergar, que o Senhor com as Suas mãos me ajude a retirá-las.

Qualquer resistência que houver entre mim e o Senhor, que seja removida agora.

Mostra-me somente a verdade, Senhor.

Liberta meus pensamentos de vãs filosofias, de religiosidade, de ideias contrárias à Sua vontade.

Eu sei que o Senhor é a Verdade.

Limpa minha visão, sonda o meu coração e me mostra o caminho a seguir.

Eu quero desfrutar da liberdade que há no Senhor.

Já é!

Neste momento, peça ao Espírito Santo para lhe mostrar pessoas, planos, projetos, situações que possam estar desviando você do caminho da verdade.

04 de setembro

PROSPERIDADE REAL

"'Porque sou eu que conheço os planos que tenho para vocês', diz o Senhor, 'planos de fazê-los prosperar e não de causar dano, planos de dar a vocês esperança e um futuro'."

Jeremias 29:11

A Ti rendo graças, ó Deus, porque o Senhor é bom e sempre me ouve.

Não há nada que eu possa fazer ou deixar de fazer para acessar Sua graça, ela já é minha, é algo totalmente imerecido.

Não há nada que me impeça de buscar a Sua sabedoria. Como ela é poderosa!

Eu acesso a sabedoria do alto e não abro mão de fazer sua aquisição na horizontal e na vertical.

Eu tomo decisões, me posiciono e entrego minha vida em favor de outras vidas para acessar o Reino, cumprindo os planos do Senhor para mim, planos de me fazer prosperar. O Senhor me chama de servo bom e fiel e me faz viver uma prosperidade nunca imaginada.

Eu me constranjo com a bondade do Senhor, sendo eu tão pequeno, falho e não merecedor de tantas coisas.

Ainda assim, Ele me chama de filho e me convida a adentrar em lugares mais altos.

Ele me apresenta a prosperidade real e me coloca em um novo patamar.

Já é!

Você tem cumprido os planos do Senhor sem reservas? Ele quer fazê-lo prosperar. Medite sobre as suas ações e identifique como você pode aumentar o seu transbordo.

05 de setembro

ESPELHAR CRISTO

"Mas o que para mim era lucro, passei a considerar perda, por causa de Cristo."

Filipenses 3:7

A Ti rendo graças, ó Deus, porque o Senhor é bom e sempre me ouve.

Eu tenho gratidão na minha alma por todas as coisas que já foram feitas pelo Senhor.

De tudo aquilo que foi desenhado para este dia, eu faço agora o download e vou experimentar todas essas coisas.

Agradeço pela porção nova de sabedoria e agradeço por tudo aquilo que virou alvo, objetivo, no meu coração.

Mas o meu alvo maior é e sempre será Cristo.

A minha maior busca é ser como Cristo, é fazer com que as pessoas leiam Cristo no meu estilo de vida, nas minhas ações, em tudo aquilo que eu fizer.

Eu abro mão de tudo o que me afasta dEle e me impede de espelhar Cristo em mim.

Tudo o que, para mim, é considerado importante a partir da minha visão limitada e que me torna vaidoso, orgulhoso e ganancioso, que o Senhor afaste de mim. Considero tudo isso como perda por causa do amor a Cristo.

Melhor é que eu perca todas as coisas do que perder o Seu favor, porque nada se compara a estar debaixo do favor do Senhor.

Sigo no caminho da fé, buscando alcançar a Cristo, conhecendo-O e modelando Suas ações.

Já é!

Peça a Deus para lhe mostrar tudo aquilo que está impedindo você de refletir Cristo na sua vida. Faça os ajustes necessários, a fim de alcançar o alvo.

06 de setembro

ALIANÇAS GENUÍNAS

"O Deus que concede perseverança e ânimo dê-lhes um espírito de unidade, segundo Cristo Jesus."

Romanos 15:5

A Ti rendo graças, ó Deus, porque o Senhor é bom e sempre me ouve.

Eu renovo nesta manhã o meu relacionamento com o Senhor, o meu chamado e a minha identidade.

Hoje eu adentro no ciclo de novas alianças e pessoas virão de outros lugares para se aliançar comigo. Eu as sirvo e elas também desejam me servir, fazendo com que surjam alianças empresariais, de amizade e espirituais.

Essas alianças acontecem em prol do Reino e o Senhor nos concede ânimo e um espírito de unidade.

Aqueles que não fazem parte desse novo ciclo ficam para trás e está tudo bem.

Eu não preciso ter dó de quem ficou e não carrego essas pessoas, porque o Senhor criou cada uma para ter liberdade e independência, elas apenas não fazem parte da minha fase atual e eu continuo amando-as.

Eu construo alianças verdadeiras e continuo avançando.

Já é!

Analise as alianças que você construiu e identifique aquelas que não se encaixam na sua fase atual. Libere-as para você conseguir avançar.

07 de setembro

O MOVER DA NAÇÃO

"Como é feliz a nação que tem o Senhor como Deus, o povo que ele escolheu para lhe pertencer!"

Salmos 33:12

A Ti rendo graças, ó Deus, porque o Senhor é bom e sempre me ouve.

Obrigado pela frequência que está invadindo esta nação, uma frequência de novos líderes que estão se levantando.

Eu sei como a nação foi injustiçada, mas eu sei que o Senhor é um Deus de justiça e nunca falha.

O movimento de justiça, santidade, produtividade e ousadia se levanta no Brasil.

Assim como o Senhor já mostrou para alguns, esta nação é a mais rica da Terra.

Sou um brasileiro que acredita de verdade em princípios, valores e naquilo que o Senhor colocou no coração de cada um, tanto individualmente quanto de forma coletiva, enquanto nação.

Obrigado, Deus, porque o Senhor me deu uma Terra tão rica de energia, tão rica de solo e subsolo, com um futuro e um povo riquíssimos.

Eu faço parte dessa nova liderança!

Eu libero esta nação para prosperar!

Eu sou um general do Reino e eu vou tocar milhões de pessoas!

Eu vou gerar muito emprego, muitas rendas, prosperando além dos meus sonhos.

Já é!

Você faz parte da riqueza brasileira. Quanto e como você tem contribuído com esta nação?

OPORTUNIDADES

"Também a lançarão por terra, você e os seus filhos. Não deixarão pedra sobre pedra, porque você não reconheceu a oportunidade que Deus concedeu."

Lucas 19:44

A Ti rendo graças, ó Deus, porque o Senhor é bom e sempre me ouve.

Este dia é o dia da sabedoria, dia de criar novas oportunidades e de reconhecer as que o Senhor tem me dado.

A oportunidade não é uma pessoa, é o reflexo da minha ação, a qual gerou uma situação. As oportunidades são atraídas pelas coisas que eu faço e elas não batem à porta, quem bate à porta é o Senhor. Eis que o Senhor bate e eu abro a porta para ter relacionamento com Ele.

Agora eu me coloco no centro, que é onde Cristo está. Sendo Cristo o centro, sem afobação alguma, quaisquer portas que eu veja à minha volta são portas que posso abrir confiadamente, pois o Seu amor, a Sua graça e a Sua misericórdia estão do outro lado.

Eu posso criar a oportunidade que eu quiser, porque o Senhor me deu tal liberdade.

É debaixo desse favor e pelo ânimo e encorajamento que o Senhor me concede que eu decido hoje entrar em campo e criar novas oportunidades, aproveitando-as ao máximo, porque Ele está comigo.

Já é!

Para cada problema, existe uma solução. Já parou para pensar que um momento difícil ou circunstância adversa carrega uma oportunidade? Pense numa situação desafiadora pela qual você está passando e reconheça a oportunidade de crescimento que esse desafio lhe traz. Peça ânimo ao Senhor para enfrentar a dificuldade e não deixe a oportunidade passar.

09 de setembro

CORRIDA DA VIDA

"Vocês não sabem que, de todos os que correm no estádio, apenas um ganha o prêmio? Corram de tal modo que alcancem o prêmio. Todos os que competem nos jogos se submetem a um treinamento rigoroso, para obter uma coroa que logo perece; mas nós o fazemos para ganhar uma coroa que dura para sempre."

1 Coríntios 9:24-25

A Ti rendo graças, ó Deus, porque o Senhor é bom e sempre me ouve.

Hoje é dia de acelerar.

Na corrida da vida, não importa a distância da pista, não importa quem são meus adversários: o alvo é cruzar a linha de chegada.

Nessa corrida, meu corpo é o carro; minha alma é o piloto; e meu espírito, a estrada. Minha alma assume o controle e meu corpo é obrigado a obedecê-la.

Meu principal combustível é a Fonte. Se estou com o Senhor, nada pode me impedir de cumprir o meu propósito.

Para cruzar a linha de chegada, eu elimino tudo que traz peso ao meu carro: drivers errados, pessoas, bloqueios, hábitos ruins e travas emocionais.

Eu me cerco de uma equipe poderosa, pessoas que andam no mesmo propósito que o meu, e juntos fazemos coisas sobrenaturais.

É chegado um novo tempo e, nessa fase, eu vou superar todas as curvas até chegar ao meu alvo.

Já é!

Pense em três pessoas que estão trazendo peso ao seu carro e impedindo você de acelerar. Libere-as da sua vida e seja livre para prosperar.

10 de setembro

A SABEDORIA DÁ VIDA

"A sabedoria oferece proteção, como o faz o dinheiro, mas a vantagem do conhecimento é esta: a sabedoria preserva a vida de quem a possui."

Eclesiastes 7:12

A Ti rendo graças, ó Deus, porque o Senhor é bom e sempre me ouve.

Obrigado pelo Seu amor.

Eu acesso uma nova fase de sabedoria, que não é uma qualidade humana, mas sobrenatural, que não se compara à inteligência terrena.

A sabedoria me dá juízo, bom senso, discernimento e me faz andar em retidão.

A sabedoria preserva a minha vida e a faz longa e feliz.

Eu visualizo dois homens: um deles ganhou 100 milhões de reais na loteria; o outro alcançou a sabedoria.

Eu olho para a face desses homens buscando reconhecer qual deles tem um olhar de tranquilidade, conforto e esperança.

Percebo que 100 milhões nas mãos de um tolo é como papel higiênico a ser queimado.

Eu peço ao Senhor que me mostre em quais áreas tenho sido tolo para que eu adquira entendimento e cresça em sabedoria.

A sabedoria é para quem produz exponencialidade; ela alcança o infinito.

Ela não precisa vir acompanhada do dinheiro, pois ela produz frutos.

Eu temo ao Senhor e acesso a sabedoria.

Já é!

Faça uma oração pedindo a Deus que ilumine seu coração para que você possa ser sábio.

GOVERNE COMO JOSÉ

"Voltem depressa a meu pai e digam-lhe: 'Assim diz o seu filho José: Deus me fez senhor de todo o Egito'."

Gênesis 45:9

A Ti rendo graças, ó Deus, porque o Senhor é bom e sempre me ouve.

Obrigado por mais um dia.

Neste dia eu renovo a minha determinação para crescer, avançar, prosperar e governar em tudo e em todos os caminhos.

Eu declaro que hoje é um dia de governo.

Que eu possa aceitar aquilo que o Senhor já disse ao meu respeito.

Que eu assuma o governo onde quer que eu esteja.

Eu me vejo governando mesmo no caos, mesmo na crise, mesmo sendo empregado de alguém.

Eu governo assim como José do Egito governou enquanto estava como escravo na casa de Potifar; assim como ele foi governante na prisão; assim como ele governou no palácio.

Como José, eu governo em todos os lugares e não me abalo com as circunstâncias.

Eu nasci para governar e, por isso, não me curvo para o vitimismo ou para qualquer coisa que diminua quem eu sou.

Com a minha alma e a minha mente, eu governo na Terra.

Eu governo como José.

Já é!

Quais situações têm feito você perder o governo? Estude a história de José do Egito e modele-o na sua maneira de governar recursos, pessoas e situações.

UMA NOVA ESTRATÉGIA

"Clama a mim e responder-te-ei e anunciar-te-ei, coisas grandes e firmes que ainda não sabes."

Jeremias 33:3

A Ti rendo graças, ó Deus, porque o Senhor é bom e sempre me ouve.

O Senhor me dá hoje um novo ânimo.

O meu cansaço dá lugar ao desfrute e os meus questionamentos encontram uma resposta. Mais que isso, o Senhor me entrega uma estratégia para me fazer avançar, da mesma forma que fez com Moisés, Josué, José, Davi e tantos outros servos bons e fiéis.

O Senhor não mudou. É o mesmo Deus de ontem, hoje e eternamente e deseja me entregar uma estratégia segundo o plano que desenhou para mim.

Eu acesso novas coisas vindas do Senhor. Acesso uma porção de sabedoria vinda diretamente do céu e que aumenta a minha capacidade.

Eu saio do mundo ideal e vou para o mundo real, onde eu não mais vou correr dos problemas.

Eu enxergo coisas grandiosas nunca antes vistas ou imaginadas, porque eu clamei ao Senhor e encontrei o Seu favor.

Já é!

Conecte-se ao Senhor e peça que Ele lhe conceda uma nova estratégia, aquela que mudará a sua vida e a dos que estão à sua volta, para que reconheçam o Seu poder.

13 de setembro

NÃO SE ESCRAVIZE

"Vocês foram comprados por alto preço; não se tornem escravos de homens."

1 Coríntios 7:23

A Ti rendo graças, ó Deus, porque o Senhor é bom e sempre me ouve.

Obrigado, Jesus, porque o Seu amor é bom e o Seu olhar é compassivo.

Eu não sou escravo de ambientes, eu não sou escravo de ninguém.

Eu poderia sim ser escravo do Senhor, mas o Senhor me chamou para ser mais.

Não interessa a genética nem as circunstâncias. O que interessa é que eu vou governar sobre todas as coisas.

Nada é desculpa para eu continuar vivendo como antes.

Potencializo as coisas boas que aprendi com meus pais e abandono os vícios e manias que eles tinham.

Irei honrá-los, mas não reproduzir suas regras.

Se ambientes do passado e pessoas que foram da minha convivência não me edificam mais, que fiquem para trás. Eu sou livre para escrever uma nova história.

Eu domino sobre mim e avanço dia após dia.

Já é!

Liste dez manias ou vícios do seu pai e dez manias ou vícios da sua mãe e identifique os que você vem repetindo sem intenção. Desconecte-se disso e decida carregar somente os princípios e valores que aprendeu com eles. Deixe para trás as regras, as manias e os medos. Em seguida, mentalize você sendo governante onde quer que você esteja.

14 de setembro

EIS-ME AQUI!

"Então ouvi a voz do Senhor, conclamando: 'Quem enviarei? Quem irá por nós?' E eu respondi: 'Eis-me aqui. Envia-me!'"

Isaías 6:8

A Ti rendo graças, ó Deus, porque o Senhor é bom e sempre me ouve.

Assim como Suas misericórdias se renovam a cada manhã, eu renovo o amor que eu sinto pelo Senhor.

Eu renovo o amor próprio e transbordo na vida de outras pessoas.

Eu renovo a minha identidade, meu propósito e eu reativo meu relacionamento com o Senhor.

Quero Lhe pedir, ó Deus, que hoje pessoas se libertem da depressão e de outros males.

Que o Senhor possa me usar do jeito que o Senhor quiser.

Use-me para reativar pessoas e livrá-las da religiosidade, da mentira, de alienações.

Que essas pessoas possam acordar para a vida, que elas possam ouvir a trombeta que toca no coração delas.

Que essas pessoas possam amar o Senhor, a Palavra, o Reino.

Envia-me! A minha vida está a serviço de outras vidas e eu estou disposto a servir o Senhor em obediência, não importa a tarefa.

Faz-me sensível à Sua voz! Eis-me aqui, envia-me!

Já é!

O quanto você tem atendido ao chamado de Deus no seu dia dia? O quanto você tem ouvido a Sua voz? Pense em maneiras práticas de fazer do Senhor sua prioridade e ponha isso em prática. Disponha sua vida para Ele.

OS PRESENTES DE DEUS

"[...] mas o dom gratuito de Deus é a vida eterna em Cristo Jesus, nosso Senhor."

Romanos 6:23

A Ti rendo graças, ó Deus, porque o Senhor é bom e sempre me ouve.

Assim como as misericórdias se renovam a cada manhã, renove minha identidade, meu propósito, minha energia.

Obrigado pela chance de mais um dia.

Eu sei que eu acordei neste dia, porque o Senhor vai me presentear.

O Senhor me presenteia com a dádiva gratuita da salvação.

O Senhor me presenteia com a vida eterna.

O Senhor me presenteia com reconciliação mediante o sacrifício de Cristo.

O Senhor me presenteia com o perdão dos meus pecados.

O Senhor me presenteia com a real liberdade.

O Senhor me presenteia com dons espirituais.

O Senhor me presenteia com a Sua presença, o Seu relacionamento comigo.

No dia de hoje, eu acesso todos os presentes que o Senhor tem para mim.

Eu me sinto muito amado!

Já é!

Você tem aceitado os presentes que Deus tem para você? Medite no que tem impedido você de acessá-los.

CHAMADO PARA SEMEAR

"Enquanto durar a terra, plantio e colheita, frio e calor, verão e inverno, dia e noite jamais cessarão."

Gênesis 8:22

A Ti rendo graças, ó Deus, porque o Senhor é bom e sempre me ouve.

Todos os dias eu recebo sementes de altíssima qualidade e eu planto todas elas, não as desperdiço.

A Palavra fala que quem põe a mão no arado e não olha para trás está apto para o Reino de Deus. Quando Ló recebeu a instrução de sair de Sodoma e Gomorra, ele não podia olhar para trás; sua esposa olhou e virou uma estátua de sal. O povo que saiu do Egito, quando olhou para trás, desejou voltar para a servidão. Sabendo disso, nem de brincadeira eu vou olhar para trás.

Continuo avançando e olhando para o alto, para o alvo, desfrutando da colheita.

Eu planto em terras poderosas, em todos os momentos e em todas as estações. Eu planto a semente adequada debaixo da chuva, debaixo do sol, em tempo ameno, e todas as minhas plantações prosperam.

Eu fui chamado para semear e o Senhor está comigo.

Eu planto tudo aquilo que faz sentido e que dá retorno.

Já é!

Quais sementes o Senhor entregou em suas mãos e você não semeou? Liste os recursos disponíveis e defina um uso concreto para cada um deles. Entre em ação e colha frutos em todas as estações.

LAVADO NA FONTE

"Lava o teu coração da malícia, ó Jerusalém, para que sejas salva; até quando permanecerão no meio de ti os teus maus pensamentos?"

Jeremias 4:14

A Ti rendo graças, ó Deus, porque o Senhor é bom e sempre me ouve.

Eu acesso o mundo espiritual e, com o meu espírito, eu me curvo diante do maior dos espíritos, que é o Espírito Santo de Deus.

Eu vou direto à Fonte através do canal, que é Cristo.

Eu chego direto ao trono do Senhor Deus Todo-Poderoso.

Visualizo-me pedindo que o Senhor purifique meus pensamentos e meu coração e Ele me faz mergulhar em uma lagoa cristalina.

Meu corpo, minha alma e meu coração são lavados de toda impureza, de toda a injustiça, de toda mágoa, rancor, de tudo aquilo que não é puro.

Eu vejo toda a sujeira saindo, tudo está sendo lavado, e as águas não retêm nada, elas mandam o que não serve embora.

Nesse renovo, eu ativo a minha identidade, eu clarifico o meu propósito, eu renovo as minhas energias, eu renovo as minhas forças.

Já é!

É dia de fazer uma limpeza. Reflita sobre as coisas com as quais você tem alimentado os seus sentidos. As músicas que ouve, os filmes a que assiste, as conversas que tem, os livros que lê... essas coisas estão elevando o seu espírito? Elimine tudo o que é impuro e peça ao Senhor para purificar o seu coração e limpar os maus pensamentos.

18 de setembro

OLHOS JAMAIS VIRAM

"Todavia, como está escrito: 'Olho nenhum viu, ouvido nenhum ouviu, mente nenhuma imaginou o que Deus preparou para aqueles que o amam'."

1 Coríntios 2:9

A Ti rendo graças, ó Deus, porque o Senhor é bom e sempre me ouve.

Hoje é mais um dia em que me preparo para ter armamento emocional e espiritual, para entender as coisas do alto e para ser quem eu fui criado para ser, desde a fundação do mundo.

Não consigo conceber tudo aquilo que o Senhor preparou para mim, mas a minha alma anseia por isso. Nas próximas décadas, minha alma se lembrará com carinho de cada coisa que aprendi e eu estarei irreconhecível.

Visualizo-me em carros diferentes, conhecendo lugares diferentes. Meu casamento está blindado, restaurado e eu estou em paz com meu cônjuge.

Eu tenho o respeito dos meus filhos.

Olho para meus pais e eles me olham com respeito.

As pessoas acreditam em mim por conta dos frutos que produzi.

Quando o dia de hoje virar, saberei que foi bem vivido, pois eu plantei tudo o que deveria.

Eu planto em pessoas, eu planto em lugares, eu planto tudo o que precisa ser plantado.

A colheita será insuportável. A colheita será gigante. Já é gigante!

Já é!

Refaça esse boot antes de dormir e mentalize como você estará daqui a uma década. Crie uma imagem mental clara, com vívidos detalhes.

19 de setembro

SER SIMPLES

"O Senhor protege os simples [...]"

Salmos 116:6

A Ti rendo graças, ó Deus, porque o Senhor é bom e sempre me ouve.

Obrigado pelo Seu amor, pela Sua graça e misericórdia.

Este é um tempo de governo, e eu saberei o que fazer.

Eu não gastarei energia com assuntos que não serão utilizados.

Eu vou direto na Fonte e direto ao ponto, acelerando a minha conexão com pessoas.

Eu sou um pioneiro, eu desenvolvo uma didática própria e me torno uma grande referência.

Há energia circulando no meu cérebro, cujo retorno é imediato.

Não preciso ser o melhor professor do mundo, preciso ser simples, aprender, executar e ensinar.

Eu irei, humildemente, compartilhar os métodos desenvolvidos por mim a partir de conhecimentos que adquiri e das experiências que vivenciei para encurtar o caminho de outras pessoas.

Eu entro em ação naquilo que Deus me chamou com simplicidade no coração.

Eu toco o terror na Terra!

Já é!

Depois de modelar métodos já testados e validados por outras pessoas, defina os seus próximos passos, sem perfeccionismo. Entre em ação. Primeiro você faz, depois testa e ajusta, para, então, poder ensinar e transmitir a outros aquilo que você desenvolveu.

MOVER-SE PELA MOTIVAÇÃO CORRETA

"Porque, persuado eu agora a homens ou a Deus? Ou procuro agradar a homens? Se estivesse ainda agradando aos homens, não seria servo de Cristo."

Gálatas 1:10

A Ti rendo graças, ó Deus, porque o Senhor é bom e sempre me ouve.

Obrigado pelo Seu amor, pela Sua graça, pela Sua misericórdia.

Quero acessar todas as cápsulas de sabedoria para ter acesso à riqueza espiritual, almática, física, sentimental, financeira.

Eu quero uma paz sobrenatural, a riqueza de não me importar com a fala de ninguém, seja positiva ou negativa.

Nem elogio nem crítica irá me mover, o que me move é a Palavra, são as palavras que saem da boca do Deus vivo, é a ativação da minha identidade e a clarificação do meu propósito.

Eu sou amigo da sabedoria.

Ainda que críticas me sobrevenham, eu agirei com mansidão e temor, sem me abalar, na certeza de que estarei agradando a Cristo e não a homens.

Ainda que elogios tentem me envaidecer, eu cuido do meu coração para não cair em ilusão.

Eu faço o que precisa ser feito e agrado ao Senhor.

Já é!

O que você tem deixado de fazer por necessidade de aprovação ou medo de críticas? Lembre-se de que o que move você é o seu propósito.

21 de setembro

ARMAMENTO PARA O REINO

"Por isso, eu digo: Usem a riqueza deste mundo ímpio para ganhar amigos, de forma que, quando ela acabar, estes os recebam nas moradas eternas."

Lucas 16:9

A Ti rendo graças, ó Deus, porque o Senhor é bom e sempre me ouve.

Nesta manhã eu renovo minha energia, minha identidade, meu propósito e minhas conexões.

Obrigado, porque eu estou pronto para o cumprimento daquilo que o Senhor colocou como alvo no meu coração.

Eu exerço o poder do alto adquirindo sabedoria e riqueza.

Eu não me acostumo nunca mais com a pobreza, pois entendi que a riqueza é um instituto para alcançar mais pessoas.

Eu uso a riqueza para desfrutar, para representar a glória de Deus, para chamar outras pessoas.

Eu compreendo que, quanto mais recursos o Senhor libera para mim, mais aumenta a minha responsabilidade.

Eu uso tudo o que tenho como armamento para o Reino.

Eu uso a minha riqueza para ganhar pessoas para Cristo.

Eu sou livre para prosperar.

Eu estou pronto para o próximo nível.

Já é!

O que você faz com os recursos que o Senhor lhe concede? De que formas você pode aumentar sua contribuição para financiar o Reino?

UM NOVO SISTEMA DE SEGURANÇA

"Em paz me deito e logo adormeço, pois só tu, Senhor, me fazes viver em segurança."

Salmos 4:8

A Ti rendo graças, ó Deus, porque o Senhor é bom e sempre me ouve.

Obrigado pelo Seu amor, pela Sua graça, pela Sua misericórdia, porque ela não tem fim. Obrigado!

Mentalizo agora que a minha casa, meu cérebro, meu corpo, minha alma e o meu espírito ganham um novo sistema de segurança. Eu coloco trancas, câmeras e alarmes na alma, no corpo e no espírito para inibir pessoas invasivas.

A minha casa é sagrada. Apenas pessoas que são de confiança recebem acesso e podem entrar.

Meu emocional está protegido, meu cérebro está guardado, meu espírito está reservado e, meu propósito, intocável.

Nada de ruim chegará à minha tenda, pois ela é segura. O Senhor é comigo.

Eu trago segurança para quem preciso proteger.

Eu sou um agente do alto comando e me armo até os dentes.

Eu estou seguro em Cristo.

Já é!

É hora de instalar um novo sistema de segurança. Faça uma inspeção e identifique janelas e portas que precisam ser fechadas no seu corpo, alma e mente. Faça uma limpeza, remova todo o pó e troque as peças que estão quebradas. Mantenha-se vigilante e esteja seguro no Senhor.

SURFANDO NA GRANDE ONDA

"Pois eu sou o Senhor,o seu Deus, que agito o mar para que suas ondas rujam; Senhor dos Exércitos é o meu nome."

Isaías 51:15

A Ti rendo graças, ó Deus, porque o Senhor é bom e sempre me ouve.

Obrigado pela grande onda dos trabalhadores da última hora. Obrigado, porque é o Senhor quem me dá coragem para surfar.

Percebo que a minha prancha está amarrada na praia com uma corda amarela e, em cima dela, há pedras pesadas. Pessoas a seguram e dizem para eu não ir, porque eu não sou bom em surfar.

Olho para o mar e vejo uma enorme onda. Isso me assusta e eu me pergunto se dou conta de surfar em tamanha onda, mas eu vou. Começo a remar e vou pegando força. O medo aumenta, mas eu digo: "Essa onda é minha, eu vou me jogar." Entro na onda e acesso um tubo do tempo.

Eu o atravesso, caio em um buraco espacial e ninguém do lado de fora me vê.

As semanas avançam em segundos; os meses, em minutos; os anos, em horas... meu Deus! Eu estou avançando mais rápido que um foguete, estou em remissão de tempo. Quando saio do tubo, as pessoas são outras, eu sou outro. Parece que surfei no futuro, pois estou muito experiente.

Surfar é muito bom! O dono da onda me deixa surfar, porque eu transbordo na vida dos outros. Essa onda me alavanca e eu volto não sendo mais o mesmo. Surfo todas as ondas que o Senhor me der, sem medo, sem receio.

Já é!

Quais ondas o Senhor está chamando para surfar e você está se negando? Você tem dado ouvidos a pessoas que tentam impedir que você avance para o próximo nível? O que você decide fazer a esse respeito?

COISAS NOVAS

"De agora em diante eu contarei a você coisas novas, coisas ocultas, que você desconhece."

Isaías 48:6

A Ti rendo graças, ó Deus, porque o Senhor é bom e sempre me ouve.

Sua misericórdia, Sua paz excedem todo entendimento.

Neste momento eu me vejo vivendo, experimentando, sentindo, desejando coisas que os meus olhos ainda não veem, mas que já estão dentro da minha alma.

Eu vivo uma mudança de vida poderosa, verdadeira, e esse poder vem do alto.

Eu tenho o favor de Deus, um grande favor, e reconheço as oportunidades que Ele me deu.

Tendo clareza daquilo que almejo.

Eu elevo minha frequência e produzo as causas para obter os efeitos – eu escolho me conectar com novas pessoas para mudar a frequência dos meus pensamentos; eu escolho estar em ambientes prósperos que não sugam a minha energia; eu escolho me submeter a situações diferentes para obter novas ideias; eu decido matar as ideias, pondo em prática todos os projetos.

Hoje é dia de acessar uma nova porção!

Já é!

Hoje você construirá algo novo. Qual nova experiência você desbloqueará hoje? Faça-a com intencionalidade e, em seguida, reflita sobre o novo aprendizado gerado em você.

METANOIA

"A mentalidade da carne é morte, mas a mentalidade do Espírito é vida e paz."

Romanos 8:6

A Ti rendo graças, ó Deus, porque o Senhor é bom e sempre me ouve.

Obrigado pelo Seu amor, pela Sua graça, pela Sua misericórdia.

Eu acesso a base da minha programação e Te peço, Deus, que me ajude a me conectar com pessoas que carregam a programação de que necessito.

Que o Senhor revele no meu coração o que precisa ser feito, que o Senhor me ensine a me blindar de todos os ataques, tanto no mundo espiritual como no emocional e no físico.

Eu vou para um novo nível, a partir do qual não há mais volta.

Que se abra uma janela no céu, que se abra uma janela cósmica para eu acessar o Kairós!

Eu consigo ver essa janela no céu.

Eu entrei em uma nova frequência, a minha mente está sendo reestruturada agora para que eu suporte mais problemas, para que eu tenha mais paciência, para que eu tome mais decisões importantes, para que eu desfrute num nível assustador.

Como é bom acessar isso, como é bom amadurecer!

Obrigado por essa metanoia poderosa.

Já é!

Refaça este boot antes de dormir. Peça ao Senhor uma nova programação, a mentalidade do Reino.

26 de setembro

APRENDER O QUE É BOM

"Tratemos de discernir juntos o que é certo e de aprender o que é bom."

Jó 34:4

A Ti rendo graças, ó Deus, porque o Senhor é bom e sempre me ouve.

Obrigado, Senhor, por este dia.

Eu declaro que hoje será o dia em que eu terei os maiores aprendizados da minha vida.

Obrigado, porque o Senhor tem me ensinado sobre testar coisas novas e eu tenho vivido algo novo.

Obrigado, porque o Senhor sabe de todas as coisas e vai me guiar para outros caminhos, por onde o caminhar é menor, por onde eu posso aprender coisas novas o tempo todo.

Obrigado pelo cuidado em todas as coisas.

O Senhor tem cuidado de tudo, eu Lhe agradeço por tudo o que estou vivendo, mas sei que não é nem a sombra do que há de vir, Pai.

Obrigado por todo o caminhar ao Seu lado, por toda a força que o Senhor tem me dado, obrigado por me ensinar a viver em paz.

Obrigado, Pai, pela chama que não se apaga.

Obrigado, porque o Senhor incutiu em mim o amor pelo aprendizado e eu tenho sede de aprender sobre as coisas do Reino.

Obrigado, porque o meu coração é ensinável e anseia por aquilo que é bom.

Quem aprende não depende. A minha dependência é somente do Senhor.

Já é!

É dia de pôr o aprendizado em ação. Aprenda algo novo hoje e ensine imediatamente a alguém.

27 de setembro

REMISSÃO DO TEMPO

"Ensina-nos a contar os nossos dias para que o nosso coração alcance sabedoria."

Salmos 90:12

A Ti rendo graças, ó Deus, porque o Senhor é bom e sempre me ouve.

Que o Senhor me ensine a contar os meus dias e que eu possa entrar na remissão do tempo.

Que eu possa entender que remissão é transbordo, é generosidade, é estar conectado na Fonte.

Entro na remissão do tempo e de repente tomo um susto: passei por uma dobra; de repente tomo o segundo susto: tomei a segunda dobra; e então a terceira dobra... Não há como olhar no retrovisor, são tantas dobras que eu nem faço ideia do que aconteceu, apenas continuo.

Eu estou em um crescimento constante, mas não para ficar distante das pessoas. Eu trabalho para Deus e para os outros. Quanto mais próspero eu me torno, quanto mais dobras eu acesso, para mais pessoas eu trabalho, este é o segredo da exponencialidade.

Meu trabalho envolve a liberdade e quanto mais livre e mais pessoas conectadas, mais prosperidade, mais riqueza, mais sabedoria.

Eu impacto a vida de dezenas, centenas, milhares de pessoas, e agora me preparo para um salto da casa do milhar para a do milhão, porque eu não paro de dobrar.

Eu me vejo chegando na escala de bilhões de pessoas impactadas pela minha vida, porque eu não vou parar, e essa é a dobra da dobra.

Já é!

É hora de remir o tempo. Você precisa multiplicar seu talento para ter liberdade, escalar e impactar mais vidas. Crie um modelo prático para isso e coloque-o em ação desde já.

28 de setembro

COMO DEUS ME ENXERGA

"Vocês, porém, são geração eleita, sacerdócio real, nação santa, povo exclusivo de Deus, para anunciar as grandezas daquele que os chamou das trevas para a sua maravilhosa luz."

1 Pedro 2:9

A Ti rendo graças, ó Deus, porque o Senhor é bom e sempre me ouve.

Eu acesso a minha autoimagem e eu estou pronto para me enxergar da forma como Deus me enxerga.

Eu não sou um burro de carga, eu mereço uma vida abundante, transbordante, próspera e eu não vou voltar atrás.

Minha família vai prosperar muito, porque foi assim que o Senhor me mostrou.

A partir de agora, eu sou um cordeiro apenas dentro do meu quarto, na intimidade com meu Deus; fora do meu quarto, eu sou um leão assustador que vai pra cima.

Uma energia nova vem direto do trono e começa a explodir dentro de mim. Eu começo a ouvir aquilo que o Senhor fala no meu coração.

Uma alegria nova nasce dentro de mim porque eu sei os pensamentos que o Senhor tem ao meu respeito.

Uma nova fase se inicia, um novo ciclo começa agora.

Eu faço parte da nação que anuncia as grandezas do Senhor.

Eu vou tocar o terror na Terra!

Já é!

Medite sobre a forma como o Senhor o enxerga e acesse a sua autoimagem.

PUREZA AMBULANTE

"Tudo é puro para os que são puros."

Tito 1:15

A Ti rendo graças, ó Deus, porque o Senhor é bom e sempre me ouve.

Obrigado pelo Seu amor, pela Sua graça, pela Sua misericórdia.

Mentalizo agora uma fonte, a fonte mais alta da Terra. Eu me aproximo dessa fonte cristalina. Eu sei que eu estou sujo, mas essa fonte é irresistível! 1, 2, 3… pulei!

Eu sou purificado nas águas do Espírito, na verdadeira Fonte, e isso me lava, me completa, me sara, me cura, me transforma, me renova, me fortifica, me coloca onde eu devo estar.

Agora eu esfrego a parte do meu corpo de onde mais vai sair sujeira: o meu peito, o meu coração. Eu olho e parece petróleo saindo. Raiva, rancor, ódio, amargura estão saindo do meu peito, ele está sendo lavado.

Agora o meu coração está limpo e eu consigo ouvir a voz mais doce da existência.

Eu estou limpo mediante a misericórdia de Deus e sinto Sua pureza.

Pessoas vão descobrir a pureza, porque eu me tornei uma pureza ambulante.

Já é!

É dia de purificar. Esteja atento hoje aos seus pensamentos, palavras e ações. Eles identificam você como um filho puro de Deus?

30 de setembro

UM NOVO RUMO

"Vá à grande cidade de Nínive e pregue contra ela a mensagem que eu lhe darei."

Jonas 3:2

A Ti rendo graças, ó Deus, porque o Senhor é bom e sempre me ouve.

O Senhor me chamou para algo que arde dentro do meu coração. É o *rhema*, um novo rumo. Obrigado por isto.

Eu estou no porto, em uma praia muito reta. Eu olho para frente e avisto algo.

Eu caminho em sua direção, em direção à rhema.

Ao meu lado estão amigos que dizem que me amam demais e não querem que eu fique longe deles.

Percebo que existe uma decisão a ser tomada: ou eu volto com eles para casa, sem cumprir o rhema; ou entro no barco com eles em direção àquilo que eles querem; ou eu pego o barco para Nínive.

Então eu me decido: ou eles convertem o coração para ir servir comigo naquilo que o Senhor me chamou ou eles têm que ficar para trás.

Respiro e tomo minha decisão: Eu escolho cumprir o rhema!

Não fugi como Jonas, e a partir de agora eu sou o novo Jonas, o que segue debaixo do rhema. Apenas digo: "eis-me aqui".

Eu fui chamado para remar em direção à Fonte.

O Senhor me dá a provisão e eu sigo na direção do rhema.

Já é!

Em que barco você está? Se você não está sentindo alegria e desfrute é porque está no barco errado. De qual barco você decide pular agora mesmo? O barco do emprego? O barco da igreja? O da amizade? Você é o Jonas que está consertando o rumo, entre no barco que o leva para onde você deve estar e siga adiante.

Outubro

"Que todas estas palavras que hoje lhe ordeno estejam em seu coração. Ensine-as com persistência a seus filhos. Converse sobre elas quando estiver sentado em casa, quando estiver andando pelo caminho, quando se deitar e quando se levantar."

Deuteronômio 6:6-7

01 de outubro

A ENERGIA QUE VEM DO TRONO

"Imediatamente me vi tomado pelo Espírito, e diante de mim estava um trono no céu e nele estava assentado alguém."

Apocalipse 4:2

A Ti rendo graças, ó Deus, porque o Senhor é bom e sempre me ouve.

Eu quero me conectar de novo, eu quero renovar meu acesso direto à Fonte, eu quero ficar ao lado do Senhor o tempo inteiro.

Eu quero representar Sua glória na Terra.

Eu quero estabelecer o Seu Reino na Terra.

Eu quero sentir meu coração abalado o tempo inteiro, desejoso de ver a Sua presença.

Eu quero tomar um susto ao olhar para o Senhor assentado no Trono.

Eu quero renovar o relacionamento com o Senhor hoje.

Eu quero acessar coisas que eu nunca acessei.

Eu quero levantar novos batalhões, ativar novas famílias.

Eu quero ser o canal que eu nunca fui.

Eu tenho liberdade de acessar o trono e me relacionar com o Senhor!

Já é!

Como está o seu relacionamento com o Senhor? Achegue-se a Ele e peça renovação das suas energias para continuar avançando.

02 de outubro

EXPLODIR EM DIREÇÃO AO ALTO

"Se eu subir bem alto em direção aos céus, lá o Senhor está."

Salmos 139:8a

A Ti rendo graças, ó Deus, porque o Senhor é bom e sempre me ouve.

Eu rendo graças ao Senhor porque o Senhor é muito digno. O Senhor é digno de louvor e de adoração.

Eu sou uma mola aqui na Terra.

Eu sou a suspensão do céu e estou pronto para receber a pilotagem do alto.

Quero aumentar as voltas da mola, dessa mola que a cada dia ganha mais pressão para que eu entenda as coisas do alto.

Recaia sobre mim Sua energia e que eu esteja focado em ganhar mais pressão e devolver essas coisas para o Senhor.

Que o Senhor me ajude a abandonar a moleza e que eu possa entender que a mola é para os próximos saltos, pois ela foi feita para isso.

Eu continuo na pista e entendo cada coisa que me acontece, porque eu sei que todas as coisas que parecem ruins também são boas, pois o Senhor permitiu e, assim, tive novos ensinamentos.

Eu estou pronto para explodir.

Já é!

É tempo de grandes experiências. O que você fará para pôr pressão em si mesmo e explodir nos resultados?

03 de outubro

UM MILHÃO DE VIDAS

"Porque, embora seja livre de todos, fiz-me escravo de todos, para ganhar o maior número possível de pessoas."

1 Coríntios 9:19

A Ti rendo graças, ó Deus, porque o Senhor é bom e sempre me ouve.

Eu sinto uma novidade no meu coração e direciono minha energia para ajudar um milhão de pessoas a se levantarem.

Eu não sei quem são essas pessoas, mas a minha vida será um incenso agradável, um sacrifício em obediência para achá-las.

Eu regulo a mensagem que está no meu coração para essas pessoas serem encontradas pela força da minha voz, da minha escrita, do meu comportamento, do meu testemunho.

Algo novo me invade, uma semente nova, uma linguagem nova, novos métodos, coragem, intrepidez, ousadia, influência e fluidez.

Eu entro na rota e acesso a dobra da dobra e o Senhor me faz entrar no descanso.

Eu uso o acelerador do tempo para acelerar os resultados e eles impactam um milhão de pessoas, um milhão de vidas transformadas pelo Senhor somente porque eu decidi obedecer e fazer o que precisa ser feito.

Já é!

Tudo o que você viveu é recurso para fazê-lo avançar. Pense na maior dificuldade que você superou e estruture o aprendizado em um método para ajudar quem está passando pelo mesmo.

SOU UM CANAL

"[...] Cristo é o poder de Deus e a sabedoria de Deus."

1 Coríntios 1:24

A Ti rendo graças, ó Deus, porque o Senhor é bom e sempre me ouve.

O Senhor é a Fonte inigualável de toda a sabedoria, a Sua misericórdia me faz acessar a Sua sabedoria, a Sua graça, mesmo sem eu merecer.

Eu aproveito Sua misericórdia que se renovou nesta manhã para adentrar nessa pessoa chamada sabedoria. Eu quero amá-la, porque ela é uma pessoa da Trindade.

Eu respiro e me imagino agora olhando para coisas naturais e acessando códigos de sabedoria que não li em livros, não ouvi de pessoas.

Meu cérebro e meu coração se conectam direto na Fonte, e eu me sinto completamente amante da sabedoria.

Eu amo a sabedoria e faço pessoas chegarem à ela, eu me torno um posto de sabedoria.

A sabedoria faz o céu descer na Terra e é assustador. Eu quero essa novidade de vida, eu quero a prudência, eu quero a ousadia, eu quero o discernimento, eu quero o entendimento, eu quero a contemplação.

Eu sou o canal de sabedoria aqui na Terra.

Milhões de pessoas se conectam a esse canal, porque não é sobre a minha capacidade, é sobre a fluidez do trono.

Eu estou pronto para alargar o canal, é hora de crescer em sabedoria.

Já é!

Leia o capítulo 2 de Provérbios e descubra quais são os presentes da sabedoria.

05 de outubro

EM AMOR FRATERNAL

"Seja constante o amor fraternal."

Hebreus 13:1

A Ti rendo graças, ó Deus, porque o Senhor é bom e sempre me ouve.

Eu ativo o meu espírito, a minha alma e o meu corpo.

Hoje é um dia de conexão, de comunhão.

Mentalizo eu me tornando um guerreiro, um combatente de guerra, alguém que entende absolutamente o que precisa ser feito.

Eu desfruto da comunhão com as pessoas que estão à minha volta, das que andam comigo. Nós nos divertimos e sorrimos muito juntos.

Eu sinto vontade de estar próximo a elas, entendo que não há diferença entre nós, pois fomos chamados para uma mesma causa e nos tornamos a força um do outro, um só corpo em Cristo.

Olho para o lado, vejo outras tribos e sinto prazer em conviver com elas, sinto um amor fraternal por elas.

Eu me vejo como uma força, o meu coração explode e a minha energia transborda e afeta todo mundo à minha volta.

Eu explodo meu espírito para viver o melhor dia até hoje ao lado de pessoas por quem tenho um amor fraternal.

Eu abro o meu coração para sentir coisas novas da parte de Deus, para entrar em comunhão com as pessoas e fazer com que mais vidas sejam alcançadas.

Já é!

Demonstre seu amor fraternal. Encontre pessoas, mesmo que não sejam da sua "tribo", e seja acolhedor com elas.

VOLTA AO MUNDO

"Encontrando um navio que ia fazer a travessia para a Fenícia, embarcamos nele e partimos."

Atos 21:2

A Ti rendo graças, ó Deus, porque o Senhor é bom e sempre me ouve.

Mentalizo agora um navio no qual estou prestes a embarcar.

É a última chance que eu tenho para chamar as pessoas próximas a irem comigo. Convido três pessoas para me fazerem companhia e para ensinar coisas a elas também. Se elas não aceitarem, só me verão daqui a um ano.

Embarcar será muito difícil, pois eu nunca fiz uma viagem de barco, e agora essa será de um ano! Eu não sei o que fazer. Respiro bem fundo e dou ordem para o meu cérebro, para o meu corpo e decido entrar nesse navio.

Nessa longa viagem, darei uma volta ao mundo, atravessando todos os oceanos. Será o tempo em que eu mais vou aprender. Eu vou voltar com tantas horas de voo, com tantas horas de experiência, com tantas coisas plantadas, que vou perder a noção do que está acontecendo.

Será o ano mais sério da minha vida, pois eu vou construir a base de tudo o que vou viver na próxima década.

O navio vai sair agora, vejo as pessoas que convidei começando a entrar. Eu não estou sozinho.

Eu escolho plantar, custe o que custar, pela minha família, por esta geração e pelas pessoas que precisam da minha ajuda.

Voltarei daqui a um ano com mais sabedoria, mais graça e mais entendimento.

Já é!

Qual 'viagem' você precisa fazer para acelerar uma década de resultados?

MEU CORPO OBEDECE MINHA ALMA

"Pois se vocês viverem de acordo com a carne, morrerão; mas, se pelo Espírito fizerem morrer os atos do corpo, viverão."

Romanos 8:13

A Ti rendo graças, ó Deus, porque o Senhor é bom e sempre me ouve.

Eu me curvo diante do Espírito Santo de Deus todos os dias, não como um ato religioso, mas como um ato de submissão, um ato de amizade, um ato de temor e de tremor diante dEle.

Seu Santo Espírito guia meu espírito, o meu espírito guia a minha alma, minha alma guia o meu corpo. Meu corpo não tem vontade própria, toda vez que ele quiser ir contra minha alma, levará um tranco dela.

Meu corpo não quer tomar banho na água fria, mas a minha alma já decidiu isso, então ele é obrigado a fazer.

Meu corpo não quer abandonar o açúcar, mas ele precisa de correção.

Meu corpo nunca quer fazer exercícios, não quer fazer nada, mas minha alma quer, então é só tocar o terror no corpo.

O que há de gordura sairá, ela será gastada. Meu corpo inchado vai desinchar. Esse corpo está entrando no prumo agora.

Eu fortifico a minha alma e governo sobre o meu corpo.

Já é!

Quais novos hábitos você produzirá a partir de hoje? Liste-os e seja intencional em exercitá-los todos os dias. Seu corpo irá agradecê-lo por esses cuidados que serão benéficos para ele mesmo.

ACENDA SUA LUZ

"Assim brilhe a luz de vocês diante dos homens, para que vejam as suas boas obras e glorifiquem ao Pai de vocês, que está nos céus."

Mateus 5:16

A Ti rendo graças, ó Deus, porque o Senhor é bom e sempre me ouve.

Hoje é dia de destravar.

Que sejam muitos os desbloqueios em mim e em quem passar por mim.

Mentalizo pessoas falando que passaram uma hora comigo, um minuto comigo e foi o suficiente para suas mentes mudarem. Elas estão me agradecendo. Vejo pessoas me entregando presentes de gratidão.

Eu desfruto de algo que até me assusta no início, mas é super gratificante, um dos maiores pagamentos que eu recebo na vida: pessoas falando que eu transformei a vida delas.

Eu sei que eu não transformei, mas fui usado, usado e ousado para que as pessoas tivessem uma vida nova. Não é sobre mim, mas é a melhor coisa que existe na Terra. Não há dinheiro, não há fama, não há sucesso que pague uma vida transformada por causa da minha vida.

"Obrigado por você abrir a boca, obrigado por acender sua luz", elas dizem, me abraçando. "Obrigado por você nunca ter tido vergonha de passar essa mensagem, e por deixar seu coração queimar pelas causas eternas".

Que o Senhor nunca permita que eu perca meu coração. Que as minhas boas obras brilhem a fim de que eu ganhe novas vidas para o Reino.

Eu vejo centenas, milhares, milhões de vidas transformadas. Como é bom!

Já é!

O que você precisa desbloquear em você para que outras pessoas sejam alcançadas pela sua luz?

09 de outubro

AMOR PELA PALAVRA

"Se vocês me amam, obedecerão aos meus mandamentos."

João 14:15

A Ti rendo graças, ó Deus, porque o Senhor é bom e sempre me ouve.

O Seu amor, a Sua graça e a Sua misericórdia não têm fim, eu acesso os três nesta manhã.

Visualizo agora uma Bíblia. Eu me sinto sedento pela presença do Deus vivo. Eu tenho mais sede pela Palavra do que por qualquer bebida que meu corpo ame, infinitamente mais.

Estou também faminto pela Palavra, pelo entendimento, pela sabedoria, mais do que por qualquer comida ou manjar da Terra e agora algo dentro de mim está sendo transformado para um novo tempo.

Nunca antes senti tamanha fome e sede. Eu quero devorar esse livro!

Eu me alimento da Palavra e minha boca transborda por meio da minha fala. Sem espírito religioso, mas com o espírito de liberdade de filho, eu replanto a Palavra com a minha boca.

Pessoas que ouvem as palavras que saem da minha boca e as recebem com o coração têm suas vidas transformadas.

Pessoas dóceis param para ouvir o que tenho a dizer e o evangelho as transforma.

Eu amo a Palavra e eu vou me dedicar para aprender todos os códigos de que eu preciso.

Já é!

É tempo de amar a Palavra. Escolha um livro da Bíblia para estudar e meditar nesta semana.

10 de outubro

ÁGUA VIVA

"Quem crer em mim, como diz a Escritura, do seu interior fluirão rios de água viva."

João 7:38

A Ti rendo graças, ó Deus, porque o Senhor é bom e sempre me ouve.

Eu busco acessar a chave mais poderosa que um ser em toda a existência, em todas as galáxias, em todos os tempos busca incansavelmente: a Fonte de todas as coisas. E eu tenho acesso direto a Ela.

Mentalizo-me chegando ao cume de uma montanha e, do alto, avisto águas profundas. Quanto mais fundo eu conseguir ir nessas águas, melhor.

Entro nas águas com toda sujeira, com todo pecado, com todas as coisas que me impedem ou que me fazem sentir vergonha de ir em frente.

Minha sujeira não é capaz de contaminar as águas, porque a fonte é infinita. Essa fonte flui o tempo inteiro.

Ao tocar essas águas, imediatamente toda sujeira vai embora. Não há nada mais poderoso para me lavar por dentro e por fora do que essa fonte de água viva.

Renovo-me e agora falo palavras poderosas; o rio de vida flui de dentro de mim.

Pessoas que antes não tinham a chance de se encontrar com o Criador, de entender que são filhas amadas e governantes neste tempo, começam a ser alcançadas, porque eu me tornei um rio descontrolado que transborda assustadoramente.

Esse rio continua varrendo a terra seca e tudo o que estava seco começa a florescer poderosamente.

A Fonte é o Espírito Santo, a Fonte vai fluir através de mim.

Já é!

Há vidas que só serão alcançadas por meio da sua vida. Você tem deixado fluir rios de água viva de dentro de você?

COMPAIXÃO

"Como um pai tem compaixão de seus filhos, assim o Senhor tem compaixão dos que o temem; pois ele sabe do que somos formados; lembra-se de que somos pó."

Salmos 103:13-14

A Ti rendo graças, ó Deus, porque o Senhor é bom e sempre me ouve.

Como é bom receber uma porção nova do Seu espírito de compaixão a cada novo amanhecer.

Eu não terei impaciência com as pessoas que estão dormindo como zumbis, eu terei compaixão por elas e o meu coração vai levantar essas pessoas.

Eu terei o mesmo olhar misericordioso com o qual o Senhor me olhava antes que eu despertasse.

No dia de hoje, por meio do meu transbordo de compaixão, atraio pessoas de todos os lados que possuem o mesmo desejo de despertar uma multidão, de transformar vidas e de fazer o bem sem olhar a quem.

Eu sou alguém que tem muita compaixão e generosidade por esta nação.

Já é!

Reserve um momento do dia de hoje para se autoavaliar, perdoar suas falhas e ter compaixão de si mesmo. Reconheça seus erros, recalcule a rota e não pare no meio do caminho.

Depois dessa autoavaliação, demonstre sua compaixão por alguém que o Senhor mostrou que está precisando de um momento com você.

VISÃO PROGRESSIVA

"Então o Senhor disse a Abrão: "Saia da sua terra, do meio dos seus parentes e da casa de seu pai, e vá para a terra que eu lhe mostrarei."

Gênesis 12:1

A Ti rendo graças, ó Deus, porque o Senhor é bom e sempre me ouve.

Hoje eu conecto minha vida para ser alguém realmente produtivo naquilo para o que o Senhor me chamou.

Não gastarei energia naquilo que as pessoas me chamam para fazer e que não faz parte do meu propósito. Não me preocuparei com besteiras.

Visualizo agora uma nova energia.

Estou vencendo as estatísticas, as perspectivas, os ventos contrários e os murmuradores que tentam me alertar para não seguir por esse caminho.

Eu tenho uma visão progressiva.

Obrigado, Deus, porque o Senhor viu antes de mim.

Obrigado, porque o Senhor me colocou progressivamente para cumprir esse propósito, e, se o Senhor me mostrasse tudo de uma vez, lá no começo, eu não teria topado.

Reconheço-me como aquela pessoa que o Senhor projetou, mas eu estava atrapalhando Sua obra. Não vou atrapalhá-Lo mais.

Como é bom viver essa experiência!

Já é!

Ter visão progressiva é confiar que, ao dar um passo, o Senhor mostrará o próximo. Tome hoje uma decisão que você vinha procrastinando, dê o próximo passo.

13 de outubro

EU VENCEREI

"Eu lhes disse essas coisas para que em mim vocês tenham paz. Neste mundo vocês terão aflições; contudo, tenham ânimo! Eu venci o mundo".

João 16:33

A Ti rendo graças, ó Deus, porque o Senhor é bom e sempre me ouve.

Mentalizo agora eu tendo momentos de prazer com meus filhos.

Mentalizo eu me divertindo, mas sendo perseguido, porque sei que meu Mestre Jesus passou por isso e disse: "Tende bom ânimo, porque Eu venci o mundo."

Não me importarei com o que os outros dizem a meu respeito, não preciso ser aprovado por absolutamente ninguém, pois Aquele que me chamou antes da fundação do mundo já me aprovou.

O Senhor me dá revelação, clareza da Palavra, e libera o Rhema dentro da minha casa agora.

O Senhor coloca palavras na minha boca que nunca antes li, que nunca ouvi da boca de ninguém.

O Senhor me manda levantar a cabeça agora, me manda limpar o coração para enchê-lo com muita pressão.

Eu sou um General do Reino. Eu sou a igreja, a noiva de Jesus. Eu sou um amante da Palavra.

Nada pode me parar, nada pode me deter. Eu vencerei.

Já é!

Renove sua alegria no Senhor e busque Sua presença para vencer as dificuldades.

14 de outubro

EU ACESSO O REINO

"Não tenham medo, pequeno rebanho, pois foi do agrado do Pai dar-lhes o Reino."

Lucas 12:32

A Ti rendo graças, ó Deus, porque o Senhor é bom e sempre me ouve.

Senhor, eu aceito herdar as Suas promessas.

Eu aceito ser um ministro do Evangelho, um influenciador do Reino para milhões de pessoas.

Eu decido ser chamado de Filho Amado.

Eu sou a cura desta geração.

Eu terei paciência com os tolos e compaixão pelos perdidos.

Eu abro mão do meu pecado de estimação. Absolutamente nada vai ficar oculto. Tudo o que precisa ser abalado será abalado.

Eu sou uma ovelha do Senhor Jesus; para qualquer outro, porém, eu sou um leão da Tribo de Judá.

Eu não apenas falarei sobre Deus, eu experimentarei Ele.

Eu sou forte e corajoso.

Eu acesso o Reino.

Já é!

Do que você precisa abrir mão hoje para pregar o Reino sem reservas? Decida receber a recompensa.

15 de outubro

ELE É O MEU OURO

"O Todo-poderoso será o seu ouro, será para você prata seleta."

Jó 22:25

A Ti rendo graças, ó Deus, porque o Senhor é bom e sempre me ouve.

Mentalizo que chego à minha casa e o Senhor está sentado na sala. Ele fala: "Eu esperei por todo esse tempo que você me assumisse, eu tive paciência. Sente-se aqui no meu colo."

Ele faz carinho no meu cabelo, na minha orelha e diz: "Por favor, ame as pessoas, tenha paciência com elas… Coloque toda a sua vida empenhada nas coisas para as quais eu estou chamando-o. Eu vou fazê-lo prosperar, não tenha medo! Invista sua vida nas pessoas que estão clamando."

Dou um abraço no Senhor e falo para Ele: "Eis-me aqui, Senhor. Eu não abro mão de fazer aquilo para o qual o Senhor me chamou, és o meu ouro."

Já é!

O Senhor tem planos de fazê-lo prosperar. Qual ação você fará hoje para atender o seu chamado?

16 de outubro

FIM DA LINHA

"Combati o bom combate, terminei a corrida, guardei a fé."

2 Timóteo 4:7

A Ti rendo graças, ó Deus, porque o Senhor é bom e sempre me ouve.

Visualizo uma estrada de cem quilômetros em linha reta.

O Senhor me estende a mão e eu corro para pegar na mão dEle. Sorrindo, Ele diz: "Já estamos chegando ao fim da estrada. Faça aquilo que eu coloquei no seu coração. Vá atrás das pessoas, é a última chance que elas têm. Eu espero você em casa."

Há fogo por toda a estrada e o Senhor me dá tênis novos. Ele me dá uma nova alegria, uma nova energia.

Começo a correr com tamanha velocidade que meus pés nem tocam mais o chão. Agora eu estou voando, voo muito alto, e as pessoas que estavam muito distantes me veem e vêm ao meu encontro. Elas se conectam ao Senhor por minha causa.

3, 2, 1… Acabou. Fim da linha.

O Senhor desce do trono e me dá o abraço mais caloroso que minha alma já sentiu.

Eu cruzei a linha de chegada.

Já é!

Durante a corrida, muitas vozes e pedras no caminho tentarão fazer você desistir. Fixe seus olhos no prêmio e siga adiante.

COMO CRIANÇA

"Seja sábio, meu filho, e traga alegria ao meu coração; poderei então responder a quem me desprezar."

Provérbios 27:11

A Ti rendo graças, ó Deus, porque o Senhor é bom e sempre me ouve.

Vejo o Senhor sorrindo para mim e, como se eu fosse criança, arruma a minha lancheira e me manda à escola.

Ele diz: "A minha volta vai ser mais rápida do que a sua volta da escola. Eu quero que, no percurso, você ensine a todo mundo o que você sabe. Sempre que você vir pessoas que estiverem precisando de ajuda, pare tudo o que estiver fazendo e ajude-as. Multiplique o talento que eu coloquei dentro de você, pois o que você faz não é uma obra só sua. E desfrute do que eu coloquei na sua lancheira. Quando você voltar para casa, começa um novo reinado. Eu vou estar te esperando".

Ele me empurra, pois sabe que não quero sair, e diz: "Pode ir, filho, é para você crescer, vai lá buscar os outros filhos agora".

Eu vou e agora volto para casa.

Ele me pega no colo e fala: "Filho, servo bom e fiel, sente-se na ponta da mesa e desfrute de tudo o que foi preparado para você antes da fundação do mundo."

Como é bom desfrutar de tudo aquilo que o Senhor preparou para mim.

Já é!

Hoje o Senhor nos pede para ensinar aos outros, ajudar a quem precisa, multiplicar os talentos e desfrutar. Seja obediente e faça o que Ele pede.

18 de outubro

ELE DÁ ALÍVIO

"Não sobreveio a vocês tentação que não fosse comum aos homens. E Deus é fiel; ele não permitirá que vocês sejam tentados além do que podem suportar. Mas, quando forem tentados, ele lhes providenciará um escape, para que o possam suportar."

1 Coríntios 10:13

A Ti rendo graças, ó Deus, porque o Senhor é bom e sempre me ouve.

Eu decidi viver uma vida poderosa servindo os outros e, embora eu seja tão limitado e, por vezes, sinta vontade de parar, lembro-me de que a Fonte de água viva nunca para, então me renovo.

Sinto sobre mim a pressão dessas águas repondo as minhas energias.

Sou livre para secar as águas ou para represá-las, mas eu escolho transbordá-las.

Eu coloco a minha vida à disposição da vida de milhões de pessoas.

Todos os dias eu escolho ser alguém que não segura aquilo que o Senhor colocou no meu coração, porque eu sei que, quando o Senhor coloca algo no coração de alguém, ainda que aparente ser mais do que se possa suportar, Ele concede força e alívio em todos os momentos.

Eu escolho transbordar, porque o Senhor é maior e eu sou livre para nadar nesse oceano do Espírito.

Eu escolho transbordar, porque o Senhor é bom e misericordioso.

Eu escolho transbordar a Sua sabedoria, tão poderosa e excelente, à qual não consigo resistir.

Já é!

Ore ao Senhor e lance sobre Ele as suas aflições. Confie em Sua providência e peça que Ele lhe mostre uma saída.

19 de outubro

TEMPO DE MANIFESTAR O ANSEIO DA CRIAÇÃO

"Por isso, a criação aguarda ansiosamente a manifestação dos filhos de Deus."

Romanos 8:19

A Ti rendo graças, ó Deus, porque o Senhor é bom e sempre me ouve.

A Palavra diz que as criaturas da Terra aguardam a manifestação dos filhos de Deus.

Então eu irei me manifestar.

Haverá obstáculos nessa jornada, mas basta que eu não tire os olhos do alto.

O obstáculo é apenas uma invenção!

Vou aprender a canalizar tanto a energia que há dentro de mim que o meu coração vai se conectar à realidade do alto.

Com o tempo, sei que a saúde emocional e mental que estou conquistando me tornarão ainda mais capaz de governar sobre todas as coisas.

Ele me deu essa Terra para governar, por isso, continuo respirando e seguindo em frente.

Já é!

Sem medo do que possa vir, com todos os aprendizados que o trouxeram ao nível em que você se encontra, reflita: Como você pode manifestar o Reino de Deus por meio das suas atitudes e palavras no dia de hoje? Qual pergunta só você pode responder ao mundo?

MÁQUINA DE DESBLOQUEIO

"Mas o fruto do Espírito é amor, alegria, paz, paciência, amabilidade, bondade, fidelidade."

Gálatas 5:22

A Ti rendo graças, ó Deus, porque o Senhor é bom e sempre me ouve.

Eu coloco novos significados em todo o meu passado e, nesses dias, eu vou visitar essa biblioteca, vou tirar a poeira e vou ressignificar grandes histórias de terror.

Eu não quero apagar o meu passado, eu quero trazer um novo sentido e, principalmente, ajudar pessoas com esse novo significado.

Eu sou uma máquina de desbloqueio e ai daquele que andar perto de mim, porque também será desbloqueado.

Tenho clareza sobre os efeitos dos meus bloqueios e, a partir desse conhecimento, ajo na sua causa, cortando o mal pela raiz.

O Senhor coloca agora em meu coração uma compaixão gigante pelas pessoas. Não serei mais alguém que julga, mas terei um olhar misericordioso e sábio, de entender o que as conduziu até ali.

A maioria das pessoas fazem o que não querem, porque estão no automático do cérebro. Hoje eu vou aprender a ler pessoas e identificar seus bloqueios.

Eu vou consertar os danos causados durante toda a minha vida, esse é o meu compromisso com Deus, comigo mesmo, com a minha família e com essa geração.

Já é!

Não rejeite seu passado e não ignore seus bloqueios. O passado é como uma biblioteca, onde você consulta aquilo que fez de certo e errado. Ressignifique-o hoje, assim como aos seus bloqueios.

SENSIBILIDADE

"Não temas, porque eu sou contigo; não te assombres, porque eu sou teu Deus; eu te fortaleço, e te ajudo, e te sustento com a destra da minha justiça."

Isaías 41:10

A Ti rendo graças, ó Deus, porque o Senhor é bom e sempre me ouve.

Ninguém segura as almas, ninguém segura o rio que flui do trono, ninguém segura a minha timidez.

Está sendo carregada agora a minha covardia, está sendo carregada essa procrastinação, essas coisas estão sendo lavadas de mim.

Irei concentrar minha alma nas causas eternas e não nas coisas da Terra.

É muito bom ter coisas na Terra, mas todas elas pereceram. As causas eternas não têm volta, elas não param de multiplicar, não param de afetar pessoas. Eu nunca vou saber quantas pessoas vou impactar aqui na Terra, mas, na eternidade, eu vou me assustar com o rio de águas vivas que flui através de mim.

Eu vou ficar assombrado, porque as pessoas serão mudadas por meio do que eu falei para elas. Não é sobre mim, é sobre o que Deus falou.

Minha vida será diferente a partir de hoje.

Hoje eu vou focar a minha vida em assumir o governo e sensibilizar o meu espírito para estar atento à voz de Deus.

Porque hoje eu me vejo como um grande governante e vou governar aqui na Terra, sobre a minha família, meus negócios e a minha vida.

Já é!

Quanto mais sensível somos a Deus, mais fortes nos tornamos. Você tem mostrado suas fragilidades somente para quem pode fortalecê-lo ou ainda se expõe a quem só quer te ver por baixo?

22 de outubro

O RIO FLUIU

"Então o anjo me mostrou o rio da água da vida que, claro como cristal, fluía do trono de Deus e do Cordeiro, no meio da rua principal da cidade. De cada lado do rio estava a árvore da vida, que frutifica doze vezes por ano, uma por mês. As folhas da árvore servem para a cura das nações."

Apocalipse 22:1-2

A Ti rendo graças, ó Deus, porque o Senhor é bom e sempre me ouve.

Coisas nunca ouvidas fisicamente e coisas nunca aprendidas começam a fluir da minha boca no dia de hoje.

Sinto prazer em ver pessoas impactadas com isso, mas o impacto maior é no meu coração, pois sei que essas palavras não são minhas.

Esse é um dos sinais de que o rio está fluindo!

Pessoas falam comigo e eu as respondo com sabedoria. Isso me instiga a querer respondê-las sem parar.

Eu estou pronto para fluir na vida de milhões de pessoas.

Onde eu estiver, a Fonte sempre estará comigo e eu fluirei poderosamente na vida de outras pessoas.

Não por mérito próprio, mas porque Cristo vive em mim.

Já é!

Quando você está conectado à Fonte, todas as coisas fluem. Antes de realizar qualquer tarefa, antes de dizer qualquer coisa, você tem procurado ouvir e recarregar seu coração com as palavras dAquele que tem o controle e toda a sabedoria em Suas mãos?

23 de outubro

FUI ENCONTRADO

"E disse-lhe Jesus: Hoje veio a salvação a esta casa, pois também este é filho de Abraão. Porque o Filho do homem veio buscar e salvar o que se havia perdido."

Lucas 19:9-10

A Ti rendo graças, ó Deus, porque o Senhor é bom e sempre me ouve.

Fui encontrado por Aquele que tanto me procurou. Ele nunca foi ineficiente para me achar, mas me deixei ser encontrado.

Olho para os grandes feitos do Senhor, mas também para os pequenos, a construção de cada coisa.

Tenho em minha boca palavras de vida em abundância, essas que só quem se encontrou com o Criador tem a dizer.

Fui encontrado de forma extraordinária! Por isso, nas coisas mais simples, enxergo o grande e soberano poder de Deus. Minha vida é a prova de que tudo o que Deus faz é grande, mesmo parecendo pequeno.

Essa é uma das ações mais simples e puras: perceber tudo o que eu construí de forma absurda. Nem olhos viram, nem ouvidos ouviram, nem penetrou no coração humano o que Deus tem preparado para mim. Sou livre para mentalizar isso!

Já é!

É um fato que ninguém é o mesmo após se encontrar com Deus. Faça esse exercício de memória: quem você era antes e quem você é agora, após o grande encontro com o Criador?

NADA A TEMER

"No amor não há medo; ao contrário o perfeito amor expulsa o medo, porque o medo supõe castigo. Aquele que tem medo não está aperfeiçoado no amor."

1 João 4:18

A Ti rendo graças, ó Deus, porque o Senhor é bom e sempre me ouve.

Senhor, usa-me poderosamente.

Senhor, abre os meus acessos, me conecta às pessoas que têm o mesmo propósito que eu.

Eu honro o Senhor, a Sua Palavra.

Eu honro meu casamento, a minha família, minha casa, meus negócios, eu honro esta geração.

Eu estou pronto para governar sobre todas as coisas.

Eu vou pregar o Evangelho do Reino, porque eu sou um governante nesta geração, e para isso eu acesso a intrepidez de Paulo, a sabedoria de Daniel, o governo de José do Egito, a paixão de João e a obediência de Jesus.

Não há nada a temer, pois o Senhor está comigo em todos os momentos.

Já é!

Reflita: do que você ainda tem medo? Não temas! O Senhor tem algo novo para você.

FUI CHAMADO PARA ESTE DIA

"O espírito do Senhor Deus está sobre mim; porque o Senhor me ungiu."

Isaías 61:1

A Ti rendo graças, ó Deus, porque o Senhor é bom e sempre me ouve.

Eu reprogramo a minha mente nesta manhã.

Eu renovo a minha identidade, o meu propósito.

Eu estou aberto para questionar tudo aquilo que ainda não é um fato no Reino.

Eu estou pronto para largar tudo aquilo que não faz sentido carregar.

Eu estou pronto para começar tudo de novo se for necessário, mas eu quero pedir que o Senhor esteja comigo onde eu estiver.

Eu quero experimentar, Deus, um novo nível, eu anseio por isso, a minha alma anela, meu coração explode, incendeia, meu corpo inteiro já sente essa transformação.

Eu sou titular dos meus direitos, foi o Senhor quem me deu.

Eu foco nos meus deveres e em governar!

É meu dever governar, transbordar e fluir poderosamente neste dia.

Eu fui chamado para este dia.

Eu vou me jogar como nunca antes, não estou nem aí para medo, nem para o que vão dizer de mim. O que me importa é experimentar aquilo que eu nasci para experimentar, ter os resultados que eu nasci para ter.

Abro um sorriso agora e me jogo.

Já é!

O que você sempre quis fazer e não fez por medo? Hoje é o dia de colocar em prática. E aí, vai dar conta?

RESISTENTE

"Quem subirá ao monte do Senhor, ou quem estará no seu lugar santo? Aquele que é limpo de mãos e puro de coração."

Salmos 24:4

A Ti rendo graças, ó Deus, porque o Senhor é bom e sempre me ouve.

Nesta manhã eu mentalizo o fluxo do amor de Deus em meu coração.

Que a Sua verdade, Senhor, possa resplandecer em mim, para que o meu coração seja limpo e purificado de tudo aquilo que trazia peso e escondia a minha verdadeira imagem. Que a Sua imagem se reflita em mim e, com ela, eu tenha as minhas forças renovadas.

Que hoje eu me torne uma pessoa resistente para abrir mão daquilo que não faz sentido em minha vida. Que eu saiba rejeitar tudo aquilo que chegar até mim e não está alinhado ao Seu querer.

Que eu nem comece coisas que não têm valor e que o Seu valor esteja acima de qualquer desejo meu.

Que a resiliência seja minha companheira para que eu possa resistir a qualquer coisa para a qual eu não estava preparado.

Que eu possa aprender e me fortalecer a cada situação adversa e assim me torne cada vez mais forte.

Já é!

Quais áreas da sua vida precisam de purificação para que o amor de Deus ocupe todo o espaço do seu coração?

ESCUTANDO O AMOR

"Ora, um de seus discípulos, aquele a quem Jesus amava, estava reclinado no peito de Jesus."

João 13:23

A Ti rendo graças, ó Deus, porque o Senhor é bom e sempre me ouve.

Obrigado por Seu amor, por Sua graça, pela Sua sabedoria, pelo Seu zelo, por todo o Seu cuidado. Obrigado por Sua misericórdia, que não tem fim.

Eu acesso a Fonte, que transborda o Seu amor, e ela tira de mim tudo o que não faz parte daquilo que o Senhor, por me amar, tem para mim, tudo o que não faz sentido para o cumprimento do Seu propósito na minha vida e nesta Terra.

O Senhor é o Alfa e o Ômega. Me ensina a decifrar Seu coração, a ouvir a Sua voz, a ter sensibilidade, a pegar as frequências que estão em todos os lugares, a ouvir a melodia de todos os lugares.

Me ensina a forma como o Senhor quer agir, me ensina a entender o mover, me ensina, Deus, a tirar milhões e milhões de pessoas do caixão, me ensina a ter um coração ofertante, a acordar alegre como criança no Natal, louca para ver os presentes.

Como é bom sentir Seu coração.

Eu acesso essa paz do Criador no meu coração.

Já é!

Para ser um bom filho, é preciso ouvir o que pulsa no coração do Pai. Para se sentir amado, é preciso escutar o Amor. Quando foi a última vez que você parou tudo para escutar o som das batidas do coração de Jesus?

O QUE REALMENTE IMPORTA

"E nós conhecemos e cremos no amor que Deus nos tem. Deus é amor e quem está em amor está em Deus, e Deus, nele."

1 João 4:16

A Ti rendo graças, ó Deus, porque o Senhor é bom e sempre me ouve.

Meu propósito nunca foi sobre dinheiro, status, poder e fama, mas sobre obediência, governo e multiplicação.

Nunca foi pela religião, mas pela Palavra.

Vou prosperar mais rápido se eu deixar para trás as coisas que me pesam, as pessoas que desligam a fábrica da minha produtividade.

Eu sou uma usina nuclear e vou me entregar de corpo e alma ao Espírito Santo, para aquilo que Ele me chamou.

Não estou dedicando a minha vida à fama, nem ao sucesso, nem à glória humana, nem ao dinheiro. Sou chamado para reinar e governar!

Amar e conhecer ao Senhor é o mais importante.

Se algum dia eu me desviar disso ou fechar meu coração, que minha rota seja ajustada.

"Eis-me aqui, Senhor!", é o que digo!

Já é!

Amar e conhecer ao Senhor é o que verdadeiramente importa. O quanto você tem se dedicado a isso?

29 de outubro

A MINHA FÉ

"O que é nascido de Deus vence o mundo; e esta é a vitória que vence o mundo: a nossa fé."

1 João 5:4

A Ti rendo graças, ó Deus, porque o Senhor é bom e sempre me ouve.

Obrigado pelo batalhão que o Senhor colocou em minha responsabilidade.

Obrigado pelo Seu amor, porque sei que muitos que andam ao meu lado estão com medo, mas vão prosperar da mesma forma. Vários que estão conectados com o Senhor vão fluir pelas águas vivas.

Eu tenho fé de que o Senhor está comigo.

Sei que o melhor está por vir, pois o Senhor nunca me desamparou.

Que eu possa ter a fé de José e que jamais eu possa duvidar das Suas promessas, como fizeram Abraão e Sara.

Que a fé - aquela que é o firme fundamento das coisas que não vemos - possa estar em meu coração hoje e sempre.

Já é!

Saia desse lugar de desobediência e de descrença. Seja corajoso e tenha fé naquilo que Deus prometeu, pois Ele é fiel para cumprir. Pratique isso e veja como a sua vida vai para o próximo nível.

AME A DEUS

"Ame o Senhor, o seu Deus, de todo o seu coração, de toda a sua alma e de todas as suas forças."

Deuteronômio 6:5

A Ti rendo graças, ó Deus, porque o Senhor é bom e sempre me ouve.

Deus, eu te agradeço, porque o Seu amor é enorme e Sua misericórdia me alcança todos os dias.

Sinceramente, muitas vezes eu não sei como retribuir. Não sei nem se isso é possível, inclusive. Por isso, eu faço o que a Bíblia manda: amar o Senhor acima de todas as coisas.

Afinal, é impossível eu olhar para o que Deus sacrificou por mim - sujo e imerecedor - e não amá-Lo de todo o meu coração.

O meu amor pelo Senhor é infinito e sou grato todos os dias pela Sua graça e bondade.

O amor a Deus me mudou;

O amor a Deus me transformou;

O amor a Deus me ajudou;

O amor a Deus me incentivou.

Já é!

Seja amoroso com o Senhor, pois é o mínimo que podemos fazer. Isso não chega nem perto do que Deus fez por nós. Por isso, pratique esse amor.

A MINHA LIDERANÇA

"Mas, sejam fortes e não desanimem, pois o trabalho de vocês será recompensado."

2 Crônicas 15:7

A Ti rendo graças, ó Deus, porque o Senhor é bom e sempre me ouve.

O Senhor é bom e a Sua misericórdia dura para sempre.

Senhor, entrego a minha vida a Ti. Que o meu dia possa ser útil para o Seu Reino e que a minha liderança nesta Terra possa ter muitos frutos.

Eu estou na Terra para ser líder e convocar pessoas que estejam dispostas a liderar também.

O Reino está carente de pessoas com disposição o suficiente para renunciar suas vontades e liderar um batalhão.

A liderança está entre os meus desejos diários e na minha meta de vida.

A minha liderança já impactou milhares de vidas;

A minha liderança é promessa do Senhor;

A minha liderança é posta em prática nos mínimos detalhes;

A minha liderança já é a realidade.

Já é!

Como está a sua liderança? Tem pedido isso ao Senhor? Pratique a liderança no seu dia a dia e com as pessoas em sua volta. Você vai conseguir desenvolvê-la mais facilmente quando incluí-la nesses detalhes da rotina.

Novembro

"Quando passares pelas águas, estarei contigo, e, quando pelos rios, eles não te submergirão; quando passares pelo fogo, não te queimarás, nem a chama arderá em ti."

Isaías 43:2

01 de novembro

ESTEIRA DA VIDA

"E nós conhecemos, e cremos no amor que Deus nos tem. Deus é amor; e quem está em amor está em Deus, e Deus nele."

1 João 4:16

A Ti rendo graças, ó Deus, porque o Senhor é bom e sempre me ouve.

Eu mentalizo agora que eu estou olhando uma esteira.

Essa esteira está carregada com anos da minha vida. Alguns anos percebo que estão escuros, nebulosos, outros nem tanto.

Junto a cada ano existem crenças, comportamentos e emoções que foram guardadas e hoje ainda carrego muitos desses pesos.

Percebo que na esteira da vida já não há mais espaço para viver o novo, ela está bitolada de experiências passadas e, para avançar, eu preciso me desfazer de algumas cargas que não têm sentido.

Chegou o momento de explodir parte dessa esteira, de explodir todos os sentimentos de raiva, mágoa, desilusão, medo, inveja e tantas outras coisas que ainda estão limitando a minha esteira da vida de fluir com naturalidade.

Nesse momento eu assumo a Sua força, Senhor, e me coloco como um verdadeiro governante da minha vida.

Na minha frente há um grande botão vermelho e, quando eu apertá-lo, vou explodir tudo que não me serve mais.

3,2,1… Tudo se explode e nesse momento, a minha esteira será guiada pelo Senhor.

No Senhor encontro força, graça e amor.

Obrigado, porque a esteira da minha vida não será mais a mesma.

Já é!

Esteja consciente de tudo aquilo que você precisa desapegar. Abra espaço para o novo!

MORADA DO ESPÍRITO

"Acaso não sabem que o corpo de vocês é santuário do Espírito Santo que habita em vocês, que lhes foi dado por Deus e que vocês não são de si mesmos?"

1 Coríntios 6:19

A Ti rendo graças, ó Deus, porque o Senhor é bom e sempre me ouve.

Eu me achego ao Senhor, renovo a minha identidade, o meu propósito e o meu governo sobre a Terra. Nada vai me separar e nem me impedir.

Eu me achego ao Espírito Santo e meu corpo e meu espírito continuam sendo escravos do propósito. O meu corpo é o meu escravo.

Todos os dias, dou ordens sobre o meu corpo. Meu corpo é um templo, é a morada do Espírito Santo. Meu corpo é uma máquina perfeita criada para dar resultados.

Hoje abro mão de tudo aquilo que tenta me escravizar, diminuindo a minha velocidade e me causando letargia: açúcar, álcool, frituras, sedentarismo.

Eu abro mão dos prazeres imediatos e construo a melhor versão que o meu corpo pode ter, pois não há espírito forte que more em um corpo fraco.

Eu construo bons hábitos, cuido deles, os faço andar, crescer, ter maior idade e os coloco para rodar sozinhos.

Toda semana, eu troco um hábito antigo por um novo e, daqui a um tempo, eu estarei irreconhecível. Isso é muito bom!

O meu corpo é recurso. Uso tudo o que tenho para acelerar a proliferação do Reino.

Fortalecido, sigo adiante com os olhos fixos no prêmio.

Já é!

Numa escala de 0 a 10, quanto você tem cuidado do seu corpo para aproveitar todo o seu potencial? Liste os hábitos que você precisa abandonar para fortalecer seu corpo e troque-os por novos.

03 de novembro

RECOMENDADO PELO SENHOR

"Pois não é aprovado quem a si mesmo se recomenda, mas aquele a quem o Senhor recomenda."

2 Coríntios 10:18

A Ti rendo graças, ó Deus, porque o Senhor é bom e sempre me ouve.

Hoje é dia de lançar fora a necessidade de aprovação. Eu não aceito conviver com isso.

Neste momento, aciono a ira no meu coração e resolvo esse problema.

Eu abro mão da necessidade de aprovação e abro a minha boca sem medo de me sentir julgado, sem medo de ser ridículo, do que vão pensar sobre mim.

Palavras malditas e olhares condenatórios não deixam marcas em mim.

As críticas já não me preocupam, pois eu descobri minha identidade e me permiti ser um instrumento do Senhor aqui na Terra.

Eu não preciso de autorização, porque o próprio Deus pôs no meu coração uma missão e eu 'vou pra cima' de qualquer bloqueio que ouse me impedir de fazer aquilo para que o Senhor me chamou.

O Senhor guia os meus passos e se alegra com a minha disposição, pois em mim encontrou morada.

Ele me dá um espírito de intrepidez e me diz: "Filho, eu o recomendei antes mesmo da fundação do mundo, você é minha imagem e semelhança."

Não preciso de mais nada.

Já é!

Se a necessidade de aprovação ainda limita suas ações, faça perguntas para si e para Deus a fim de se lembrar da pessoa e/ou evento causador desse bloqueio. Ressignifique o ocorrido e declare: "O Senhor me aprovou desde antes da fundação do mundo. Não preciso de mais nada!"

PRESENÇA

"Portanto, não se preocupem, dizendo: 'Que vamos comer? ' ou 'que vamos beber? ' ou 'que vamos vestir?'"

Mateus 6:31

A Ti rendo graças, ó Deus, porque o Senhor é bom e sempre me ouve.

Obrigado, porque o Senhor está comigo o tempo todo.

O Senhor me livra de todas as ansiedades e aflições.

Neste momento eu libero meu coração da ansiedade.

Senhor, retira de mim toda preocupação em relação ao futuro. Põe o meu corpo, minha mente e meu coração naquilo que verdadeiramente importa.

Eu ativo o meu relógio no tempo presente e direciono as minhas energias para o hoje, para o agora, para a realização.

Eu sei que a colheita de amanhã aponta para o plantio de hoje e, por isso, realizo as minhas tarefas e cumpro aquilo que devo fazer hoje.

Eu só tenho o agora, portanto, realizo o que me compete e experimento os resultados.

O Senhor é bom e, no tempo oportuno, desfrutarei do trabalho feito por minhas mãos.

Já é!

Hoje você vai treinar algo que, às vezes, pela correria do dia a dia, tem deixado de lado: ter tempo de qualidade com a sua família. Dedique intencionalmente um tempo para ouvir e conversar com seu cônjuge e seus filhos, sem interferências. Esteja presente. Faça ser agradável e divertido.

05 de novembro

BAGUNÇA *X* DESORDEM

"Honre o Senhor com todos os seus recursos e com os primeiros frutos de todas as suas plantações."

Provérbios 3:9

A Ti rendo graças, ó Deus, porque o Senhor é bom e sempre me ouve.

O Senhor é o Deus dos recursos, por isso ensina-me, Pai, a aproveitá-los com eficiência.

Não quero desperdiçar nada daquilo que o Senhor me dá, nem o meu tempo nem a minha energia.

Livro-me de toda bagunça que joga fora pelo menos 10% dos meus recursos.

A partir de hoje, decido acessar a exponencialidade em tudo o que faço.

Visualizo a minha vida como um canteiro de construção civil com tijolos espalhados por toda a obra. Os pedreiros estão perdidos sem encontrar nada e me pedem para comprar mais tijolos, porque não encontram os que estão lá. Eu pago pela bagunça com dinheiro, tempo e energia, mas decidi dar o basta.

Agora vejo essa mesma construção e, ainda que os tijolos estejam fora de ordem, todos são bem aproveitados.

Não me preocupo em colocar todos os tijolos em um mesmo lugar, separados por forma e tamanho, nem em deixar ferramentas e utensílios em armários para que a obra seja organizada. Porém, não cedo mais espaço para a bagunça, porque honro o Senhor.

Já é!

É hora de se livrar da bagunça que o torna improdutivo e o faz desperdiçar recursos. Comece pelo seu ambiente. Otimize os seus espaços desapegando do que não usa mais.

06 de novembro

PRESSÃO

"E esta é a vontade daquele que me enviou: que eu não perca nenhum dos que ele me deu, mas os ressuscite no último dia."

João 6:39

A Ti rendo graças, ó Deus, porque o Senhor é bom e sempre me ouve.

Usa-me, Pai, ensina-me a pôr pressão em mim mesmo, a ouvir a pressão que vem do alto, a fazer perguntas quando eu estiver pressionado. Ensina-me a ter prazer em aumentar a cada dia a minha energia.

Ensina-me a ter experiências e a usar absolutamente todo o armamento que o Senhor tem colocado em minhas mãos neste tempo.

É tempo de potencializar, é tempo de grandes experiências, é tempo de explodir em novas frentes.

Ninguém colocará pressão em mim mais do que eu mesmo. Eu vou explodir com direção.

Eu sou uma grande mola, forte e larga, que está sendo pressionada agora.

As coisas do alto estão me pressionando e vou crescer de maneira poderosa nisso.

Já é!

Hoje é dia de colocar pressão naquilo que faz sentido. Dê andamento aos projetos que estão alinhados ao seu propósito e diga 'não' àquilo que desvia você do alvo. Seja o primeiro a colocar pressão em si mesmo, não espere que isso venha dos outros.

07 de novembro

GERAÇÃO MUDA

"Pois a palavra de Deus é viva e eficaz, e mais afiada que qualquer espada de dois gumes; ela penetra até o ponto de dividir alma e espírito, juntas e medulas, e julga os pensamentos e intenções do coração."

Hebreus 4:12

A Ti rendo graças, ó Deus, porque o Senhor é bom e sempre me ouve.

Senhor, eu sei que muitas vidas têm sido interrompidas por causa de guerras em todo o mundo e isso é assustador. Mas existe uma guerra mais antiga, sendo travada há milênios, para a qual muitas pessoas ainda não acordaram.

Pai, muitas pessoas estão morrendo todos os dias sem serem atingidas por armas, mas porque os filhos de Deus não abrem a boca para se manifestar.

Visualizo neste momento pessoas que estavam condenadas ao inferno sendo salvas, porque foram ativadas pelas palavras que saíram da minha boca.

Quão eficaz é a Palavra do Senhor, que cura, restaura, transforma e renova. Onde há tristeza, ela leva alegria; nos lugares desolados, leva esperança; onde só há destruição e morte, a Palavra entrega vida.

Eu sou um General e não aceito continuar de boca fechada.

Não me calarei nem mais um minuto.

Já é!

Lembre-se de três momentos nos quais você perdeu a oportunidade de levar a mensagem do Senhor. Reflita profundamente sobre os motivos que o levaram a isso. É hora de acabar com qualquer bloqueio que impede você de abrir a boca para salvar vidas.

PELA FÉ

"Pois vocês são salvos pela graça, por meio da fé, e isto não vem de vocês, é dom de Deus; não por obras, para que ninguém se glorie."

Efésios 2:8-9

A Ti rendo graças, ó Deus, porque o Senhor é bom e sempre me ouve.

Nesta manhã, o Senhor me dá acesso.

Eu não preciso pedir, basta entrar e pegar.

Como é bom ser filho do dono de tudo, do Deus das riquezas e dos recursos.

Como é bom ter esse acesso, Pai.

Visualizo o Senhor me olhando com um olhar generoso.

O Senhor me abraça e, logo em seguida, me entrega um cheque em branco. Eu posso utilizá-lo agora para ser sacado depois, mas o cheque não pode ser trocado em um banco qualquer, e sim no banco do alto.

Esse cheque é um acesso, esse cheque é a fé.

Por meio da fé, eu acesso tudo o que o Pai quer me dar.

Pela fé, ando com o Senhor e nos tornamos íntimos.

Eu não O busco somente nos momentos de dificuldade, mas a todos os instantes estamos juntos.

Já é!

Pela fé, homens e mulheres guiados por olhos espirituais, e não materiais, presenciaram milagres e superaram grandes dificuldades. Chamados de heróis da fé, suas vidas foram marcadas por uma história de dedicação ao Senhor. Leia o capítulo 11 de Hebreus e reflita sobre essa palavra.

09 de novembro

A VOZ DO SENHOR

"Aquele que pertence a Deus ouve o que Deus diz. Vocês não ouvem porque não pertencem a Deus."

João 8:47

A Ti rendo graças, ó Deus, porque o Senhor é bom e sempre me ouve.

Senhor, ensina-me a ouvi-Lo!

Hoje eu só quero ouvir aquilo que o Senhor tem a me dizer.

No silêncio, o Senhor se manifesta e fala comigo.

Eu sei que estar atento à Sua voz é o que me levará a lugares mais altos! Portanto, saio do automático e esvazio-me para que o Senhor me encha.

Escuto-O com profunda honra e respeito. Mentalizo, verbalizo e agradeço por tudo o que já aconteceu e pelo que ainda não se manifestou.

Enquanto escuto Sua doce voz, uma indescritível sensação me toma. Sinto-me constrangido com o Seu amor e deixo meu coração fluir.

Que imenso privilégio poder ouvir Sua voz tão mansa e firme!

Eu decido buscá-Lo e ouvi-Lo todos os dias, Senhor.

Já é!

Treine ouvir a voz do Senhor. O primeiro passo é baixar os demais volumes, silenciar todos os ruídos que impedem você de ouvi-Lo. Reserve um tempo de intimidade com o Senhor e busque-O. Conecte-se com o Espírito Santo e esteja sensível à Sua voz.

RIQUEZAS

"Ó profundidade da riqueza da sabedoria e do conhecimento de Deus! Quão insondáveis são os seus juízos e inescrutáveis os seus caminhos!"

Romanos 11:33

A Ti rendo graças, ó Deus, porque o Senhor é bom e sempre me ouve.

Senhor, ensina-me a escavar as riquezas escondidas em mim e na Terra.

Senhor, dê-me prazer na sabedoria.

Senhor, dê-me prazer em fazer aquilo para o qual o Senhor me chamou.

Dê-me prazer em conhecer cada dia mais o Senhor.

Eu entendo que, para conhecê-Lo, é preciso encontrá-Lo todos os dias e, mesmo assim, eu nunca vou descobrir tudo sobre o Senhor. Isso é fascinante!

No dia em que eu duvidar de quem eu sou, eu vou olhar para o Senhor e vou me lembrar da minha identidade, mas eu nunca vou saber o meu fim, porque o fim nem existe, é só uma troca de ciclo.

O novo governo está se levantando; eu estou trocando as minhas vestes de escravo e colocando a coroa de rei; estou começando a reinar sobre a Terra.

Todos os dias eu vou garimpar aquilo que o Senhor escondeu dentro de mim e transbordar na vida das pessoas.

Já é!

Mentalize as riquezas que o Senhor colocou em você e se inspire em encontrar algo novo em seu interior todos os dias.

11 de novembro

MÍSSEIS DO SENHOR

"O meu corpo e o meu coração poderão fraquejar, mas Deus é a força do meu coração e a minha herança para sempre."

Salmos 73:26

A Ti rendo graças, ó Deus, porque o Senhor é bom e sempre me ouve.

Obrigado Senhor por hoje, obrigado pela minha família.

Hoje reconheço que existem muitas famílias que são aviões de guerra, mas sem ogivas nucleares, sem mísseis.

Por muito tempo eu rejeitei os mísseis que o Senhor me mandou por medo e ignorância, mas eu vou me destravar hoje, vou tirar de mim esse medo de multiplicar.

O Senhor coloca um desejo ardente em meu coração e eu assumo a responsabilidade de multiplicar o que eu carrego.

Hoje eu multiplico e faço um milagre na minha vida.

Eu confesso a palavra do Senhor sobre a minha vida e da minha família.

Eu decreto ao meu cérebro que use todas as munições vindas do Senhor para tocar o terror na Terra.

Já é!

Você e sua família são ogivas nucleares, mísseis de guerra do Reino. Tirem um momento para ler e meditar na palavra juntos. Fortaleçam-se. Vocês são mais fortes que nações.

IRA

"Porque do céu se manifesta a ira de Deus sobre toda a impiedade e injustiça dos homens, que detêm a verdade em injustiça."

Romanos 1:18

A Ti rendo graças, ó Deus, porque o Senhor é bom e sempre me ouve.

Eu ativo minha ira nessa manhã e vou usar essa violência não contra pessoas, mas para cumprir o propósito, para tirar o meu carro da lama, para aumentar a velocidade e para canalizar aquilo que é meu propósito mais uma vez.

Mentalizo que tenho autocontrole, autogoverno, e percebo como é boa essa minha força, que me faz correr vários quilômetros, que me faz falar incansavelmente, essa força que me faz dominar os meus negócios e toda essa violência interna que está sendo agora canalizada.

Que sensação boa me sentir violento, nunca para agredir uma pessoa, nem seres, nem animais, mas para prosperar.

Eu transformo essa violência em amor para atingir mais pessoas.

Eu realmente sou perigoso, a ponto do próprio diabo se preocupar comigo.

Eu canalizo toda a minha ira naquilo que Deus me chamou e agora visualizo pessoas me respeitando, porque eu tenho resultados.

Sinto queimar essa força, sinto canalizar toda a energia poderosa de Deus.

Já é!

Descubra em qual área da sua vida você precisa ativar a ira para criar um novo movimento e faça isso agora.

13 de novembro

EU CREIO

"Eu asseguro: Quem ouve a minha palavra e crê naquele que me enviou tem a vida eterna e não será condenado, mas já passou da morte para a vida."

João 5:24

A Ti rendo graças, ó Deus, porque o Senhor é bom e sempre me ouve.

Obrigado, Senhor, porque o Senhor é bom e me conecta a pessoas que estão no mesmo propósito que eu para liberar aprendizado e coisas ocultas do Reino.

O Senhor me chama para levantar famílias, para liberar dons, para abrir a mente de muitas pessoas e acionar várias ogivas nucleares.

Hoje se levantam os trabalhadores da última hora, se levantam os generais do Reino que foram chamados nesta última dispensação e que recebem o Seu pagamento, cada um deles.

Hoje eu entendo que sou um trabalhador da última hora e começo a exercer a minha função.

O Senhor é bom e resolveu pagar para a última geração tudo aquilo que as outras gerações somadas ganharam.

Eu estou empenhado naquilo que o Senhor me chamou, é no caminho que os detalhes são revelados.

É um passo do Senhor, depois o meu.

Já é!

Você é um trabalhador da última hora. O que você tem feito pelo Reino?

LOUVO AO SENHOR

"Ó minha força, canto louvores a ti; tu és, ó Deus, o meu alto refúgio, o Deus que me ama."

Salmos 59:17

A Ti rendo graças, ó Deus, porque o Senhor é bom e sempre me ouve.

Rendo louvores ao Senhor, porque a Sua bondade não tem fim.

Mesmo sendo eu tão falho e pequenino, o Senhor me chama de filho e me coloca sob a Sua proteção.

Eu sinto o Seu amor, a Sua graça, a Sua misericórdia.

Eu me sinto constrangido, porque, mesmo diante de tamanha grandiosidade, o Senhor se importa comigo.

O Senhor me escolheu e comprou a minha vida por um alto preço.

Sinto Seu cheiro, Seu afago e ouço Sua doce voz me dizendo que sempre esteve comigo.

Chegou o tempo de eu governar.

Em toda e qualquer circunstância, louvarei ao Senhor. O único digno de louvor!

Já é!

Hoje é dia de render louvores ao Senhor com os seus pensamentos. Em todo tempo reflita sobre as maravilhas da criação de Deus e encontre motivos para agradecê-Lo.

AMOR AO PRÓXIMO

"'Ame o seu próximo como a si mesmo'. Não existe mandamento maior do que este."

Marcos 12:31

A Ti rendo graças, ó Deus, porque o Senhor é bom e sempre me ouve.

Obrigado, Pai, por este momento de comunhão com o Senhor.

Obrigado pelo Seu amor, que permeia todas as células do meu corpo neste momento. Obrigado pelo desejo do meu coração de ser uma fonte de contribuição na vida da minha família e na vida de todas as pessoas que tocarei hoje.

Mentalizo o dia de hoje com a maior produtividade. Produzo muito e com muita alegria.

Vejo-me encontrando pessoas e oferecendo-lhes o meu melhor sorriso. Digo "eu te amo" em silêncio a todas elas e me interesso genuinamente por cada uma.

Falo para cada um: "Você é excelente, você é amado." E sinto-me verdadeiramente amado com tudo isso.

Eu honro a vida das pessoas e prossigo para o alvo, cumprindo o segundo mandamento divino: amar ao próximo como a mim mesmo.

Já é!

Busque ser gentil com cada pessoa que passar pelo seu caminho. Identifique hoje uma pessoa na sua família ou no seu ambiente de trabalho que esteja necessitando de atenção, de uma palavra de ânimo ou de ajuda material. Pratique o amor ao próximo atendendo tal necessidade.

DOMÍNIO PRÓPRIO

"Por isso mesmo, empenhem-se para acrescentar à sua fé a virtude; à virtude o conhecimento; ao conhecimento o domínio próprio; ao domínio próprio a perseverança; à perseverança a piedade; à piedade a fraternidade; e à fraternidade o amor."

2 Pedro 1:5-7

A Ti rendo graças, ó Deus, porque o Senhor é bom e sempre me ouve.

Eu entrego este dia mais uma vez nas Suas mãos.

Neste exato momento, eu Lhe entrego a minha primeira menção.

Assim como as misericórdias se renovam a cada manhã, todo o meu organismo, todo o meu corpo se renova neste momento.

Mentalizo uma seta descendo do céu para a Terra, trazendo uma energia que é captada por minha alma e que domina todo o meu corpo.

Meu corpo nasceu para desfrutar do melhor da Terra e simplesmente obedece aquilo que a minha alma pede e pelo que o meu espírito chama.

Canalizo energias, faço gestão dos ambientes e das pessoas que são incapazes de fazer gestão de si mesmas e as libero.

Faço gestão das minhas emoções e direciono a minha energia para criar soluções.

Exerço o autodomínio e governo todas as coisas.

Já é!

Hoje é dia de exercitar o domínio próprio. Cuide das palavras que saem da sua boca sem ceder ao ímpeto de fofocar, julgar ou revidar com palavras agressivas.

CONTEMPLAÇÃO E DESFRUTE

"Eu sei, Senhor, que não está nas mãos do homem o seu futuro; não compete ao homem dirigir os seus passos."

Jeremias 10:23

A Ti rendo graças, ó Deus, porque o Senhor é bom e sempre me ouve.

Este é o melhor tempo de todos, pois o único tempo que tenho é o agora.

Gerações e gerações já se despediram da Terra, mas esta é a geração que vai acelerar e governar sobre todas as coisas.

Instalo em mim, no meu espírito, o espírito de indignação da parte de Deus, por não contemplar, por não viver o agora.

Mentalizo nesta manhã uma vida focada na contemplação e no desfrute.

Declaro que hoje é o dia em que vou me deparar com algum problema, mas não o verei mais como um problema.

Treino minha mente para enxergar a oportunidade, criar a solução e entrar no desfrute sem ansiedade quanto ao futuro.

Acesso e tomo posse, pois sou dos que insistem na constância.

Submeto-me a situações de pressão que mexem com minha musculatura, minha estrutura óssea, minha capacidade espiritual e almática.

Domino o hoje, entro na contemplação e no desfrute e enxergo o próximo nível.

Já é!

Pense nas três principais atividades que você desenvolve com prazer. Perceba que há um padrão nelas: quando as realiza, você dedica toda sua atenção, colocando-se no momento presente. Esteja presente em tudo o que for realizar hoje, mesmo nas atividades que não são tão prazerosas. Você treinará a contemplação e aprenderá a desfrutar em todos os momentos.

18 de novembro

O SENHOR ME SALVOU

"Jesus respondeu, e disse-lhe: Na verdade, na verdade te digo que aquele que não nascer de novo, não pode ver o reino de Deus."

João 3:3

A Ti rendo graças, ó Deus, porque o Senhor é bom e sempre me ouve.

O Senhor é bom e sempre me mostra o caminho, mesmo que, por muitas vezes, eu tenha andado em caminhos tortuosos, vivendo ilusões, vícios, mentiras, traição e tantas outras coisas, o Senhor sempre esteve comigo e me amparou.

Quero viver debaixo da Sua graça.

Que hoje eu seja fogo para incendiar nações, que eu seja fúria para levar a Palavra, que eu viva em verdade para expressar a Sua identidade.

O Senhor me salvou de mãos perigosas e me colocou sobre o Seu abrigo.

Que hoje a minha história seja contada e que as minhas palavras alcancem nações, para que todos aqueles que ainda estão perdidos, como um dia eu estive, possam se levantar.

Já é!

O Senhor te levanta todos os dias, agora o que você tem feito para levantar nações?

19 de novembro

LEVEZA

"Melhor é um pedaço de pão seco com paz e tranquilidade do que uma casa onde há banquetes e muitas brigas."

Provérbios 17:1

A Ti rendo graças, ó Deus, porque o Senhor é bom e sempre me ouve.

Senhor, que neste dia eu possa encontrar a leveza das Suas palavras.

Que eu tenha sabedoria no falar, no agir e em todas as decisões que eu tomar, e que eu possa encontrar leveza até mesmo em dias difíceis.

O Senhor é firme e rígido em muitos momentos, mas é bondoso em Sua essência e generosidade.

O Senhor é misericordioso e sábio e eu reconheço que posso também viver assim, pois o Senhor me criou à Sua imagem e semelhança.

Que a minha leveza não seja confundida com algo bobo, mas que eu encontre a paz no coração e a certeza de que o Senhor está me guiando a cada instante.

Me faz, Senhor, renascer a cada dia com um coração leve, generoso e justo, para que eu possa cumprir as Suas obras.

Já é!

Você tem encarado a vida com dureza ou leveza? Mude seu olhar no dia de hoje e peça a Ele a leveza que vem do alto.

20 de novembro

O IMPOSSÍVEL É POSSÍVEL

"Portanto, eu digo: Tudo o que vocês pedirem em oração, creiam que já o receberam, e assim sucederá."

Marcos 11:24

A Ti rendo graças, ó Deus, porque o Senhor é bom e sempre me ouve.

Hoje quero criar um compromisso com o Senhor, um compromisso que tenho certeza de que irá me levar para um próximo nível.

Até aqui eu vim empurrando a vida com a barriga, percorri o caminho fazendo o que eu acreditava que era certo e possível, mas agora entendo, Senhor, que, para alcançar o próximo nível, eu não posso mais continuar fazendo o que é possível, eu tenho de assumir responsabilidades e correr riscos, acreditar no Seu impossível.

Hoje eu entendo que não existem coisas impossíveis para o Senhor, e que tudo aquilo que até hoje eu acreditava ser impossível, era só porque eu ainda não tinha acesso ainda.

Mas o Senhor me dá novos acessos todos os dias e, a cada novo acesso, eu crio novas possibilidades.

Já é!

Liste três coisas que até hoje pareciam impossíveis para você. Entregue-as ao Senhor e confie no Deus do impossível.

21 de novembro

ACESSO

"Entregue o seu caminho ao Senhor; confie nele, e ele agirá."

Salmos 37:5

A Ti rendo graças, ó Deus, porque o Senhor é bom e sempre me ouve.

Hoje eu dou um comando para o meu cérebro: criar novas trilhas neurais que irão me levar a viver o extraordinário.

O extraordinário existe e está à minha disposição.

Eu me comprometo, Senhor, a criar novos hábitos, ter novas rotinas e, independentemente das minhas condições, hoje eu vou forçar o meu cérebro a enxergar o novo.

Eu vou visitar mansões, vou visitar restaurantes incríveis, vou experimentar o melhor da Terra, vou testar carros potentes e, mesmo que a minha condição financeira hoje não me permita viver isso, eu vou me colocar nessas situações para que o meu cérebro tenha acesso a tudo o que é bom e então comece a criar as possibilidades.

Eu entendo que eu torno possível tudo aquilo que permito o meu cérebro conhecer e ter acesso.

Eu crio novas realidades.

Eu crio novas possibilidades.

Eu crio novos acessos.

Eu crio novas conexões.

Já é!

Defina algo que você deseja muito, como uma casa, um carro, um avião ou qualquer outra coisa e, então, crie uma possibilidade de acesso. Visite uma casa maravilhosa ou faça um teste drive em um carro dos sonhos. Crie um novo acesso para o seu cérebro trazer as possibilidades disso.

OBEDIÊNCIA

"Logo, assim como por meio da desobediência de um só homem muitos foram feitos pecadores, assim também por meio da obediência de um único homem muitos serão feitos justos."

Romanos 5:19

A Ti rendo graças, ó Deus, porque o Senhor é bom e sempre me ouve.

Muitas vezes o Senhor tentou me falar da vida próspera e abundante que vinha dEle, mas eu, como um filho teimoso, quis ir por caminhos mais difíceis, quis testar por mim mesmo um caminho inverso.

Por vezes relutei ao Seu chamado, duvidei das Suas promessas, briguei, xinguei e questionei ao Senhor. Mas hoje eu reconheço que o Senhor nunca me abandonou, sempre esteve ao meu lado, mesmo nos dias mais difíceis e mesmo quando deixei de acreditar na Sua presença.

O Senhor sempre esteve ali, nunca me dando o que eu pedia, mas sempre me entregando exatamente aquilo de que eu precisava.

Sei que os Seus planos não são falhos, o Senhor nunca falha, eu que, por vezes, não entendia o que o Senhor queria me mostrar.

A partir de hoje, eu me coloco ao Seu serviço e obedeço àquilo que o Senhor colocar em meu coração.

Já é!

Medite hoje sobre a palavra em 1 Samuel 15:22 e preencha o seu coração com obediência ao Senhor.

DEUS AMA RELACIONAMENTO

"E consideremos uns aos outros para nos incentivarmos ao amor e às boas obras. Não deixemos de reunir-nos como igreja, segundo o costume de alguns, mas procuremos encorajar-nos uns aos outros, ainda mais quando vocês veem que se aproxima o dia."

Hebreus 10:24-25

A Ti rendo graças, ó Deus, porque o Senhor é bom e sempre me ouve.

Sei que o Senhor ama relacionamento, por isso, devo valorizar e apreciar os meus.

Arrependo-me de todas as vezes em que valorizei mais as coisas do que as pessoas.

Dinheiro nenhum na Terra é mais importante que vidas.

Se eu tinha algum problema em amar pessoas e estar junto a elas, isso será mudado a partir de agora.

Terei bons relacionamentos com minha família, com as pessoas que trabalham comigo e com todos aqueles que passarem por mim.

Eu vou amar pessoas e ajudá-las a crescer junto comigo.

Obrigado por cada pessoa que cruzou e irá cruzar minha vida.

Sei que tenho muito a aprender com cada uma delas.

Já é!

Crie hoje uma rede de relacionamento e convide algumas pessoas que estão alinhadas ao seu propósito para conversarem, assim vocês poderão acelerar processos e logo colocá-los em prática.

24 de novembro

O SEU CHAMADO

"Oro também para que os olhos do coração de vocês sejam iluminados, a fim de que vocês conheçam a esperança para a qual ele os chamou, as riquezas da gloriosa herança dele nos santos."

Efésios 1:18

A Ti rendo graças, ó Deus, porque o Senhor é bom e sempre me ouve.

Senhor, hoje eu me entrego ao Seu chamado.

Eu abro a minha boca, que estava fechada demais; começo a abraçar pessoas, fazendo-as se sentirem amadas; paro de ter vergonha de vender, paro de ter vergonha de fluir.

Já chega! Eu não sou daqueles que se escondem.

Eu sou muito bom em vendas.

Eu sou muito bom de administração.

Eu sou um recurso do Reino.

Eu ativo agora o olhar de José do Egito, administrador de recursos, de bens e de riquezas.

Mentalizo agora que eu estou acessando riquezas que nunca havia nem imaginado, riquezas em abundância, e todas as áreas da minha vida estão agora sendo invadidas por tamanha riqueza que vem do alto.

Eu não vou aceitar nada menos que isso!

Já é!

Quantas vezes o Senhor lhe chamou e você recusou o chamado? Agora é hora de se abrir para isso. Não recuse o chamado, parta para a ação.

25 de novembro

EU ME PREPARO

"Quem me serve precisa seguir-me; e, onde estou, o meu servo também estará. Aquele que me serve, meu Pai o honrará."

João 12:26

A Ti rendo graças, ó Deus, porque o Senhor é bom e sempre me ouve.

O Reino começa na minha casa, na minha vida. Eu uso a energia do Reino para me conectar com outros filhos e acelerar a volta daquele que vai governar por mil anos aqui na Terra.

Eu vejo Jesus voltando em um cavalo branco, com vestes finíssimas, linho finíssimo, vejo Seus olhos em chamas de fogo, Seu cabelo branco. Vejo-O voltando com a ira do vingador para governar sobre a Terra, com o cetro de ferro na mão direita. Na sua coxa, está escrito "Rei dos Reis", "Senhor dos Senhores".

O Senhor me olha e diz: "Eu estou chegando para ter um tempo de qualidade com você, um tempo de governo aqui na Terra, prepare-se!"

Hoje eu começo a me preparar, preparar a minha família, os meus negócios, a minha casa para estar junto ao Senhor.

Eu me coloco ao Seu serviço e disponho a minha vida para acelerar a Sua volta.

Já é!

O quanto você tem investido em se preparar para a volta do Senhor? Comece hoje a preparar sua casa e seu coração.

26 de novembro

FOGO DE DEUS

"Portanto, já que estamos recebendo um Reino inabalável, sejamos agradecidos e, assim, adoremos a Deus de modo aceitável, com reverência e temor, pois o nosso "Deus é fogo consumidor!"

Hebreus 12:28-29

A Ti rendo graças, ó Deus, porque o Senhor é bom e sempre me ouve.

Eu estou quebrantando o meu coração agora e começam a cair as escamas dos meus olhos. Eu começo a ver o Reino em tudo.

Acende em meu coração uma chama que jamais se apagará.

Eu quero ser incendiado pela Sua presença e me deixar consumir.

Senhor, eu não sou morno, mas trago o fogo de Deus à minha vida!

Eu trago o fogo de Deus à minha casa.

Eu trago o fogo de Deus aos meus dias.

Não passarei despercebido em lugar algum, porque carrego o Senhor e Sua chama de vida em meu coração.

Que meu coração queime, todos os dias, pelo Reino.

É só isso que peço.

Já é!

Você é morno ou queima de amor pelo Senhor? Decida hoje qual posição você vai assumir.

CHEGA DE FUGIR

"Meus amados irmãos, tenham isto em mente: Sejam todos prontos para ouvir, tardios para falar e tardios para irar-se, pois a ira do homem não produz a justiça de Deus."

Tiago 1:19-20

A Ti rendo graças, ó Deus, porque o Senhor é bom e sempre me ouve.

Senhor, por quanto tempo eu fugi de problemas por incompreensão, imaturidade e ignorância... por Sua graça, porém, eu aprendi a amar problemas, aprendi que são os problemas que me trazem o crescimento que tanto busco, aprendi que são eles que me dão sabedoria.

Problemas que antes eu temia enfrentar, hoje sou chamado para resolver. Situações que antes eu não resolveria em hipótese alguma com a minha capacidade, agora são corriqueiras para mim.

Eu sou uma pessoa conhecida, uma pessoa cheia de graça, sabedoria e entendimento e, por isso, as pessoas cruzam os oceanos para me ouvir e me ver pessoalmente.

Quanto mais cresço em amor, misericórdia, graça, sabedoria e entendimento, mais as pessoas me descobrem. Não se trata de sucesso nem de fama, é sobre algo que eu tenho e que grande parte da humanidade nem sonha que existe.

Sim, isso é a sabedoria divina.

Eu amo os problemas que me trouxeram sabedoria.

Eu amo ser testado a todo tempo pelo Senhor.

Já é!

Reflita sobre os últimos problemas que você resolveu: eles colaboraram para seu crescimento ou não? Se sim, de que forma?

CUIDAR DA PRÓPRIA VIDA

"A tais pessoas ordenamos e exortamos no Senhor Jesus Cristo que trabalhem tranquilamente e comam o seu próprio pão."

2 Tessalonicenses 3:12

A Ti rendo graças, ó Deus, porque o Senhor é bom e sempre me ouve.

Obrigado por mais um dia, obrigado pela Sua companhia, obrigado, porque eu estou determinado a crescer, avançar e prosperar em tudo, em todos os caminhos.

Eu Lhe peço que hoje eu possa aceitar aquilo que o Senhor já disse ao meu respeito.

É mais sobre mim do que sobre o Senhor fazer algo por mim.

Renova no meu coração um desejo ardente por cumprir o propósito.

Mentalizo agora um dia de paz, uma semana de paz, mentalizo coisas que eu ainda não vivi. Mentalizo uma semana em que eu vou governar, mesmo no caos, mesmo na crise.

Eu nasci para governar e não me curvo para o vitimismo nem para qualquer coisa que diminui quem eu sou.

Eu cuido da minha vida e continuo crescendo, independentemente do governo, das pessoas e das situações.

Já é!

Hoje você vai cuidar da sua vida. Anote em uma folha tudo aquilo que precisa ser resolvido, melhorado ou abandonado, e crie uma tarefa para cada coisa.

ENTREGA

"Entrega o teu caminho ao Senhor; confia nele, e ele o fará."

Salmos 37:5

A Ti rendo graças, ó Deus, porque o Senhor é bom e sempre me ouve.

Hoje eu decido ser totalmente entregue em tudo o que eu fizer.

Serei entregue nas minhas tarefas, na minha casa, no meu relacionamento, na minha vida.

Visualizo-me acordando bem cedo, antes das 4h59, para ter um momento de prazer com a leitura da Palavra.

Recordo-me das decisões que preciso tomar e lembro-me dos versículos que são chaves para a minha vida.

Começo a ver agora coisas completamente diferentes, porque meu nível de sabedoria está crescendo de tal forma que assusta não só a mim, mas as pessoas que me veem.

Entrego ao Senhor, acima de tudo, meu coração. Que ele seja um terreno fértil para o Senhor plantar sementes de sabedoria e vida.

Já é!

Entregue agora em oração algo que arde em seu coração para que o mover de Deus possa agir em você.

O SENHOR ME COLOCA À PROVA

"Combata o bom combate da fé. Tome posse da vida eterna, para a qual você foi chamado e fez a boa confissão na presença de muitas testemunhas."

1 Timóteo 6:12

A Ti rendo graças, ó Deus, porque o Senhor é bom e sempre me ouve.

Todos os dias o Senhor me coloca à prova, me coloca em combate, para que eu crie resistência.

O Senhor nunca aliviou as situações para mim, mas sempre me colocou em tudo aquilo que sabia que eu era capaz de suportar.

Muitas vezes critiquei e me esbravejei, não achando justo estar passando por tantas situações de dor, mas mal sabia eu que o Seu propósito para mim era muito maior e que, para que eu pudesse avançar, o Senhor precisaria me tornar mais forte, mais resistente.

O Senhor sabe exatamente onde me colocar para que eu avance. Hoje reconheço que estou acelerando assustadoramente no tempo.

Eu mentalizo a minha aceleração acontecendo de forma extraordinária. Estou em avanço exponencial e o meu avanço está me permitindo transformar vidas, salvar famílias e levantar aqueles que estavam caídos.

Obrigado por me testar e confiar na minha capacidade, mesmo quando eu não confio.

Já é!

O Senhor está contigo em todo o tempo, então confie nEle e coloque em oração uma batalha que está sendo muito difícil.

Dezembro

"Tu és o meu Deus; graças te darei!
Ó meu Deus, eu te exaltarei! Deem graças ao Senhor, porque ele é bom; o seu amor dura para sempre."

Salmos 118:28-29

01 de dezembro

NOVAS RESOLUÇÕES

"Porque Deus é o que opera em vós tanto o querer como o efetuar, segundo a sua boa vontade."

Filipenses 2:13

A Ti rendo graças, ó Deus, porque o Senhor é bom e sempre me ouve.

A cada dia eu quero crescer e ser mais usado e ousado no Senhor.

Eu me conecto na Fonte, meu espírito se conecta direto ao Seu Santo Espírito, sem intermediário algum.

Por meio do Espírito Santo, meu espírito tem intimidade e pode se achegar ao Senhor.

E, assim como as misericórdias se renovam todos os dias, eu renovo as minhas forças, eu renovo a minha identidade e renovo o meu propósito no Senhor.

Eu me vejo agora tendo novas resoluções de vida, me vejo avançando, mudando o meu corpo, a minha alma, o meu espírito e ficando pleno diante do Senhor.

Eu dedico este tempo ao Senhor e àquelas pessoas que estão despertando para este momento de aprendizado e multiplicação de energia.

Seremos pessoas que colocam o terror na Terra. Eu já tomei minha decisão.

Já é!

O último mês do ano começou. O que você fará de diferente nos próximos dias? O que você disse que ia fazer, mas deixou de lado? Coloque data em todas as suas tarefas e parta para a ação.

A ORIGEM DA SABEDORIA

"Mas a sabedoria que vem do alto é antes de tudo pura; depois, pacífica, amável, compreensiva, cheia de misericórdia e de bons frutos, imparcial e sincera."

Tiago 3:17

A Ti rendo graças, ó Deus, porque o Senhor é bom e sempre me ouve.

Obrigado, porque o Senhor me deu a chance de vencer mais um dia.

Obrigado, porque a cada dia acesso um novo nível de sabedoria.

Começo a ver uma mudança de vida poderosa e verdadeira, a qual atribuo ao poder do Alto.

Tal mudança atrai pessoas que me perguntam de onde vem minha sabedoria. É divertido!

Sei que vou experimentar cada vez mais dessa realidade. Vejo pessoas do mundo inteiro sendo atraídas pelos meus resultados, querendo saber o que eu tenho.

E a resposta é: "Eu tenho o favor de Deus". Que grande favor!

A sabedoria produz exponencialidade, produz o infinito, produz todas as coisas que poucas pessoas carregam na Terra.

Eu me torno uma pessoa sábia, transbordante e reinante nesta geração.

Eu acesso a sabedoria do Alto.

Já é!

Uma das características do sábio é levar uma vida baseada nos princípios bíblicos e tomar decisões sensatas nas diversas situações do dia a dia. A busca pela sabedoria deve ser uma prática diária. Neste momento, conecte-se ao Senhor e peça que Ele aumente a sua sabedoria.

NOVAS POSSIBILIDADES

"Irmãos, vocês foram chamados para a liberdade. Mas não usem a liberdade para dar ocasião à vontade da carne; ao contrário, sirvam uns aos outros mediante o amor."

Gálatas 5:13

A Ti rendo graças, ó Deus, porque o Senhor é bom e sempre me ouve.

O Senhor coloca infinitas possibilidades em minhas mãos todos os dias.

A partir de hoje, eu nunca mais falo que não tive possibilidades na vida.

Eu olho para frente, é nessa direção que o Senhor quer que eu caminhe. Não é porque algo que eu tentei não deu certo que tenho que desistir.

Eu vou continuar curtindo a minha vida adoidado, mas, aquilo que pesar o meu coração, eu vou jogar para fora do barco. Não importa se eu precisar jogar milhões fora, seja o que for. Se o Senhor me der um alerta, eu paro imediatamente, com prejuízo ou sem, e jogo isso para fora do barco.

Todos os dias o Senhor confia novas coisas em minhas mãos, não tem possibilidade de eu regredir. Eu não volto atrás.

Algumas parecem terríveis, mas o Senhor me dá a possibilidade de escolher a que eu quiser, Ele me deu essa liberdade.

Eu começo a sentir agora o meu temor pelo Senhor aumentando.

Essas coisas estão dentro da minha alma.

Já é!

O que você tem feito para aumentar suas possibilidades de sucesso na vida? Se conecte com pelo menos uma nova pessoa todos os dias. Mentalize a vida que você quer viver e trace metas para alcançá-la. Tenha hábitos de vida saudável. Mente sã e corpo são te levarão mais longe.

04 de dezembro

EU ACESSO

"E quanto ao homem, a quem Deus deu riquezas e fazendas e lhe deu poder para delas comer, e tomar a sua porção, e gozar do seu trabalho, isso é dom de Deus."

Eclesiastes 5:19

A Ti rendo graças, ó Deus, porque o Senhor é bom e sempre me ouve.

Eu sinto a leveza e, ao mesmo tempo, o peso do que é ser exponencial e eu nem me reconheço pela potência que estou me tornando.

Eu dobrei de tamanho e, enquanto as pessoas tentam me dobrar, eu já dobrei novamente e então elas desistem, porque eu me tornei algo fora de controle, insuportável, eu já não caibo mais onde eu estava.

Eu sou uma dobra da dobra que não para de dobrar nesta geração.

Eu sou exponencial e não vou mais ficar parado, eu não vou mais ficar esperando autorização, eu não vou ficar me curvando a regra nenhuma, porque eu sei que algumas regras são para me parar, para fazer com que eu não consiga avançar.

Eu acessei tudo o que está disponível para mim e vou governar neste tempo.

Já é!

Liste todas as coisas que já estão disponíveis para você hoje e pelas quais você é grato. Agradeça ao Senhor e acesse coisas novas.

05 de dezembro

SOU SUBMISSO

"Não sejais vagarosos no cuidado; sede fervorosos no espírito, servindo ao Senhor."

Romanos 12:11

A Ti rendo graças, ó Deus, porque o Senhor é bom e sempre me ouve.

Sou grato, porque sempre busco o relacionamento com o Senhor, bem como o propósito dEle na minha vida e sou atendido todos os dias.

Renova o meu propósito e a minha identidade neste dia, Senhor.

Renova as minhas energias, assim como as misericórdias se renovam todas as manhãs.

Peço, ó Deus, que este dia que o Senhor já fez seja explosivo.

Que eu possa crescer como nunca antes.

Abre o meu coração e o faz ensinável, para que eu aprenda coisas novas todos os dias.

Me ajude, Senhor, a tomar decisões e agir conforme a Sua vontade.

Todas as coisas cooperam para o bem daqueles que amam a Deus e são chamados segundo o seu propósito.

Por isso eu sou submisso à Sua santa vontade e mentalizo agora exatamente o que está vindo no meu coração.

Já é!

Desenvolver uma vida de oração dispondo sua vida a Ele, expondo as suas angústias, aflições, bem como agradecendo e louvando ao Senhor é uma forma de demonstrar sua submissão ao Pai. Priorize o relacionamento com Ele.

A BASE DE TUDO

"Por essa razão, o homem deixará pai e mãe e se unirá à sua mulher, e eles se tornarão uma só carne."

Gênesis 2:24

A Ti rendo graças, ó Deus, porque o Senhor é bom e sempre me ouve.

Obrigado pela família que o Senhor me deu.

Minha família não é perfeita, assim como eu também não o sou, mas estamos crescendo juntos.

Que hoje eu possa olhar para meus pais de forma diferente.

Se houver alguma mágoa, rancor ou falta de perdão, que isso mude agora.

Meus pais fizeram o melhor que podiam, mesmo que não fosse o melhor para mim.

Que eu olhe para meus irmãos e renove minha aliança com eles.

Nenhuma briga, birra ou mágoa vai nos afastar.

Hoje eu farei meu cônjuge se sentir muito amado.

Essa foi a pessoa que escolhi honrar e com quem decidi passar o resto da minha vida em aliança.

Meus filhos sentirão como nunca antes a minha presença e terão uma única certeza em seu coração: eu sou o melhor treinador que eles poderiam ter.

Faça-me amar ainda mais a minha família, Senhor.

Eles são a base de tudo.

Já é!

Você tem sido bom para as pessoas de dentro da sua casa? Dedique-se a eles no dia de hoje e refaça esse boot quantas vezes for preciso, até internalizar essas verdades.

07 de dezembro

CANALIZANDO BÊNÇÃOS

"Ora o Deus de esperança vos encha de todo o gozo e paz em crença, para que abundeis em esperança pela virtude do Espírito Santo."

Romanos 15:13

A Ti rendo graças, ó Deus, porque o Senhor é bom e sempre me ouve.

Eu ativo o meu espírito neste dia.

Renovo a minha identidade, o meu propósito e o meu relacionamento com o Senhor.

Seja bem-vindo, Espírito Santo, faça morada no meu coração!

Eu mentalizo um canal de bênçãos sendo derramadas sobre a minha cabeça.

Eu me limpo de tudo o que é velho e não me serve mais: pensamentos ruins, a raiva, o rancor, o medo e a angústia.

A paz e a harmonia fluem de dentro de mim.

O meu espírito direciona a minha alma e o meu corpo no dia de hoje.

A minha alma assume o governo da minha vida, domina a minha mente, as minhas vontades, as minhas emoções e, principalmente, governa sobre o meu corpo.

O meu corpo vai desfrutar das melhores coisas que há na Terra.

É a minha alma que canaliza as emoções e que governa o meu corpo. Meu corpo é uma máquina que obedece a todo tempo.

Já é!

Para que você entre no canal de bênçãos e se torne um, desligue os noticiários da TV, abandone vídeos e comentários negativos que podem estar influenciando sua frequência. Acredite que Deus tem o melhor a lhe oferecer.

08 de dezembro

EU CONFIO

"Confiem para sempre no Senhor, pois o Senhor, somente o Senhor, é a Rocha eterna."

Isaías 26:4

A Ti rendo graças, ó Deus, porque o Senhor é bom e sempre me ouve.

Obrigado, Senhor, por ser misericordioso.

Obrigado, porque o Senhor confiou em mim antes que eu chegasse à Terra.

Por vezes, eu desmereci a Sua confiança, não acreditei no Senhor e nem nas Suas obras, mas hoje eu ativo em mim uma confiança plena.

Eu sou enviado do Reino pelo Senhor para que mais pessoas tenham vida.

Eu confio no poder que o Senhor colocou sobre mim, eu carrego a Sua identidade e o Seu propósito.

Eu me reconheço agora como um grande doador de generosidade e amor. Quanto mais eu faço pelo Senhor, maior é o meu transbordo na vida de outras pessoas.

Eu mentalizo agora que sou uma pessoa que cria grandes movimentos, que acelera o tempo, que vive intensamente o desfrute da vida, que move gerações e movimenta grandes nações.

Eu confio plenamente no Senhor.

Já é!

Faça uma lista hoje com 10 motivos pelos quais você confia no Senhor e mentalize-os, sendo grato por eles.

09 de dezembro

ALMA GOVERNANTE

"Pois, que adianta ao homem ganhar o mundo inteiro e perder a sua alma?"

Marcos 8:36

A Ti rendo graças, ó Deus, porque o Senhor é bom e sempre me ouve.

Obrigado por sempre falar ao meu coração.

Eu agradeço, porque coisas novas estão acontecendo.

Eu renovo a minha identidade e o meu propósito e nada vai me parar ou me impedir de fazer aquilo que o Senhor me chamou.

Eu sou uma máquina aqui na Terra para atender ao Senhor.

Eu trago à existência tudo o que a minha alma já tem certeza de que eu sou, do que eu tenho e como eu preciso fazer.

Eu vou desfrutar de coisas poderosas; das melhores coisas que há aqui, mas vai ser tudo debaixo de obediência, debaixo de propósito. Eu nasci para isso.

A minha alma governa sobre todas as coisas, mas se mantém debaixo da presença do Senhor.

Hoje é dia de tocar o terror na Terra e explodir de resultados.

Já é!

Lembre-se de que todas as suas conquistas terrenas servem para impulsionar o Reino. Faça um pedido sincero ao Senhor para que Ele coloque o seu coração no lugar certo: nas coisas do alto.

QUEM EU ATRAIO

"'Pois os meus pensamentos não são os pensamentos de vocês, nem os seus caminhos são os meus caminhos', declara o Senhor. 'Assim como os céus são mais altos do que a terra, também os meus caminhos são mais altos do que os seus caminhos; e os meus pensamentos, mais altos do que os seus pensamentos'."

Isaías 55:8-9

A Ti rendo graças, ó Deus, porque o Senhor é bom e sempre me ouve.

A tristeza não faz mais parte de mim.

Eu me desconecto agora dessa frequência e declaro em minha vida o vigor e a plenitude de boas energias.

Quanto mais boas energias eu emano, mais boas energias chegam até mim.

Eu me desconecto do passado e de coisas que tiram a minha paz e, por consequência, entro na frequência perfeita.

Eu conecto a minha mente no agora, eu só libero frequências boas por onde eu passo.

General não atrai soldados, mas atrai generais.

Eu agradeço ao Senhor pelo que eu vou produzir nos próximos dias, com aqueles que andam comigo, no meu ecossistema.

Eu vou tocar o terror na Terra a partir de agora.

Já é!

Com quem você tem andado? Com quem tem se conectado? Como andam seus pensamentos? Desconecte-se do passado e das coisas ruins que já aconteceram com você. Hoje é um novo dia. Preencha sua mente de coisas boas e não cesse de agradecer. Deixe para trás quem te puxa para trás e ande com quem te alavanca.

A VIDA É UMA AVENTURA

"Disse-lhe Jesus: 'Eu sou a ressurreição e a vida. Aquele que crê em mim, ainda que morra, viverá; e quem vive e crê em mim, não morrerá eternamente. Você crê nisso?'"

João 11:25-26

A Ti rendo graças, ó Deus, porque o Senhor é bom e sempre me ouve.

Obrigado por menos um dia de vida.

Hoje eu internalizo uma verdade em meu coração: a vida é uma aventura da qual ninguém sairá vivo.

Sabendo disso, hoje eu decido fazer doideiras.

Vou começar novos negócios e desfrutar como nunca antes.

Irei conhecer lugares novos e não colocar limites nos meus sonhos.

Nenhum medo irá me paralisar.

O único medo que eu preciso ter é de não curtir a vida adoidado e de não estar debaixo do Seu favor.

De resto, nenhuma pessoa colocará limites em mim e até onde posso chegar.

Sei que esse será o melhor dia da minha vida até então.

Já é!

A vida é uma aventura da qual ninguém vai sair vivo. Sabendo disso, que atitudes diferentes você terá hoje? Quais planos vai tirar do papel? Lembre-se de que tempo é vida e ele passa muito rápido para não ser desfrutado.

DRIVERS MENTAIS

"Ponham em prática tudo o que vocês aprenderam, receberam, ouviram e viram em mim. E o Deus da paz estará com vocês."

Filipenses 4:9

A Ti rendo graças, ó Deus, porque o Senhor é bom e sempre me ouve.

Hoje é dia de ressignificar meus drivers mentais, todas as respostas imediatas que meu cérebro carrega.

Eu não quero ter uma mentalidade que me trava, mas uma mentalidade próspera.

Então, eu ressignifico muitos conceitos que carreguei até aqui.

Eu entendo que tempo não é dinheiro, tempo é vida.

Eu nunca perco: ou eu ganho ou eu aprendo.

A felicidade é permanente e a infelicidade é transitória.

Eu posso errar, mas nunca nas mesmas coisas.

Quem é bom em desculpas, não é bom em mais nada. Melhor é o fim do que o começo.

Eu não aceito menos do que o melhor que o Senhor tem para mim.

Obrigado, porque minha mente é renovada neste instante e eu vou desfrutar do melhor desta Terra.

Já é!

Anote os drivers desse boot em uma folha e repita-os até que sejam internalizados em sua mente.

O AMOR ESTÁ EM GUERRA

"Vistam toda a armadura de Deus, para poderem ficar firmes contra as ciladas do Diabo, pois a nossa luta não é contra seres humanos, mas contra os poderes e autoridades, contra os dominadores deste mundo de trevas, contra as forças espirituais do mal nas regiões celestiais."

Efésios 6:11-12

A Ti rendo graças, ó Deus, porque o Senhor é bom e sempre me ouve.

Eu já estive preso por muitos anos na condição, hoje tenho prazer em tirar pessoas da condição e fazê-las viverem por decisão. Só quem vive por decisão alcança o extraordinário e o sobrenatural nesta Terra.

Meu espírito neste momento se submete plenamente ao Espírito Santo de Deus e meu corpo desfruta de tudo o que é legítimo na Terra.

Aquilo que não faz parte do meu propósito, eu peço ao Senhor que naturalmente seja removido da minha vida e, em relação àquilo que não for removido, que o Senhor blinde meu coração e coloque nele a convicção de que isso não faz sentido.

Revista-me das Suas armaduras e guarda-me daqueles que querem me puxar para trás.

Só mantenha perto de mim aqueles que estão caminhando na mesma direção que a minha.

Já é!

Não é contra as pessoas que devemos gastar energia lutando diariamente. A guerra acontece dentro do seu cérebro e com você mesmo incessantemente e, assim, o inimigo te distancia do Senhor. Não dê ouvidos às vozes contrárias que sopram em seus ouvidos diminuindo-o. Você é forte e corajoso e maior é Aquele que o criou.

14 de dezembro

RETROCESSO NÃO

"Mas o meu justo viverá pela fé. E, se retroceder, não me agradarei dele. Nós, porém, não somos dos que retrocedem e são destruídos, mas dos que creem e são salvos."

Hebreus 10:38-39

A Ti rendo graças, ó Deus, porque o Senhor é bom e sempre me ouve.

Espírito Santo, seja bem-vindo aqui comigo, que o Senhor se faça presente em minha casa, em minha vida.

Eu ativo o meu espírito e renovo o meu propósito neste dia, renovo o meu relacionamento com o Senhor.

Pai, com a minha alma e a minha mente eu governo na Terra e trago à existência todas as coisas que o Senhor já criou.

Eu agradeço porque, mesmo eu não vendo com os olhos, já consigo ver com minha mente tudo aquilo que o Senhor criou para mim.

Eu rejeito todo o retrocesso.

Eu rejeito toda a rebelião do meu corpo. A minha alma domina sobre ele. Transformo-o em um tanque de guerra.

Eu vou fazer exercício físico no nível mais pesado hoje e esse corpo vai acatar todos os meus comandos. Eu governo sobre ele, não o contrário.

Eu declaro que hoje é um dia altamente produtivo, como nunca antes visto.

Já é!

É dia de botar pressão no corpo. Faça hoje o melhor treino que você já fez na sua vida até então.

ATRIBUTOS DE DEUS

"Saibam, portanto, que o Senhor, o seu Deus, é Deus; ele é o Deus fiel, que mantém a aliança e a bondade por mil gerações daqueles que o amam e obedecem aos seus mandamentos."

Deuteronômio 7:9

A Ti rendo graças, ó Deus, porque o Senhor é bom e sempre me ouve.

Eu acesso os atributos da Sua personalidade, ó Deus. Acesso a Sua Graça, o Seu amor infinito e a Sua misericórdia que se renovaram no começo deste dia.

Se eu desanimar, recebo novo ânimo.

Se eu cansar, recebo o desfrute.

Se eu estiver perdido, eu me reencontro.

Se eu estiver buscando uma resposta, o Senhor me dá toda a estratégia e não somente a resposta.

Eu me conecto ao Senhor no dia de hoje como eu não me conectava há muito tempo. Saio do mundo ideal para o mundo real, onde eu desfruto do dia, resolvo os problemas, crio soluções, transbordo em outras pessoas.

Eu entendo quem eu sou, o ambiente em que estou, a situação em que me encontro e as pessoas que estão à minha volta. Visualizo-me dirigindo a minha vida como nunca antes.

Visualizo agora eu simplesmente tocando o terror na Terra, cuidando da minha vida e transbordando de tal forma como nunca fiz antes.

Que o Senhor me abençoe poderosamente!

Já é!

Pesquise sobre quais são os atributos de Deus e medite sobre como eles se refletem na sua vida.

TESOUROS ESCONDIDOS

"Se procurar a sabedoria como se procura a prata e buscá-la como quem busca um tesouro escondido, então você entenderá o que é temer o Senhor e achará o conhecimento de Deus."

Provérbios 2:4-5

A Ti rendo graças, ó Deus, porque o Senhor é bom e sempre me ouve.

Hoje é o dia em que eu vou sair dos escombros em três esferas: no raciocínio, na minha alma e no meu espírito.

Hoje começo a subir em uma rampa disruptiva de realidade de vida.

Eu vou me encontrar como eu nunca me encontrei, vou garimpar jóias preciosas e achar valores que o Senhor colocou dentro de mim para destravar milhões de pessoas.

Eu estou pronto para o confronto, para acessar a ira, para acessar a sabedoria e para deixar tudo o que não faz sentido, tudo o que não está ligado ao meu chamado, tudo o que não faz parte do meu propósito, para trás.

Eu faço o compromisso de não me vitimizar e de confiar nesse processo, porque eu vou fluir e vou chegar à Fonte.

Eu escavo e encontro os tesouros que Ele escondeu em mim.

Como é bom descobrir as riquezas do Senhor!

Já é!

Invista tempo e energia em autoconhecimento. Estude a Palavra, leia livros de inteligência emocional e fale com Deus. Essa é uma das formas mais simples de encontrar os tesouros que estão escondidos em seu interior.

17 de dezembro

AVANÇANDO EM 3, 2, 1

"Sejam fortes e corajosos. Não tenham medo nem fiquem apavorados por causa delas, pois o Senhor, o seu Deus, vai com vocês; nunca os deixará, nunca os abandonará."

Deuteronômio 31:6

A Ti rendo graças, ó Deus, porque o Senhor é bom e sempre me ouve.

Obrigado por este momento, obrigado por me permitir acordar para a vida. Agradeço porque o Seu amor, a Sua misericórdia e o Seu propósito não têm fim.

Eu acesso as coisas que o Senhor tem preparado para mim no dia de hoje.

Eu começo a treinar a minha paciência, o meu esforço e a perseverança, para nunca mais desistir dos meus objetivos.

A partir de hoje, eu não fico mais esperando o momento certo, porque talvez ele nunca chegue, mas me coloco em movimento e visualizo o Senhor me honrando no caminho.

Eu tenho a liberdade de ordenar que todas as coisas que não cooperam para o meu bem possam sair da minha vida e que eu não me engane e nem entre em lugares que apenas parecem que são bons, mas não são.

Começo a mentalizar agora a principal coisa que eu vou fazer hoje.

Hoje é dia de produtividade, hoje é dia de delegar, multiplicar ações, fazer os negócios avançarem e fazer com que as pessoas se sintam amadas em volta de mim.

Já é!

Não se envergonhe de aceitar a sua situação atual. Olhe com bons olhos para você e tenha atitude, não fique parado. Todo mundo começou do zero, o que você pode fazer hoje para começar a caminhar em direção ao futuro que te espera? Só você tem o poder de mudar sua realidade atual.

18 de dezembro

MUDANDO A POSTURA

"Quanto a você, eu o farei reinar sobre tudo o que o seu coração desejar; você será rei de Israel."

1 Reis 11:37

A Ti rendo graças, ó Deus, porque o Senhor é bom e sempre me ouve.

Eu mentalizo muitas coisas neste meu novo dia.

Mentalizo um dia de produtividade.

A partir de hoje, eu deixo o passado que me assombrava para trás e assumo o governo da minha vida no presente. Agora, neste exato momento, está tudo bem eu seguir em frente. O que tinha de acontecer já foi, eu não posso mudar, mas posso recriar novas possibilidades para o meu presente e para o futuro.

Mentalizo-me governando sobre os meus desejos.

Mentalizo a minha casa salva e guardada de toda a praga.

Toda desgraça e toda escassez da minha casa é expulsa. Eu estou prosperando e vou defender minha casa e minha família.

Eu começo a sorrir e a visualizar algo que quero muito neste momento, algo que eu almejo há anos.

Eu posso ver milhares de pessoas sendo destravadas a partir do meu destravar e falando aquilo que queima em seus corações.

Elas não vão se importar com a reputação nem com a opinião de ninguém.

A minha postura vai mudar toda minha experiência.

Já é!

Se você conseguiu chegar até aqui, é provável que está aprendendo a se posicionar e a não se vitimizar. Mas, caso contrário, estou aqui para lembrá-lo de que você não é refém das circunstâncias. Mostre para a sua consciência que o vitimismo só vai atrasar os resultados. Mude sua postura de vítima para protagonista. Quero ver você explodir.

19 de dezembro

ABRO MÃO

"Desde o início faço conhecido o fim, desde tempos remotos, o que ainda virá. Digo: Meu propósito permanecerá em pé, e farei tudo o que me agrada."

Isaías 46:10

A Ti rendo graças, ó Deus, porque o Senhor é bom e sempre me ouve.

Eu estou debaixo da Sua poderosa mão, eu sou guiado pelo Espírito de Deus e o meu espírito é guiado pelo propósito de Deus.

Independente de coisas que eu faço ou deixei de fazer, eu sei que tem um sorriso se renovando todo dia em minha direção.

Eu peço que o Senhor esteja comigo só hoje.

Porque, com o Senhor, eu enxergo todas as coisas com clareza.

Quando falta energia no meu cérebro para mentalizar ou realizar qualquer coisa, o Senhor vem com energia do alto para minha alma.

E, se às vezes eu não souber canalizar essa energia, vem uma energia do Espírito Santo, mas, em todo o tempo, eu não me movimentarei sem o Senhor, porque não tem nenhum sentido.

Eu não quero sair debaixo da nuvem, não quero sair debaixo da coluna de fogo.

Eu quero continuar aqui, pode custar o que for, eu não quero sair debaixo do mover.

Já é!

Hoje é dia de deixar quem está te segurando no nível que você estacionou para trás. São amigos que estão presos no sistema? São seus pais? É o seu chefe? Quem são essas pessoas? Desconecte e avance. Quando eles te virem crescer, vão querer acompanhá-lo.

20 de dezembro

NÃO TENHA DÓ DE NINGUÉM

"Nem altura nem profundidade, nem qualquer outra coisa na criação será capaz de nos separar do amor de Deus que está em Cristo Jesus, nosso Senhor."

Romanos 8:39

A Ti rendo graças, ó Deus, porque o Senhor é bom e sempre me ouve.

Renove as minhas energias agora, assim como o Senhor renova as Suas misericórdias.

O Senhor renova o Seu amor, que é infinito e, neste exato momento, eu acesso esse amor e me sinto amado no Senhor.

Eu anulo todo o tipo de dó que há em meu coração e ativo a compaixão.

Quem tem dó carrega as pessoas, não as ajuda, pois sente que é superior.

Em vez disso, ativo a compaixão no meu coração e mostro um caminho a quem me pede ajuda.

Hoje é dia de novas estratégias, hoje é dia de alcançar mais pessoas.

Eu não nasci com alça de mochila nas costas, por isso não posso carregar ninguém.

Já é!

Hoje, esteja com seu coração aberto, mas não tenha dó de ninguém. Quem age por dó, geralmente se sente superior ao outro. Ajude quem precisa do seu apoio sem fazer pré-julgamentos. Acolha alguém que esteja precisando de um alívio neste momento.

MOVIMENTO MUDA PENSAMENTO

"Mantenham o pensamento nas coisas do alto, e não nas coisas terrenas."

Colossenses 3:2

A Ti rendo graças, ó Deus, porque o Senhor é bom e sempre me ouve.

Como é bom estar no jardim, como é bom ter intimidade com o Senhor, como é bom saber que as Suas misericórdias se renovam a cada manhã.

Eu sou luz e sal na Terra. Aquilo que vem do terceiro céu passa pelo segundo céu, desce até onde eu estou e eu recebo isso da parte de Deus.

Eu decido entrar em movimento.

Todas as coisas na Terra se movem, e não vou frear essa frequência.

A natureza é próspera por essência, porque não trava o movimento, e eu também decido seguir isso.

Muitas vezes atrapalhei meu crescimento por medo, mas agora isso irá mudar.

À medida que me movimento, descubro novos bloqueios, acesso novos códigos e ajudo mais pessoas.

O movimento muda meu pensamento, por isso não posso parar.

Obrigado pela oportunidade de me mover.

Que seja sempre em Sua direção.

Já é!

O movimento muda o pensamento e não o contrário. Não espere você mudar sua forma de pensar para depois se movimentar! A mudança de que você precisa está no movimento que você ainda não começou.

VÁ CUIDAR DA SUA VIDA

"Pois ouvimos que alguns de vocês estão ociosos; não trabalham, mas andam se intrometendo na vida alheia."

2 Tessalonicenses 3:11

A Ti rendo graças, ó Deus, porque o Senhor é bom e sempre me ouve.

Hoje eu tomo uma das decisões mais importantes de todas: eu vou cuidar da minha vida.

Eu não vou mais me preocupar com o que dizem ao meu respeito, vou abandonar a religiosidade, a alienação, vou vencer meus bloqueios e parar de travar a prosperidade.

Eu me permito errar, aprender, recomeçar e testar quantas vezes forem necessárias.

Ninguém coloca limites no meu crescimento e no que quero fazer.

Sou uma máquina de resultados.

Vou guardar meu coração e pensamentos de pessoas negativas, que não estão na mesma frequência que eu.

Eu não devo justificar minhas ações a ninguém além do meu cônjuge e do Deus vivo. Eu não preciso ficar preso às mesmas pessoas e ambientes.

Eu sou livre para crescer e prosperar.

Eu sou livre para cuidar da minha vida!

Já é!

O que ou quem você precisa deixar para trás para cuidar da sua vida? Se desconectar do que te impede de avançar é preciso. Peça para Deus sabedoria e desconecte-se ainda hoje.

REATIVAÇÃO DO MEU ESPÍRITO

"Restaura-nos, ó Senhor, Deus dos Exércitos; faz resplandecer sobre nós o teu rosto, para que sejamos salvos."

Salmos 80:19

A Ti rendo graças, ó Deus, porque o Senhor é bom e sempre me ouve.

Eu busco a Sua presença todos os dias e me sinto amado pelo Senhor.

A tristeza e a angústia que queriam tomar conta de mim vão embora agora, porque, quando a minha alma grita por socorro, o Senhor dá alívio ao meu sofrimento.

O Senhor nunca me abandona, por isso hoje, em Suas mãos, eu entrego minhas preocupações e anseios e já posso me sentir aliviado.

Eu mentalizo agora meu ser desfrutando do melhor desta Terra, desde que esteja debaixo da governança da minha alma e, a minha alma, debaixo da governança do meu espírito, pois o meu espírito está conectado ao Espírito Santo de Deus.

Que as pessoas que me rodeiam sintam-se aliviadas, pois a paz que o Senhor derrama sobre mim transborda e cura outras almas aflitas.

É hora de tocar o terror na Terra, meu espírito é vivificado e agora eu posso curtir a vida adoidado em nome de Jesus.

Já é!

A fé sem ação é morta. Se você tem se sentido angustiado, para baixo e não vê solução para os seus problemas, entregue suas dores e anseios a Deus. Não fique sozinho, busque se conectar com pessoas que estão em alta frequência. É durante a crise que descobrimos nosso potencial.

LOUVE AO SENHOR

"'Ela dará à luz um filho, e você deverá dar-lhe o nome de Jesus, porque ele salvará o seu povo dos seus pecados'. Tudo isso aconteceu para que se cumprisse o que o Senhor dissera pelo profeta: 'A virgem ficará grávida e dará à luz um filho, e o chamarão Emanuel', que significa 'Deus conosco'."

Mateus 1:21-23

A Ti rendo graças, ó Deus, porque o Senhor é bom e sempre me ouve.

As Suas misericórdias não têm fim e é com base nelas que eu renovo todas as coisas.

Obrigado pelo Seu amor, pelo Seu cuidado.

Obrigado pelo propósito, pelo meu chamado.

Obrigado pela minha amizade com o Senhor.

Obrigado, Senhor, por se fazer presente aqui dentro do meu lar.

Obrigado pela Sua bondade.

Obrigado pelo Seu sacrifício.

Obrigado pelo Seu sangue derramado, que me libertou da escravidão do pecado e da condenação à morte.

Obrigado, porque, graças ao Senhor, meu nome mantém-se no Livro da Vida.

Eu louvo ao Senhor, porque a Sua glória está acima de tudo.

Eu e a minha família rendemos louvores ao Senhor não só hoje, mas todos os dias.

Já é!

Hoje é dia de meditar no amor de Jesus e render louvores ao Senhor. Esteja em comunhão com a sua família, amando-os e reconciliando-se com o Pai.

SACRIFÍCIO DE AMOR

"Porque um menino nos nasceu, um filho nos foi dado, e o governo está sobre os seus ombros. E ele será chamado Maravilhoso Conselheiro, Deus Poderoso, Pai Eterno, Príncipe da Paz."

Isaías 9:6

A Ti rendo graças, ó Deus, porque o Senhor é bom e sempre me ouve.

Obrigado, Deus, pelo Seu amor incondicional, que O fez enviar Seu filho amado para me resgatar.

Obrigado, porque o Senhor me comprou por alto preço e, mediante o sacrifício de Jesus, me deu acesso à salvação.

Obrigado por Sua graça. Por causa de tão grande amor, eu posso ser chamado de filho de Deus e herdar a vida eterna.

Obrigado, Jesus, por ter entregado Sua vida em obediência e por ter remido com o próprio sangue uma multidão de pecados, salvando a humanidade corrompida pelo pecado original.

Obrigado por ter sido tão fiel, mesmo diante de tanta perseguição.

Obrigado por ter suportado todas as provações e ter vencido o mundo, me deixando um modelo a seguir.

Obrigado por ter vindo à Terra como um sacrifício final e completo.

Obrigado por ter cumprido o Seu propósito.

Eu aciono a compaixão e resgato pessoas, fazendo discípulos para Cristo.

É chegado o Reino! Obrigado, Senhor, por tão imenso amor!

Já é!

Medite no sacrifício de amor que Jesus fez por você. Convide-O para ser seu Maravilhoso Conselheiro, o Senhor da sua vida.

MODELAGEM

"Tornem-se meus imitadores, como eu o sou de Cristo."

1 Coríntios 11:1

A Ti rendo graças, ó Deus, porque o Senhor é bom e sempre me ouve.

As minhas energias se renovam nesta manhã, assim como o propósito no meu coração. Hoje é dia de investir energia em modelagem e entrar em uma nova frequência.

Visualizo eu me conectando com pessoas que amam Jesus mais do que tudo, que amam o Reino e as coisas do alto; pessoas que amam a família; pessoas que transbordam e desejam ver os outros prosperando; pessoas que amam a liberdade e não querem segurar o talento de ninguém para si.

Eu acesso a frequência dessas pessoas e a adapto à minha realidade.

Capto códigos novos todos os dias.

Desbloqueio a comunicação, a gestão de recursos, o relacionamento e me torno exponencial.

Eu modelo as falas, as ações e os princípios de Cristo e sou um molde para esta geração.

Já é!

Quais são os princípios e habilidades que você deseja desenvolver? Liste-os e escolha pessoas que você vai modelar que são referências nisso. Lembre-se de que Cristo é o nosso maior modelo.

HORA DA AÇÃO

"Quem fica observando o vento não plantará, e quem fica olhando para as nuvens não colherá."

Eclesiastes 11:4

A Ti rendo graças, ó Deus, porque o Senhor é bom e sempre me ouve.

Obrigado, Pai, porque a Sua misericórdia se renovou nesta manhã.

Eu me sinto muito grato porque o Senhor me chama pelo nome e se importa comigo.

Eu sei que, para alcançar o resultado que quero, para chegar onde pessoas prósperas em todas as áreas da vida chegaram, eu preciso agir como elas agem.

Eu não peço ao Senhor que plante por mim.

Eu decido plantar as sementes que o Senhor me entrega e manter o meu coração simples.

Os olhos do Senhor estão sobre toda a Terra, procurando os que são simples como uma criança para "descarregar" o que é do alto.

O Senhor me chamou e eu ajo confiadamente!

Mantenho meu coração limpo, confio nEle, converso e aceito que fui escolhido para ser amigo íntimo dEle.

Não espero colher sem plantar, mas acesso o que já é meu.

Já é!

Analise os pedidos que você tem feito em suas orações e reflita se está fazendo a sua parte para alcançá-los. Agradeça ao Senhor e continue plantando.

CIDADÃO DO REINO

"Se você for sábio, o benefício será seu; se for zombador, sofrerá as consequências."

Provérbios 9:12

A Ti rendo graças, ó Deus, porque o Senhor é bom e sempre me ouve.

Neste novo dia, em que tudo se fez novo, eu Lhe agradeço, Pai, pelo Seu amor, pelo Seu cuidado.

Eu decido assumir o governo da minha vida e deixo os meus resultados chamarem Sua atenção.

Eu sou um cidadão do Reino e, como bom cidadão, entendo o desejo do Rei, compreendo o que é o reinado e o que é o Reino. Nesse reinado, eu escolho ser um governante e quero aquilo que Deus quer para mim.

Mediante esse amor pelo Senhor, eu escolho governar sobre todas as coisas e alcançar novos lugares levando a Sua Palavra.

Embora o meu maior desejo seja fazer pessoas despertarem para o Reino, eu sei que cuidar da minha vida e prosperar a ponto de transbordar é o primeiro passo que eu devo dar.

Ajo com sabedoria e recebo a recompensa.

Já é!

Quando descobrimos algo bom, é natural querer compartilhar com todos que estão à nossa volta para que também experimentem disso. Saiba, no entanto, que cada pessoa tem o seu tempo e modo para ser despertado. Não desanime por isso. Continue agindo como um cidadão do Reino e seus resultados destravarão muitas vidas.

SUA PRESENÇA

"E, ouvindo a voz do Senhor Deus, que passeava no jardim à tardinha, esconderam-se o homem e sua mulher da presença do Senhor Deus, entre as árvores do jardim."

Gênesis 3:8

A Ti rendo graças, ó Deus, porque o Senhor é bom e sempre me ouve.

O Senhor sempre ouve as minhas solicitações e, todos os dias, eu posso chegar confiadamente à Sua presença de forma individual.

Eu sou protagonista daquilo que o Senhor me chamou para fazer e no que eu desejo realizar na Terra.

Adão abriu mão de estar com o Senhor todos os dias e, por isso, caiu em pecado.

Mas eu não vou sair da Sua presença, onde o Senhor ficar, eu fico, aonde o Senhor for, eu também irei.

Obrigado, porque o desdobrar da minha vida atingirá outras milhares e milhares de vidas.

Como é bom e agradável estar ativado e ativar outras pessoas para o Reino.

Como é bom, porque o fardo não é meu, é do Senhor, não é da minha conta, ainda assim eu escolho fazer aquilo que o Senhor me chamou para fazer.

Eu procuro o Senhor todos os dias e me deleito na Sua presença.

Já é!

O Senhor se alegra quando você busca se relacionar com Ele. Liste maneiras práticas de estreitar esse relacionamento e desfrute dEle ainda mais.

FILOSOFIAS VÃS

"Tenham cuidado para que ninguém os escravize a filosofias vãs e enganosas, que se fundamentam nas tradições humanas e nos princípios elementares deste mundo, e não em Cristo."

Colossenses 2:8

A Ti rendo graças, ó Deus, porque o Senhor é bom e sempre me ouve.

Assim como as misericórdias se renovam a cada manhã, eu me sinto renovado pelo Senhor.

Assim como o Seu amor não tem fim, eu sou invadido por essa fonte de amor que me persegue, ela não invade sem a minha autorização, eu dou acesso.

Obrigado por tudo que sou, Pai, pois, se fosse por merecimento, eu sei que eu não teria nada. Obrigado por Sua graça, que é um favor imerecido.

Ensina-me, Deus, a buscar o Reino e a Sua justiça; as demais coisas não me interessam.

Onde houver dúvidas, eu coloco-as diante do Senhor para que o Senhor julgue no meu lugar e me traga paz. Nenhuma crença absurda, nenhuma crença mentirosa de quem não é real vai parar meu aprendizado e crescimento.

Eu rejeito literatura, conversas, programações e quaisquer práticas que conflitem com aquilo que Deus me ordena.

Eu estou pronto para tocar o terror na Terra.

Eu estou pronto, porque eu sou altamente próspero e íntimo do Senhor.

Já é!

Cuide da sua vida espiritual e fortaleça em si os princípios e valores divinos para não se contaminar com as coisas do mundo. Rejeite as filosofias que conflitam com aquilo que Deus aprova.

EU GUARDO

"Abro a boca e suspiro, ansiando por teus mandamentos."

Salmos 119:131

A Ti rendo graças, ó Deus, porque o Senhor é bom e sempre me ouve.

Obrigada por me guardar debaixo das Suas asas. Obrigado por me olhar como um filho amado.

Eu decido todos os dias guardar os mandamentos do Senhor.

Eu sou alguém que guarda minha casa, eu sou alguém que guarda o meu casamento, eu sou alguém que guarda os meus filhos, que guarda os colaboradores que estão empenhados comigo para cumprir o propósito, eu guardo aqueles que me acompanham.

Eu guardo as pessoas com o olhar que o Senhor guarda. Eu as guardo inclusive dos erros delas.

Eu sou amado, eu sou guardado, eu sou protegido e a minha vida é uma vida de governo, é uma vida de blindagem.

Eu estou no comando. O Senhor é soberano sobre todas as coisas e, abaixo do Senhor, eu governo aqui na Terra sob os Seus princípios.

Nada me desanimará. Inveja nenhuma vai me fazer parar, pelo contrário, vai me fazer ficar mais forte.

Quando alguém me perseguir, eu vou entender que é hora de correr, e não hora de me desesperar, é o Senhor mandando eu acelerar.

Eu vou converter todas as energias, porque eu entendo do sistema de segurança aqui da Terra e guardo os preciosos mandamentos do Senhor.

Eu não vou parar. Sigo confiante nAquele que me chamou.

Já é!

Guardar os mandamentos do Senhor nos dá vida e liberdade e nos coloca em harmonia com Ele. Reflita sobre possíveis atitudes suas que possam afastá-lo dos caminhos do Senhor e corrija isso sem demora.

[conclusão]

VOCÊ VENCEU, GENERAL!

Espero que você tenha desfrutado dos momentos de boot ao longo do ano e que tenha aprofundado seu relacionamento com Jesus.

Tenho certeza que você é uma pessoa diferente de quando começou e espero que tenha colocado em ação tudo aquilo que aprendeu e refletiu.

Fazer os boots diários mudou minha vida, por isso não abro mão disso. Se tenho os resultados que tenho hoje e sou tão apaixonado pela presença de Deus, é porque essa prática se tornou prioridade ao longo dos meus dias.

Foi muito bom passar esse ano com você!

Recomece e releia este livro quantas vezes quiser.

Ele é um acesso poderoso ao Senhor.

TMJADF,

PABLO MARÇAL

Esta edição foi impressa em
formato fechado 155x230mm e
com mancha de 120x190mm.
O texto foi composto em
Minion Pro 11/13 e os títulos
em Trajan Pro 18/20.